小穴位人健康

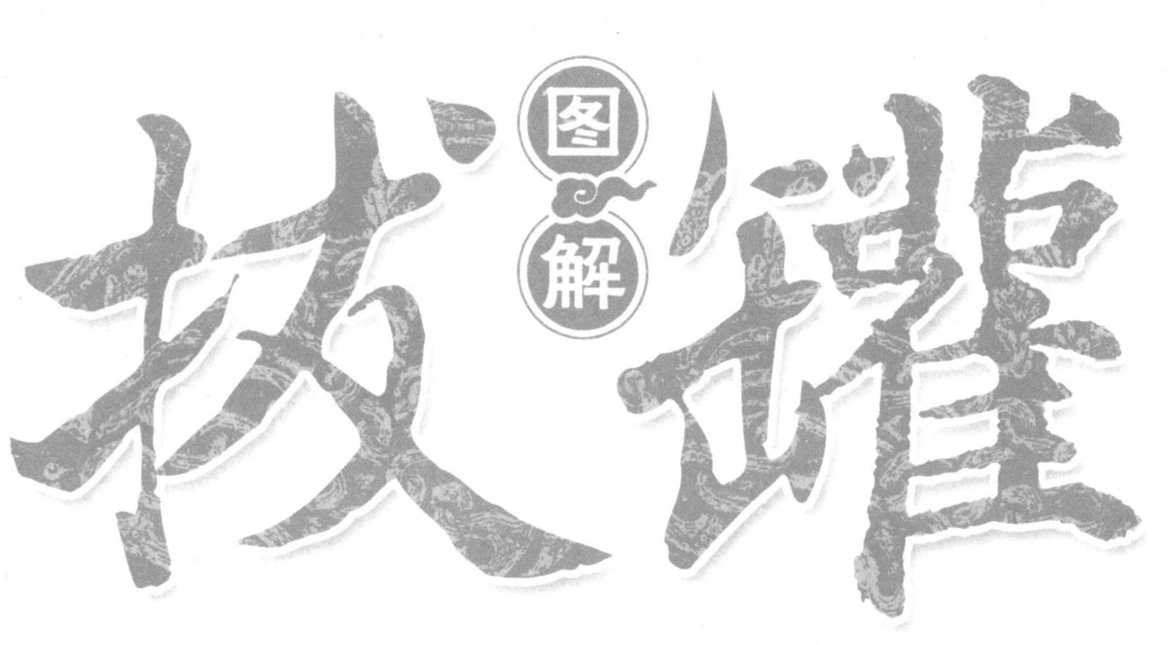

对症养生

不花钱、不吃药

一学就会、一用就灵的健康大法

林敬 主编

中医古籍出版社

图书在版编目（CIP）数据

图解拔罐对症养生 / 林敬主编 . -- 2 版 . -- 北京 : 中医古籍出版社 , 2017.3

ISBN 978-7-5152-1431-3

Ⅰ . ①图… Ⅱ . ①林… Ⅲ . ①拔罐疗法－图解
Ⅳ . ① R244.3-64

中国版本图书馆 CIP 数据核字 (2017) 第 055416 号

小穴位大健康

图解拔罐对症养生

主　　编：林　敬

责任编辑：陈永超　刘从明
封面设计：清水设计工作室
出版发行：中医古籍出版社
社　　址：北京东直门内南小街 16 号（100700）
印　　刷：北京市兆成印刷有限责任公司
开　　本：710mm × 1000mm　1/16
印　　张：18
字　　数：200 千字
版　　次：2017 年 3 月第 2 版　2017 年 3 月第 1 次印刷
印　　数：0001 ～ 3000 册
书　　号：ISBN 978-7-5152-1431-3
定　　价：36.00 元

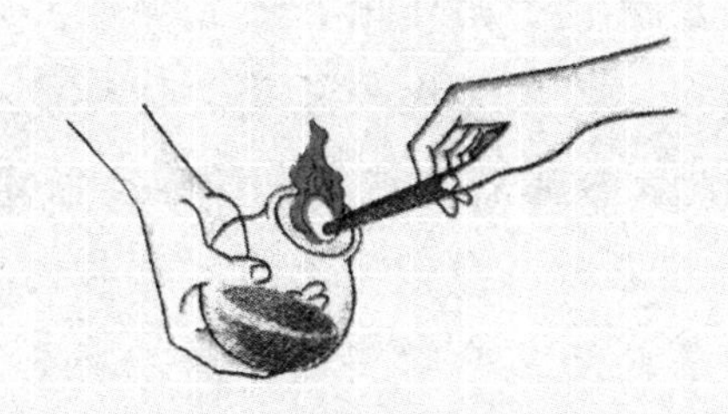

TUJIE BAGUAN DUIZHENG
YANGSHENG

编者序

藏在罐子中的养生妙法

你知道吗？病可以被小小的罐子“拔去”，不用吃药，不用打针，更不用开刀，还没有什么副作用，而且操作起来简单，许多常见病短时间内就会治好，疗效又比较显著。你可能有点奇怪，不太相信。但事实确实如此，拔罐就是这样一种养生保健妙法。

生活中，尤其是在农村，我们不乏看到这样的情景：某某因感受风寒感冒了，还发着高烧，感觉腰酸背痛，家里有经验的老人就会顺手拿一个茶杯或罐头瓶，找一张纸，折一下，点着后往杯子或罐子里一放，然后迅速扣在患者的后颈或两肩上。不一会工夫，被罐子覆盖部位的皮肤就会鼓起来，像个正在炙烤着的小面包一样。过15～20分钟后，用食指或拇指把罐子一翘，罐子就起下来了。而且感冒很快就会好转。一般情况下，小病吸拔一次就好了，老毛病，多吸拔几次症状就会缓解，甚至治愈。

拔罐看似简单，却蕴藏着深刻的中医治病原理，阴阳与经络就是拔罐疗法的理论基石。拔罐疗法是指以各种罐为工具，利用燃烧、抽气等方法，排除罐内空气，造成罐内负压，使其吸附于人体特定穴位，通过对经络、穴位的吸拔作用，将毛孔吸开并使皮肤充血，使体内的病理产物从皮肤毛孔中被吸出体外，最终达到扶正祛邪、调整阴阳、疏通经络、调节脏腑、散寒除湿、行气活血的目的。

正是基于拔罐保健治病的实用性、便捷的操作性和疗治的有效性，还有就是人们对于养生的困惑，我们潜心于博大精深的中医

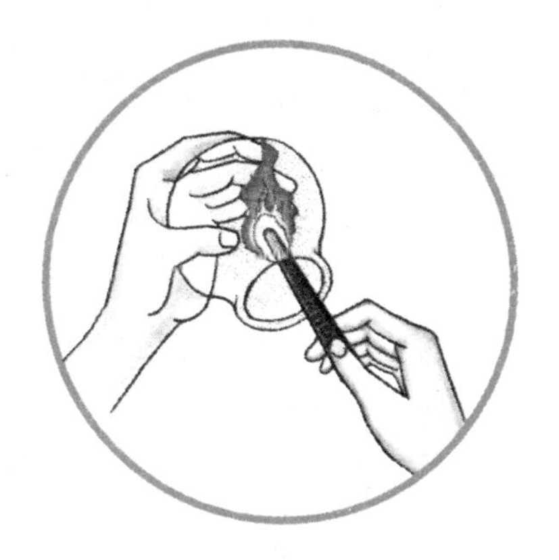

文化，精心整理了这本《图解拔罐对症养生》。本书与同类养生类图书相比的一大特色，就是简明的图解手法和精炼的文字。许多养生类的图书都是长篇大论的文字，而医学书更是专业词汇“遍书开花”，令读者或茫然不知所已，或看了感觉索然无味。本书不仅条理清晰，而且单图解就占据了本书的半壁江山，形象地诠释着文字所传达不到的养生知识，诸如人体经络穴位的分布、不同罐具的外形、拔罐体位等，让广大读者一目了然，一学就会，一看就懂，一用就灵，既节省了时间，又能准确操作，提高疗效。

编 者

目录

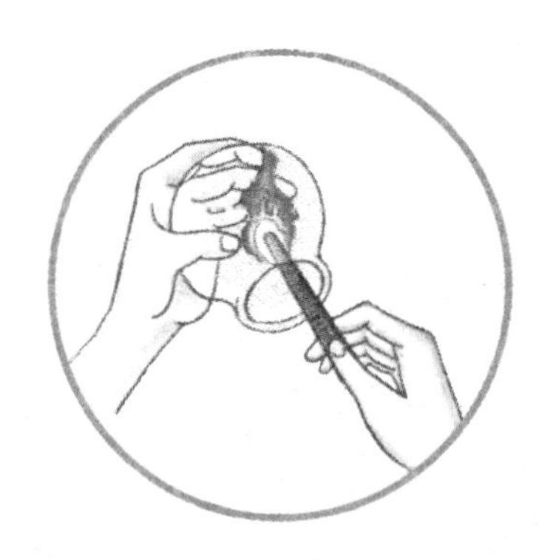

第6章　拔罐调治妇科病 / 174

第7章　拔罐调治男科病 / 202

第8章 拔罐调治儿科病 / 214

第9章 拔罐调治五官科病 / 234

第1章

拔罐常识，明明白白养生

固元膏的风潮还没过，拔罐又成了现代人的养生新宠，不仅大小美容院推出了各种拔罐疗法，甚至药店、菜市场都有拔罐用具的出售。单网络上卖拔罐的商家就有几万家，由此可见拔罐的魅力之大。许多人买拔罐用具回家，参照一些拔罐养生书籍，在家便当起自己的拔罐师。

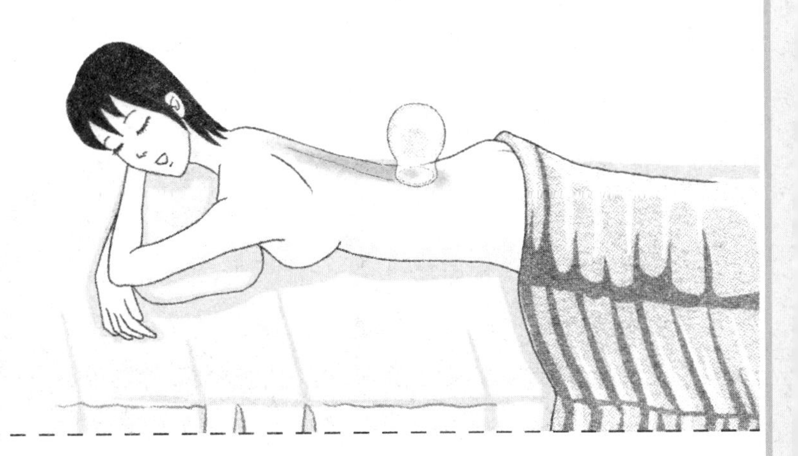

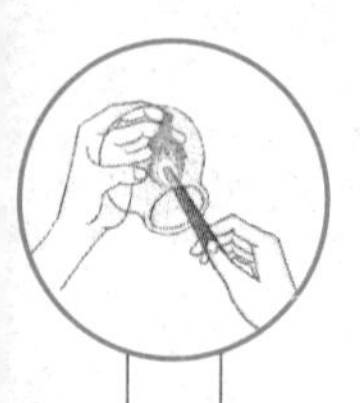

拔罐的五大基本特点

1 超前诊断

拔罐作为一种特殊的预测健康的方法，具有超前诊断的特点。因为气血运行的变化始于组织形态改变之前，只有气血失调到一定程度时，组织细胞才会发生形态改变。拔罐可以在气血失调的早期即能发现这些微小的变化。故拔罐诊断有着区别于其他诊法的优势。拔罐的超前诊断作用在预防医学上具有重要意义。

人体内只要出现了微小的变化，无论有无自觉症状，生化检查或物理检查是否异常，都会在相关经络穴位和局部相应区域有气血运行障碍，以拔罐部位皮肤的不同形态、颜色、疼痛、发痒等各种异常反应被迅速发现。根据这些反应的规律可以发现亚健康的经络脏腑、捕捉疾病前期的蛛丝马迹，对将要出现疾病的部位做出超前诊断。如拔罐后皮肤呈粉红色，毛孔微张，无瘀斑，迅速恢复正常肤色为健康状态；起罐后，罐印呈散在紫点状，且深浅不一，表示气滞血瘀症；罐印鲜红而艳：一般表示阴虚，气血两虚或阴盛火旺；罐印紫黑而暗：一般表示供血不足，行经不畅，有血瘀现象；罐印发紫并伴有斑块：一般表示寒凝血瘀症；罐印红而暗：表示血脂高，且有热邪；罐印灰白，触之不温，多为虚寒和温邪；罐印表面有皮纹和微痒：

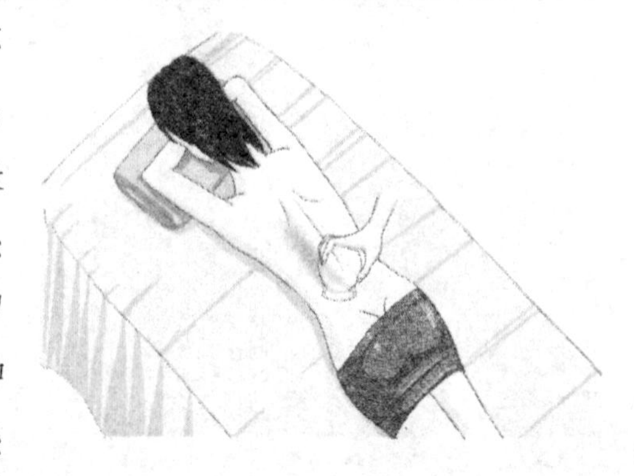

表示风邪和湿症；罐体内壁有水气：表示该部位有湿气；罐印出现水泡，说明体内湿气重，如果泡内有血水，是热湿毒的反应。一般情况下，根据以上诊察罐印色素的变化，结合临床反应的症状，对症拔罐治疗，即收到良好的效果。

如果患者在每次拔罐治疗后，发现吸拔部位皮肤颜色逐渐变深，那么就说明自己的疾病在逐渐加深；如果发现吸拔部位皮肤颜色逐渐变浅，就说明疾病正在逐渐好转。据此说明，拔罐对判断疾病的轻重程度和疾病是否正在好转是有一定的积极意义的。拔罐对疏通经络有明显的治疗作用，因此，拔罐诊断的过程也是治疗的过程，故拔罐诊断和治疗是同步进行的。

2. 简便易学

拔罐养生所需的工具十分简单，而且价格低廉。目前最常使用的玻璃罐具或橡胶罐具，价位都不高，大部分人都能承受，而且使用起来十分方便好用；即使较为昂贵的“磁吸罐”、“电热罐”，由于其外形美观、新颖，又增加了一些新的功能，故许多人也乐于接受。其实，即使手中没有市售的拔罐用具，也可选用家中的罐头瓶拔罐，也能方便取效。

拔罐养生入门简单，男女老幼都可以学会，不需理解艰深的知识，不需要复杂的仪器与设备，一般也不需要其他药物，只需掌握人体各部位的基本拔罐操作，认真反复实践即能掌握，适应社会大众医疗保健需要。当然，有文化、懂一些生理解剖知识的人学习起来就更容易了。可以说，每个人都可以成为拔罐师，一看就懂，一学就会。但是要想完全掌握，还必须不断地学习，特别是学习中医基础理论，这样，才能够真正、完全地掌握拔罐疗法。

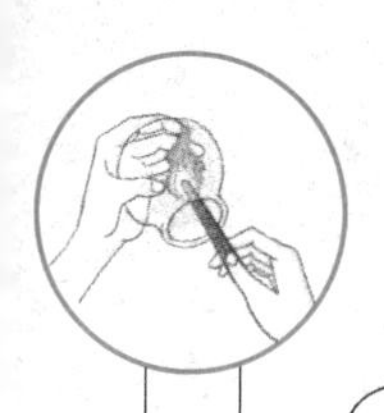

3.疗效显著

“不通则痛，通则不痛”，这是中医学对疼痛病理变化认识的名言。“不通”指经络气血不通畅，实践证明，经络气血不通畅不仅可以引起疼痛，也是众多病症的原因。而拔罐疗法不受时间和空间的限制，只要是有需求，马上即可操作，特别是对一些急性病变，往往有立竿见影之效。如经常见到的头痛、牙痛、落枕、急性腰扭伤等症，拔罐后即有止痛效果，甚至一次治疗就可痊愈。对于由风、寒、湿邪引起的痹证以及胃痛、颈椎病、腹痛等，经过拔罐，一样都可以取得满意的效果。

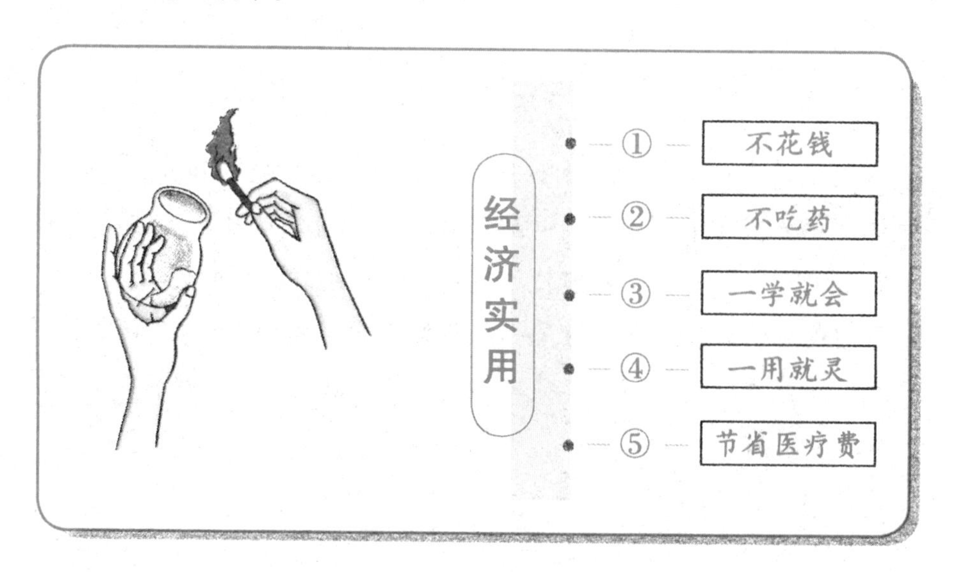

4.安全可靠

俗话说“是药三分毒”，药物本身的毒副作用常常让人们暗自担心，而苦涩难咽的药物让每个人尤其是孩子每次吃药都成了一场“灾难”。而拔罐不用打针，不用吃药，不需要复杂的仪器与设备，只要有专用的拔罐工具，并掌握拔罐的基本方法和规律，吸拔人体皮肤表面的特定部位，就可达到改善微循环、活血化瘀、治疗疾病的效果，与西医的打针、输液相比，拔罐疗法不会对人体造成新的伤口，杜绝了伤口感染的可能性，更不会出现由某些药物导致的副作用。

任何治疗方法都有一定的局限性，也都有其禁忌症和注意事项。只要操作者认真去做，遵守操作规程，一般都是安全可靠的，不会出现副作用，给患者带来疾苦或造成损失。一般来讲，初学者多是对症取穴，亦即多根据病症选用阿是穴，一般不会出现任何副作用。长期临床实践证明，安全可靠是拔罐疗法的最大优点。本疗法无创伤，无不良反应，有病治病，无病可以强身，完全符合当今医学界推崇的“无创伤医学”和“自然疗法”的要求。拔罐疗法可以预防和治疗上百种疾病，如头痛、失眠、健忘、牙痛、急性腰扭伤、腹泻等，往往只需要吸拔几次，就可手到病除。至于许多慢性疑难杂症，如高血压、糖尿病等，只要有恒心坚持拔罐，也多有奇效。

5. 经济实用

去医院看病，路费、挂号费、治疗费、住院费、饭费等等，少则几百元，多则几千甚至几万元。昂贵的医疗费用已超出了普通人群常见病和多发病的治疗需要，形成了医疗资源浪费，而这种浪费却又是出于医疗机构的利益需要。一些医院为了追求利润最大化，在提升药物价格和治疗费用的同时，更是利用患者对医生的信任及依赖，引导患者进行过度医疗和过度消费。其实，如果你拥有了一些基本的拔罐常识，日常生活中的一些小病就能够通过拔罐解决。拔罐只需要一些拔罐器具即可，花费不过几十元到上百元，且疗效显著。特别是对于疼痛性疾病和神经血管功能失调的病症，效果迅速，对各种急、慢性病也有很好的辅助治疗效果。

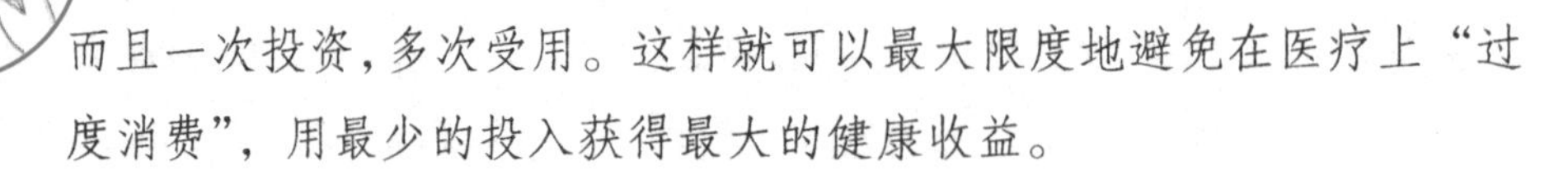

而且一次投资，多次受用。这样就可以最大限度地避免在医疗上“过度消费”，用最少的投入获得最大的健康收益。

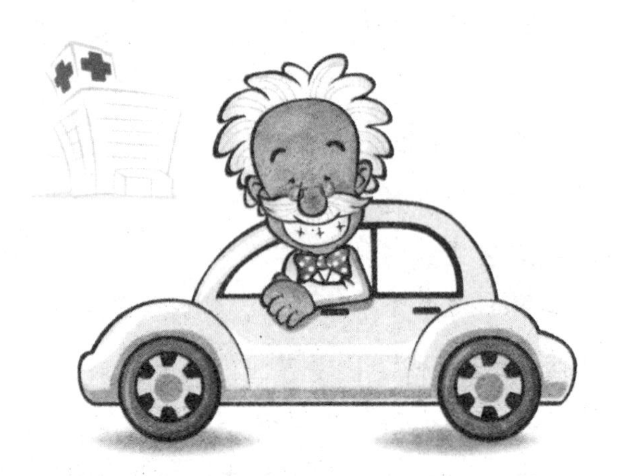

另外，到目前为止，拔罐已广泛用于治疗各种常见病，凡适用于按摩、针灸、刮痧等中医疗法的病症，基本上均适用于拔罐疗法，以血液循环瘀滞为特征的各种病症更是拔罐的最佳适应证，而且对某些疑难杂症也有意想不到的疗效。

拔罐的七大养生效用

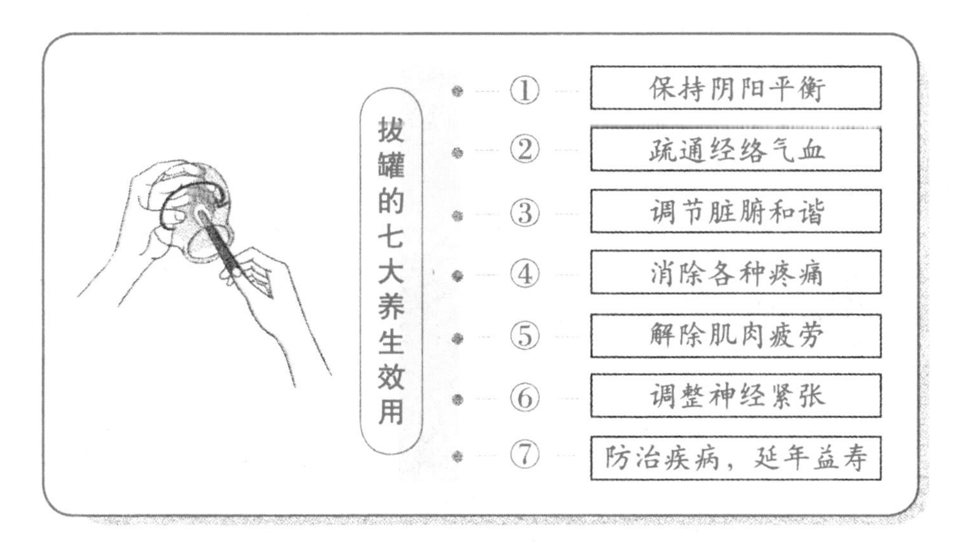

1.保持阴阳平衡

养生的宗旨最重要的就是维护生命的阴阳平衡，那么，什么是阴阳平衡呢？中医认为，在正常情况下，人体内各种组织处于一种有机协调的状态下，这种状态可以被称之为阴阳平衡。

阴阳平衡是生命的根本，阴阳要是平衡，那么我们人体就能够健康，阴阳一旦失衡，那么人体就会患病，就会早衰，甚至于死亡，即通常所说的“阴盛则阳病，阳盛则阴病”。因此，要想不生病，就要协调阴阳，使之重新达到相对平衡的状态。而拔罐疗法可以促进阴阳的消长和转化，使失衡转为平衡。如皮肤晦暗，多因气血不足、脾胃两虚、痰饮阻滞所致，通过对肺俞、肝俞、肾俞、关元等穴进行拔罐治疗，可起到补益气血、健脾益胃的功效，从而缓解或治愈皮肤晦暗。再比如身材瘦弱，多因脾胃虚弱、肝肾阴虚或脾肾阳虚所致，通过对中脘、脾俞、胃俞、足三里这些穴位进行拔罐治疗，可起到健脾益胃、滋补肝肾或温肾健脾的作用，从而培补人的元气，使气血得以充盈，促进身体的发育。

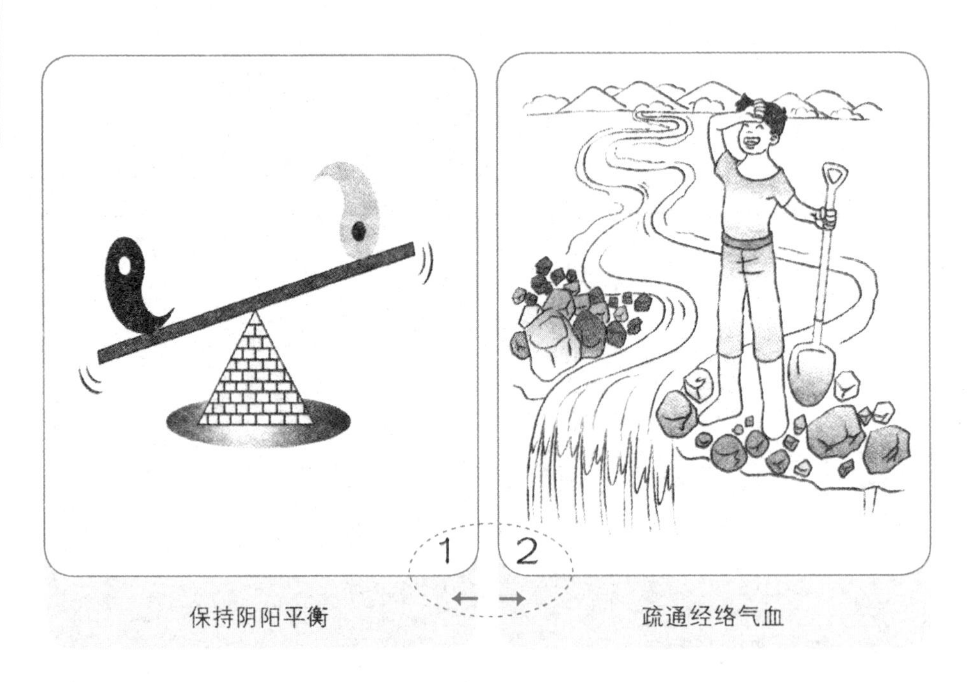

保持阴阳平衡　　疏通经络气血

2.疏通经络气血

中医学认为，气与血都是构成人体的基本物质，皆化源于水谷精微和肾中的精气，在生成、运行和发挥作用方面，都有赖于心、肝、脾、肺、肾等脏腑的功能活动。因此，气和血是密不可分的，二者相互依存，相互濡养，气中有血，血中有气，气行则血行，气止则血止，气旺则血充，气虚则血少。正是由于气血的濡养作用，为脏腑所用，人体才可康健。正如《景岳全书》中云：“夫人之生，以血气为本，人之病，未有不先伤其血气者。”

而经络是人体气血运行的通道，就如同城市中的输水管道一般将气血输送到全身。正是经络的四通八达，才得以把气血源源不断送到全身各个部位和角落，使人体才能够“气血充和，百病不生”。当经络系统中某一部分遭到破坏，经络就会受阻或不畅，则气血的运行就会受阻，进而就会出现气血的偏盛或偏衰，或涩滞不畅，就会使脏腑、组织、器官的保护和濡养作用受到破坏，疾病就会产生。而拔罐疗法正是在经络气血凝滞或空虚时，通过对经络穴位的吸拔作用，引导经络中的气血输布，使衰弱的脏腑器官得以亢奋，恢复功能，从而赶走疾病。如神经衰弱，通过背部膀胱经走罐法，可以使经络得以畅通，气血得运，从而有效缓解神经衰弱。

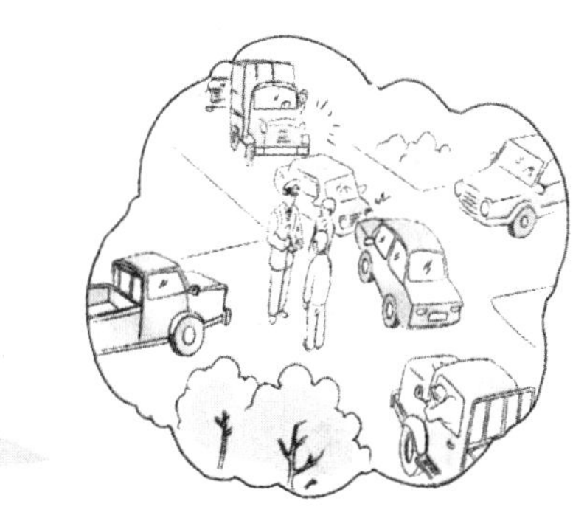

经络相当于这个城市的各种“道路”，有国家级的高速大道，那是经脉之道；有省级高速大道，那是络脉大道。当然，还有村村通的乡间小道，那是经络的一些分支。交通之于经济犹如经络之于养生。交通不便则经济发展缺少后劲，而经络不通则百病滋生。

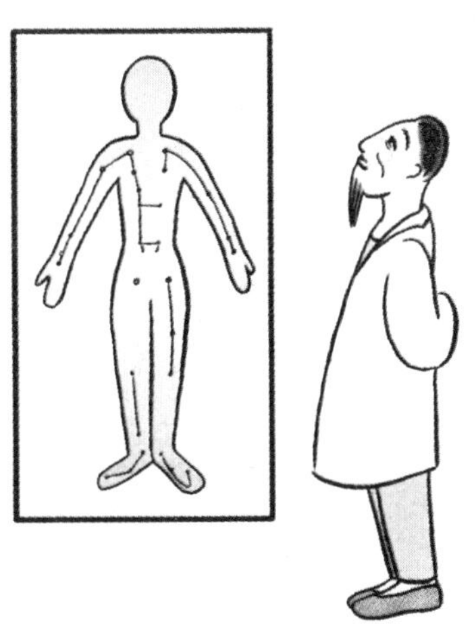

经络大道

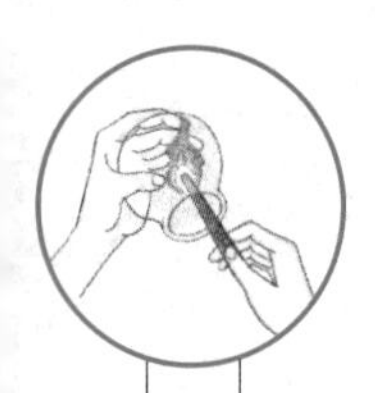

3.调节脏腑和谐

和谐是目前大家讲的最多的一个词，和谐是什么呢？和谐是一种状态，它也是符合自然规律的一种结果。我们体内的脏腑也需要和谐共处。

脏腑，即五脏和六腑，是一切内脏的总称。其在生理上存在着相互制约、相互促进的关系，这种关系就是脏腑的和谐，是维持机体健康的根本保证。正如明代大医学家张景岳所说："造化之机，不可无生，也不可无制，无生则发育无由，无制则生而无害，必须生中有制，制中有生，才能运行不息，相反相成。"但是一旦和谐被打破，脏腑之间的平衡被破坏，机体就会出现疾病。拔罐疗法则可调节脏腑功能，泄其有余，补其不足，以促进其和谐。如对于肾阴虚所引起的腰酸痛，则可以拔其命门、肾俞等俞穴，以滋补肾阴；对于心肝火盛或脾虚湿盛引起的带状疱疹，拔曲池穴，可清泻胃和大肠之积热，拔阳陵泉穴，可清泻肝胆之实热，两穴合用，可利肝泻胆，清热泻火。

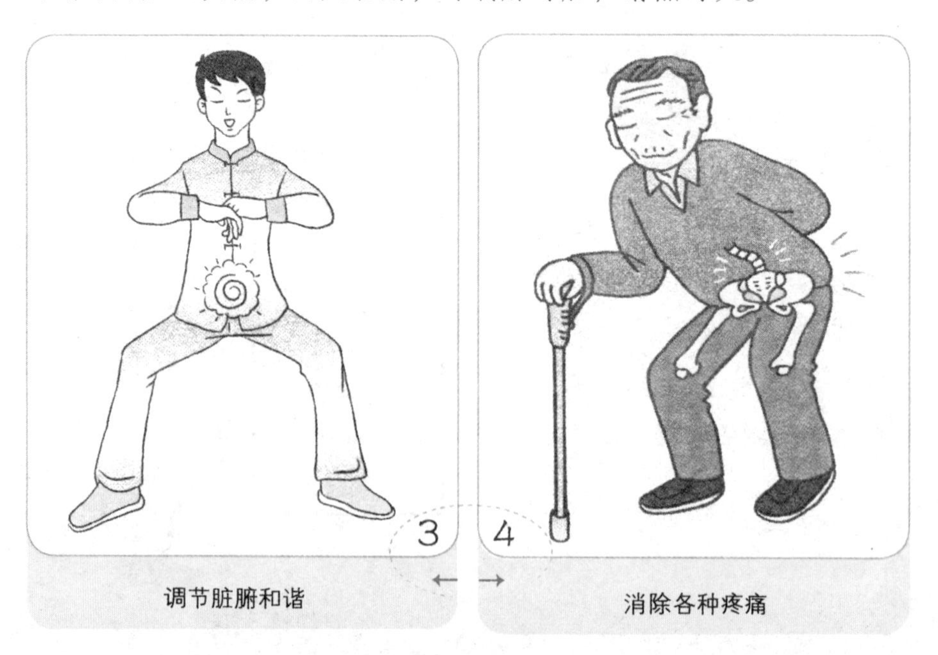

调节脏腑和谐　　消除各种疼痛

4. 消除各种疼痛

“不通则痛，通则不痛”，这是中医治疗常说的话。祖国医学认为，疼痛主要是由于经络、气血瘀滞不通所致。拔罐疗法具有疏通经络、行气活血、祛除瘀滞等作用。有些常见的疾病，如急性腰扭伤、落枕、头痛等疾病，不用出家门，利用局部拔罐法，便可起到立竿见影止痛之效。所以拔罐法具有缓解疼痛、家庭保健的作用。

现代医学认为，疼痛是大脑皮质对身体某一局部病症的病理反应，由于跌打损伤使局部组织肿胀，或慢性劳损使软组织肌肉紧张痉挛，刺激了末梢神经的压力感受器；或由于局部血液循环受阻，酸性代谢产物聚集，或炎症、癌症等疾病产生的致痛物质，刺激了末梢神经的化学感受器。这些刺激通过神经传到大脑即反应为疼痛。而拔罐可以调整神经系统的功能，改善全身的血液循环和淋巴循环，促进体内的新陈代谢。大脑的功能得到了调整，改变了原来的痛阈，血液循环的改善加速了体内代谢产物和致痛物质的排除，同时缓解了局部血管和平滑肌的痉挛状态，解除了末梢神经的压迫状态。所以拔罐具有明显的缓解疼痛的作用。

5. 解除肌肉疲劳

对于只顾忙碌工作而不顾休息的人或因客观原因造成不能充分休息的人来说，日积月累将会“积劳成疾”。因此，脑力劳动者长期伏案工作，容易造成项背部肌肉的慢性劳损；体力劳动过重者容易造成腰、腿、肩、肘等部的肌肉疲劳。而无论哪个部位的疲劳，均可利用拔罐的方法来解除，在疲劳、酸痛的部位进行拔罐，可以加速局部的血液循环及淋巴回流，增强局部组织的营养供应，促进有毒物质的排泄，从而解除疲劳状态。

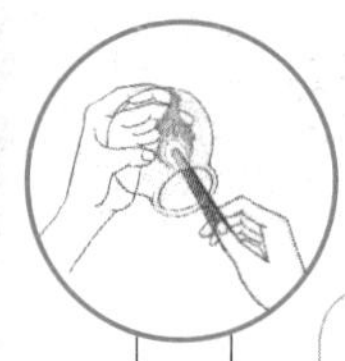

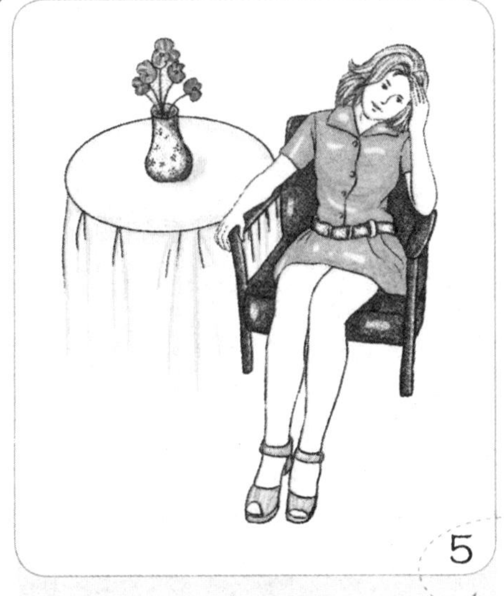

5

解除肌肉疲劳

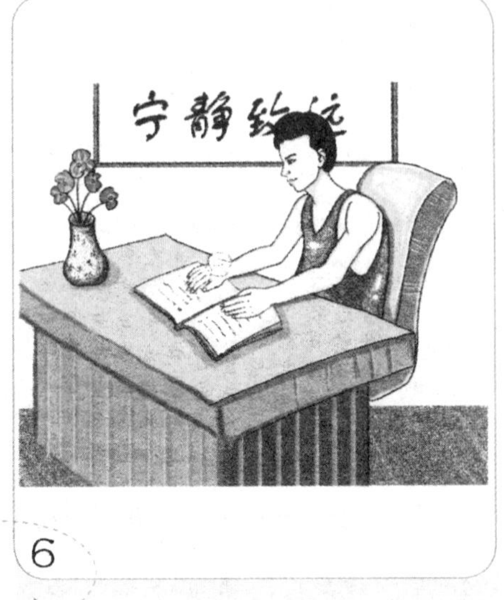

6

调整神经紧张

6. 调整神经紧张

现代社会生活节奏加快，各行各业、各个领域的竞争激烈，再加上营养配置不合理，环境污染严重，体育锻炼少，活动空间狭窄，人们常常觉得身体疲惫、精神紧张、大脑疲劳。医学上称这种感觉为精神紧张综合征。拔罐疗法可以消除精神紧张，解除大脑疲劳。

如膀胱经走罐可以疏通五脏六腑的经气，改善全身的血液循环。促进大脑皮质的氧气及各种营养物质的供应及大脑皮质的二氧化碳和各种毒素的排除。另外，还可通过脊神经根反射性地刺激中枢神经，从而调解神经系统的功能活动，避免或消除精神紧张和大脑的疲劳状态。

7 防治疾病，延年益寿

人随着年龄的增长，各个器官相继老化，疾病也会越来越多，即使没有疾病，随着机体的老化也会出现这样和那样的不适或不便。许多临床资料表明，大多数老年疾病都与血管硬化有关，如脑动脉硬化出现的老花眼、心脏动脉硬化出现的冠心病等等。另外，高血压、糖尿病、肾病综合征、肿瘤等都与血液循环有关。老年人血液黏滞度增高，血管壁增厚，管腔狭窄，血流缓慢，导致全身各个组织器官营养供应不足，毒性物质不能及时排出体外，附着在血管壁上，进一步使血管壁增厚变脆，管腔狭窄，同时毒性物质通过血管壁被组织器官重新吸收，所以容易引起许多疾病。

拔罐疗法可以刺激血管壁收缩和舒张，能增强血管壁的弹性，促进血液循环，增加全身各组织器官的营养供应，加速有毒物质的排泄，从而起到防治疾病、延年益寿的作用。尤其对于一些家庭急症的抢救，拔罐疗法具有独到之处，如中暑、鼻出血、虫蛇咬伤、小儿惊风、咽喉肿痛等疾病，拔罐治疗可立即缓解症状。

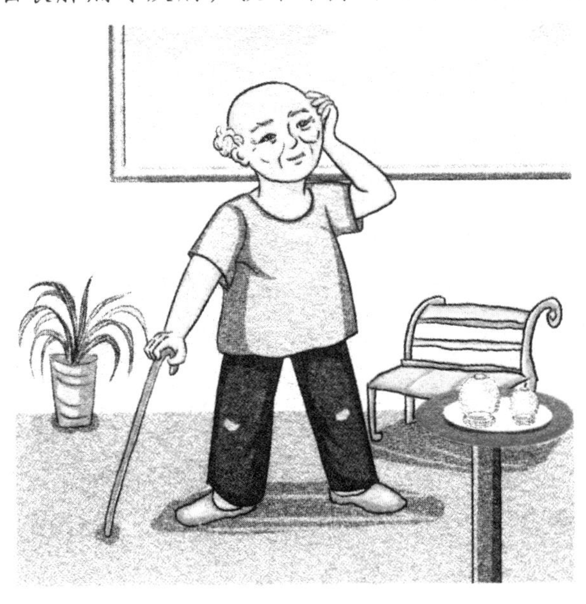

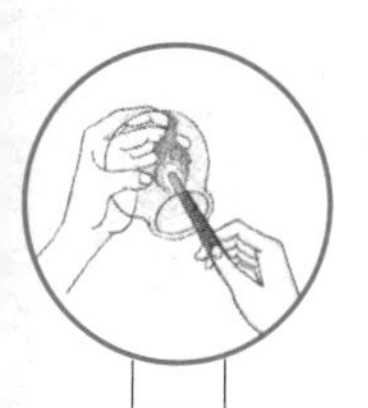

不同罐具的选择技巧

罐子是拔罐疗法的主要工具。随着历史的发展，生产力的进步和提高，罐子的种类也日益增多。从原始的兽角到竹罐、陶罐、铜罐、铁罐、玻璃罐，直到现在较为流行的真空抽气罐，可谓种类繁多，各具特色。医者可根据病症灵活选用。

1.牛角罐

牛角罐是最为古老的拔罐治疗工具，多以牛角制成。其制法为：截下牛角，取其中角质部分，将中间制成空筒，牛角近端截断处边缘打磨平滑，作为罐口，此罐在农牧地区取材容易，制作方便，吸附力强，易于操作，但是不易消毒，而且不透明，不易观察罐内情况。一般不用作刺络拔罐。

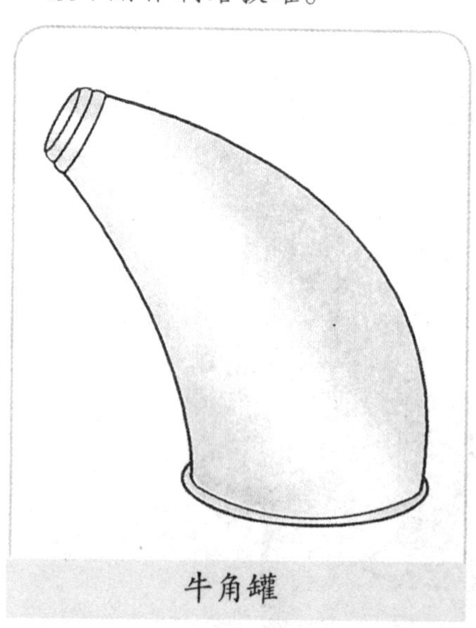

牛角罐

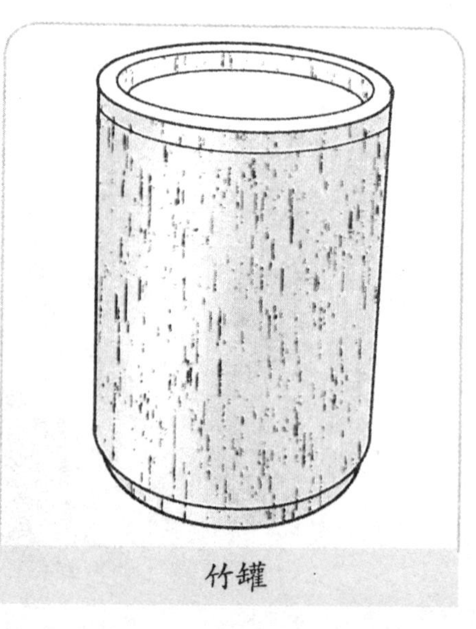

竹罐

2.竹罐

竹罐用毛竹制成。取材容易，制作简便，价格低廉，轻巧，不易摔碎。能吸收药液,多用中药煎煮后作药罐。缺点是容易爆裂漏气，吸附力不大。

3.陶罐

陶罐用陶土烧制而成。吸力较大,但容易破碎,较重,不便携带。

4.玻璃罐

玻璃罐用玻璃制成。除药店和医疗器械商店所售的大、中、小3号专用拔罐外，也可用罐口边缘光滑的广口罐头瓶代替。质地透明，可观察到罐内皮肤的充血、瘀血程度，以便随时掌握情况，进行调整，目前临床上使用较为广泛。缺点也是容易破碎。

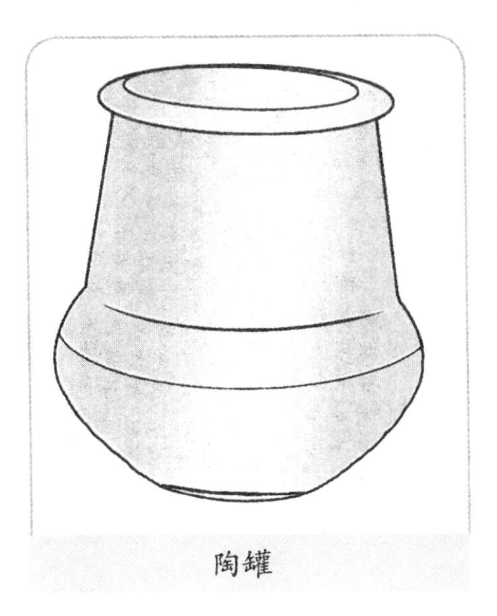

陶罐

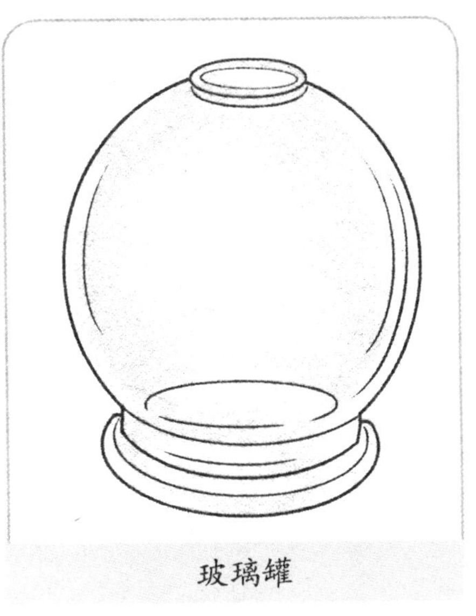

玻璃罐

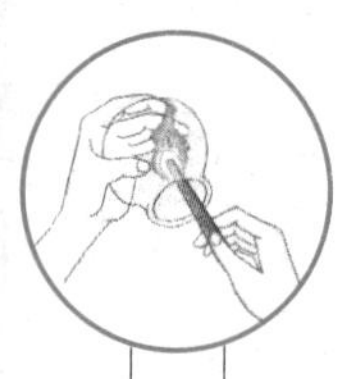

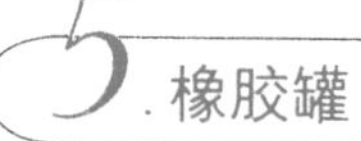

5.橡胶罐

橡胶罐是仿照玻璃罐形状以橡胶为原料制成的一种罐具。其优点是不易破碎，携带方便，不必点火，操作简便。但是吸附力不强，无温热感觉，不能用于走罐等手法，不能高温消毒。

6.真空抽气罐

真空抽气罐是近年来利用机械抽气原理在传统的加热拔罐法（如火罐、水罐）的基础上，结合现代科技研制而成。材料用树脂注塑，罐体透明，重量轻，又可通过阀门调整罐内负压大小，且无玻璃罐容易破碎、不便携带的缺点。不足是无温热感，不能用于走罐等手法。

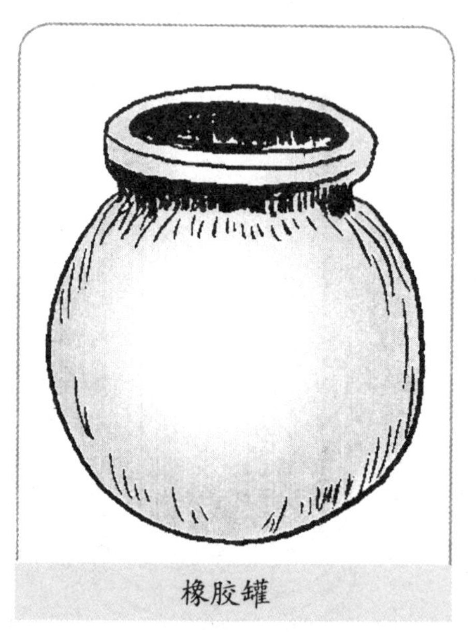

橡胶罐

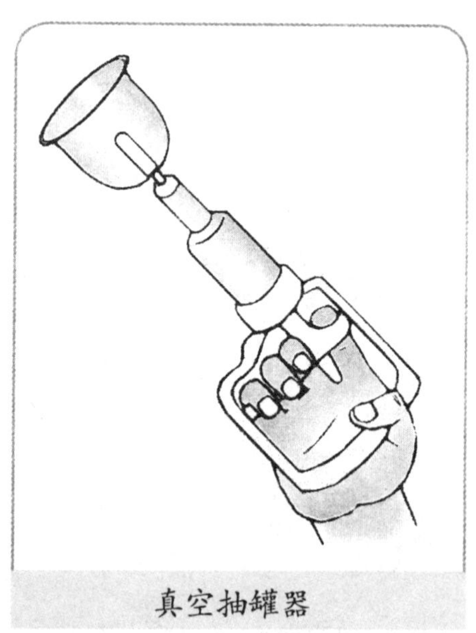

真空抽罐器

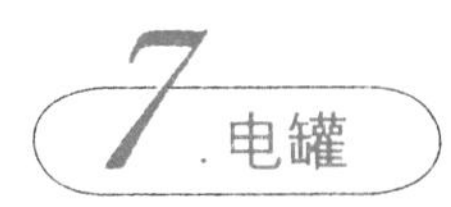

7.电罐

电罐是在传统火罐基础上发展起来的。采用了真空、磁疗、红外线、电针等多种技术，具备了多种治疗功效。负压及温度均可通过电流控制，使用安全，不易烫伤，患者感觉更加舒服。但是其缺点是体积大，携带不便，成本高，且只适于拔固定罐，不能施行其他手法。

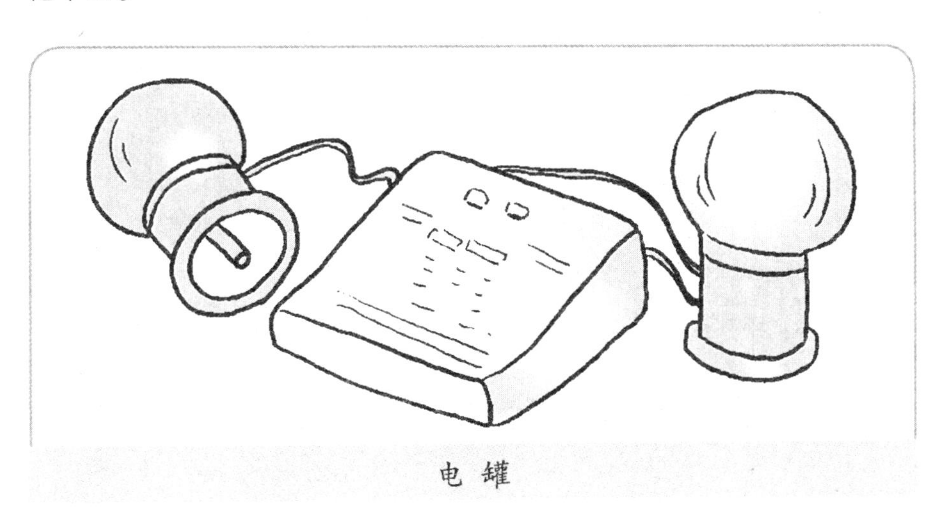

电罐

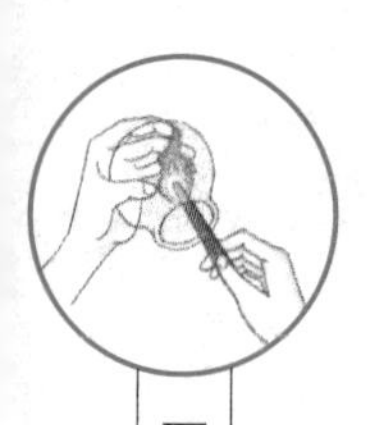

拔罐必备的辅助材料

1. 燃料

酒精：火罐法是以燃烧作为排气手段的，所以在治疗时一般均选用热能高而又发挥快的酒精作为燃料。酒精作为燃料的特点是火力猛、热量高，能迅速排出罐内空气，吸拔力强。而且，一旦吸拔在皮肤上，火可迅速熄灭，不容易烫伤皮肤。

食用油：食用油也可作为拔罐的燃料。但它的缺点是燃烧比较慢，而且有烟，容易把皮肤弄脏。

纸片：纤薄的纸片也可作为燃料使用。

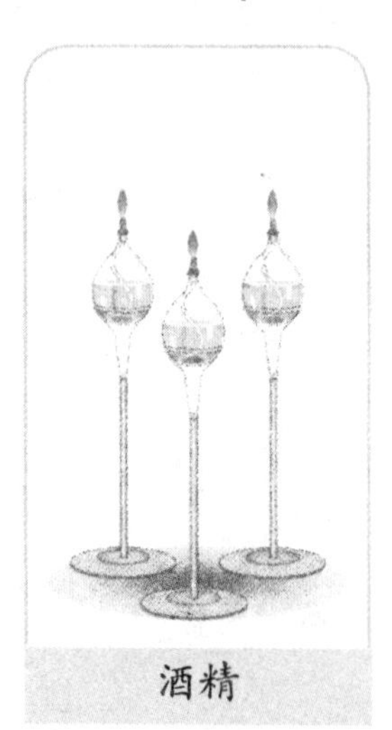

酒精

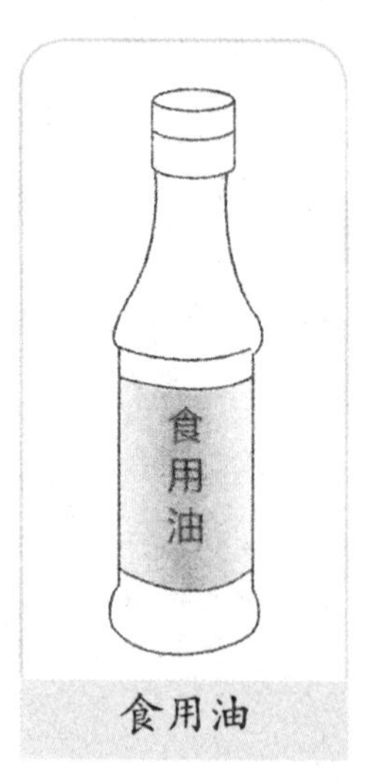

食用油

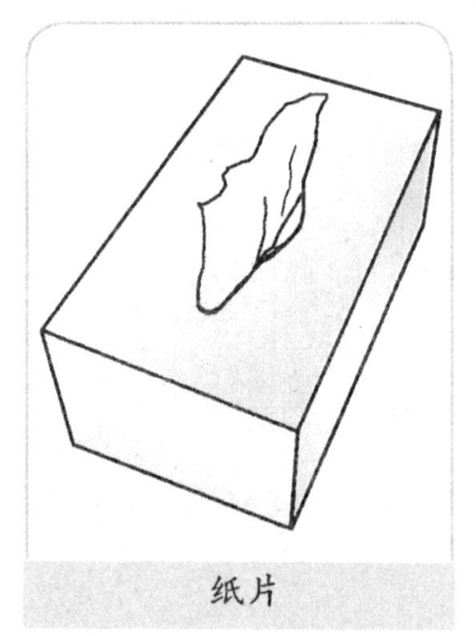

纸片

2. 点火工具

火柴或打火机：拔火罐时用于点火。

镊子或止血钳：用于拔火罐时夹持乙醇棉球。也常用细铁丝弯成15厘米左右的长柄，一端用纱布包绕一小撮脱脂棉，外用线缠紧，用来蘸取乙醇。也可以用葡萄糖注射液瓶子装乙醇，用一根较粗的铁丝穿过瓶子的橡皮塞，铁丝的一端扎牢一团纱布、棉球或海绵等作为点火端，另一端作为柄用。蘸乙醇时以不滴为度，过多则易滴到患者身上而烫伤患者。

3. 润滑剂

拔罐疗法可以不用介质。但对于一些特定的拔罐法需要一些介质作为润滑剂，以防止皮肤划伤。如在施走罐手法时，需要用介质润滑，以免拉伤皮肤。常用介质有液状石蜡、按摩乳、甘油、松节油、凡士林、植物油等。

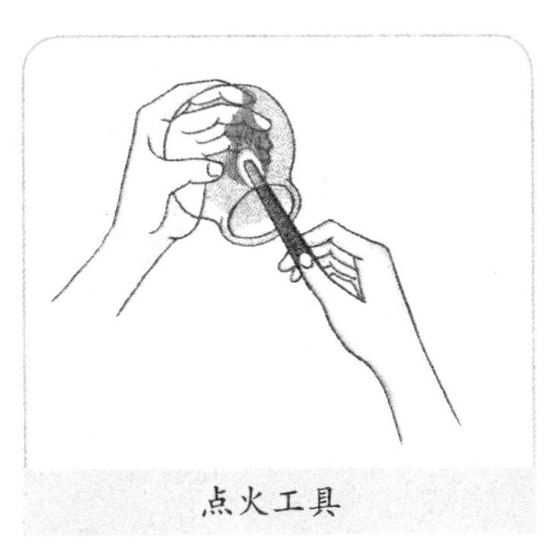
点火工具

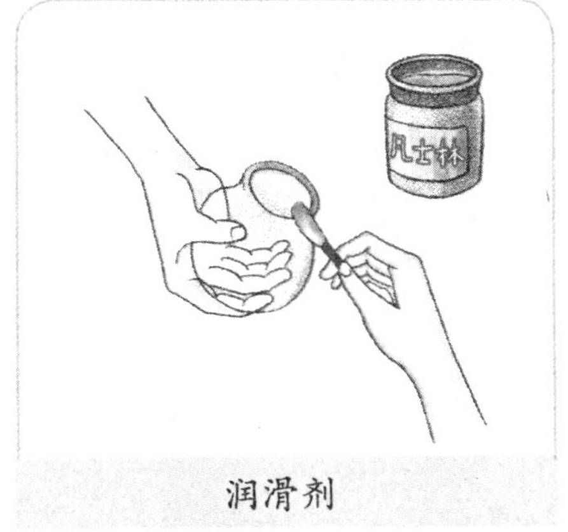

润滑剂

4. 药物

药物主要用于浸泡罐具或涂抹于患处，以加强拔罐的治疗效果。药物配方主要是根据不同病情而选择的不同中草药。一般以活血化瘀、行气止痛、清热解毒、温经散寒等药物为主。如桃仁、红花、延胡索、香附、生姜等。

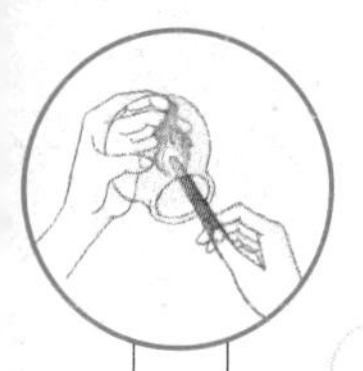

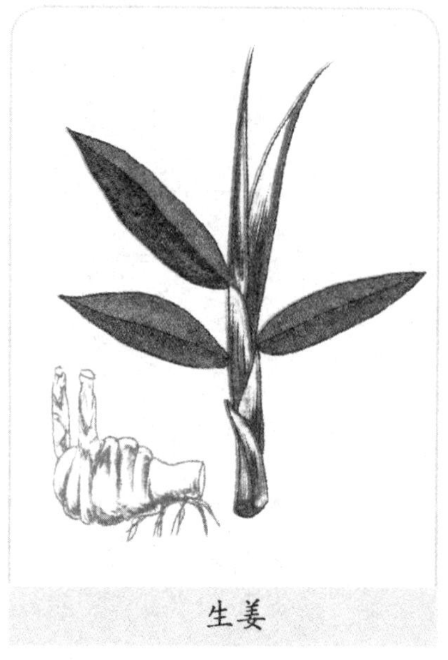

生姜

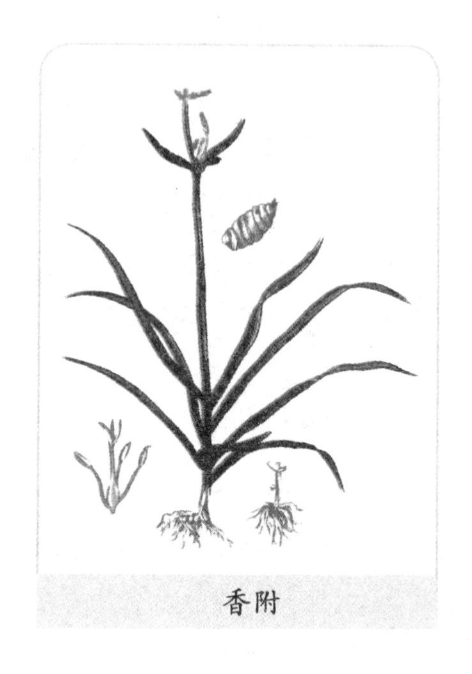

香附

5. 消毒用品

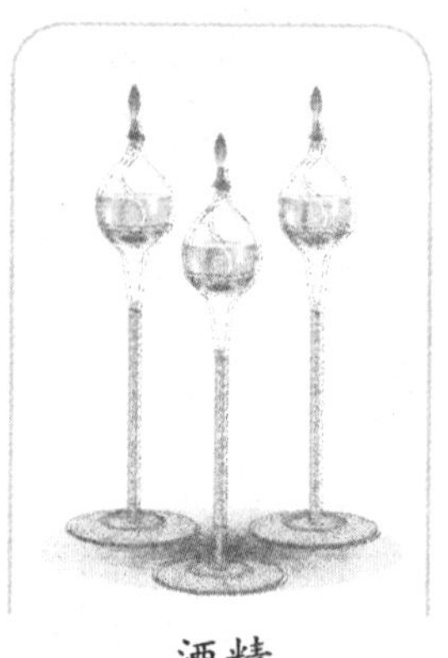

酒精

在进行拔罐治疗前一般都要清洁皮肤、消毒罐具，具时就需要有消毒用品。拔罐选用的消毒用品一般都用酒精脱脂棉球。进行刺血拔罐或使用水罐，还应准备消毒液，如75％乙醇或1％的苯扎溴铵（新洁尔灭）。

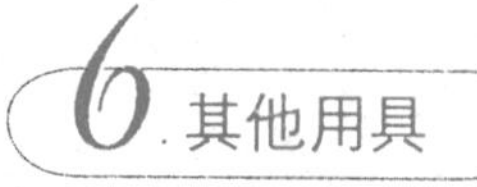

6. 其他用具

如果要施行针罐法，则要准备好毫针；如要施行刺络拔罐，则需要准备好皮肤针和三棱针；如果施行药罐法，则要事先准备煮竹罐用的锅、炉等；如果需要对骨骼隆起不平部位拔罐，则需要准备好薄面饼，贴于治疗部位，这种方法称为“垫罐法”和“间接拔罐法”。

祛病养生的拔罐流程

1.拔罐准备

拔罐时，应根据所拔部位的面积大小而选择不同口径的罐具。在拔罐前用酒精给罐具消毒。并让患者取一定适宜位置，以将选好的穴位和患病部位显露出来。然后施治者站在患者身边，按照火罐法、水罐法或抽气罐法等不同的操作要领进行拔罐操作。对初次接受拔罐治疗及体弱、紧张、年老等易发生意外反应的患者，宜采取卧位，并选用小罐具，且拔罐次数要少。

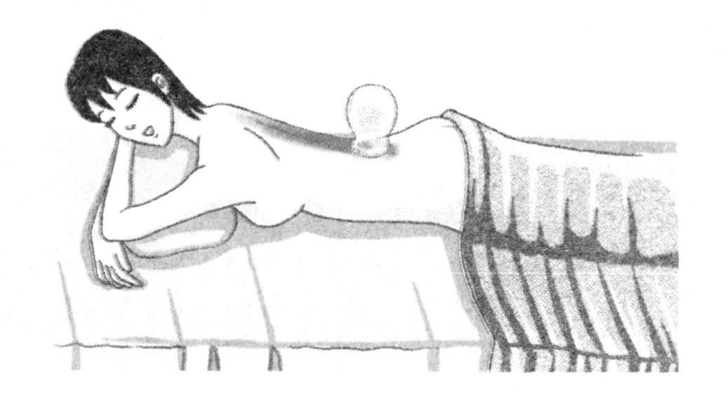

2.了解感受

在拔罐的过程中，施术者应随时询问患者感受，也应随时观察罐内皮肤的变化情况。如果罐具的吸力过大、患者感觉疼痛时，应放入少量空气以减轻吸拔力。方法是用一手拿住罐体稍倾斜，而用另一手指按压对侧皮肤，以形成微小空隙，使少量空气进入。如果拔罐后患者感到无力，那么就应起罐下来再拔1次。

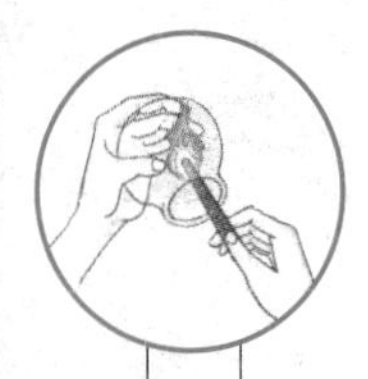

3. 确定拔罐时间

拔罐的时间长短需要根据患者的病情、年龄、体质、所拔罐具的部位、拔罐方法以及罐具的不同来确定。比如病情轻的拔罐时间可以短些，病情重的吸拔时间可以长一些；年龄大的患者，吸拔时间应适当短些，年纪轻的患者吸拔时间可以长些；头、面、颈、肩部的拔罐时间可以短些，而腰背、臂部、腹部及下肢部位，拔罐时间可以长些；采用闪罐和走罐时，其留罐治疗时间应以罐下局部皮肤出现潮红或呈红豆点状的痧块、痧斑和瘀斑等为准；在采用针罐时，留罐时间的决定因素则取决于针感和出血情况；采用其他罐法时，则要依据具体方法的不同而要求罐下皮肤出现潮红、紫斑、肿胀、疼痛、灼热等为准。另外，还要根据罐具的不同来确定时间。比如大罐吸力强，拔罐1次只可拔5～10分钟，小罐吸力弱，1次可拔10～15分钟。

4. 做好护理工作

拔罐过程中应保持室内温暖，防止患者着凉；应仔细观察罐内皮肤隆起的程度和皮色变化，既要防止罐具的吸力不够使火罐脱落，又要防止因吸力太强而使患者皮肤出现较大水疱。而且，要让患者保持一定的舒适体位，保证拔罐部位的平整，以使罐具稳定。

5. 起罐

起罐又被称为脱罐，即是将罐子从被施术部位取下来之意。拔罐治疗完毕或者是某个穴位、部位需要重新拔罐时，就到了起罐的时候。起罐时决不可猛拔，以免损伤皮肤，使患者产生疼痛，动作要轻柔、协调。其具体操作方法是：先用一只手握住罐具，使之稍稍倾斜，用另一只手的拇指或食指在罐口边缘处挤压皮肤，使气体进入罐内，即可将罐具取下。真空拔罐器的起罐方法是，一手握着或按着吸附的罐体，另一只手向上（向外）拉动排气阀门杆，使之与胶塞松动，使空气进入罐内，罐体内负压消失用手提起罐体即可与皮肤分离，同样不可用力猛拔罐具。

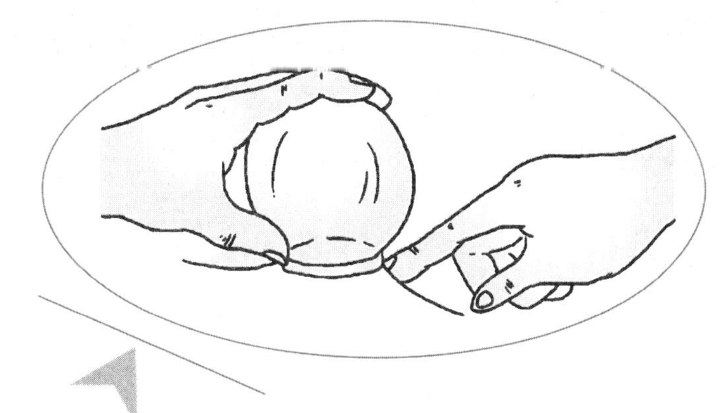

普通拔罐器的起罐方法图

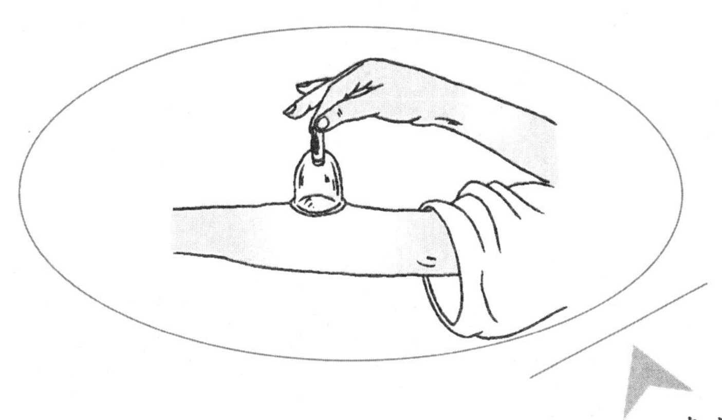

真空拔罐器的起罐方法图

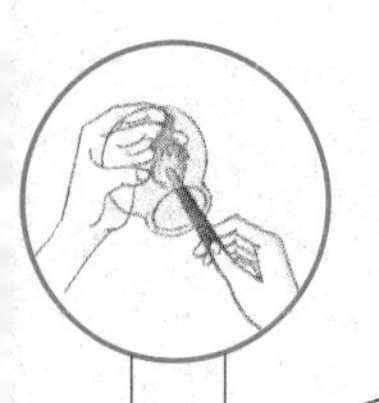

6. 起罐后护理

如果起罐后皮肤出现紫红斑点的，则属正常反应，无需特别处理；起罐后，患者所拔部位如有水疱，可用无菌针将其挑破，用干净棉球擦干，然后再涂以龙胆紫即可；若患者所拔部位局部皮肤出现水蒸汽，宜用棉球擦干；如果起罐后局部皮肤绷紧不适的，可轻轻按揉皮肤，使其放松；如果起罐后皮肤干皱或有裂纹，应涂上植物油；针罐或刺络拔罐后，针口应用医生酒精消毒。拔罐结束后，应让患者休息5～10分钟，饮一杯白开水，以利于排毒。

7. 拔罐疗程

拔罐疗程的确定应根据具体病情及病人的自身状况来确定。对于症状较轻者，往往拔罐1～2次就可治愈，不用专门设置疗程。对于慢性病，可每天或隔天拔罐1次；对于急性病，可每日1次，如果病情需要，也可每日治疗2～3次。拔罐的时间间隔通常为3～5天，7～10次为一个疗程。对于患者出现的罐斑，应等其消退后再施罐；如罐斑未退，并有触痛，需再次施罐时应选择其他腧穴或部位。

选体位决定拔罐疗效

拔罐时的体位与治疗效果密切相关。在拔罐时，应根据拔罐部位选择适宜的体位。其原则是一能充分暴露治疗部位，二要使患者舒适持久，三要方便术者操作。拔罐时常用的体位有以下几种。

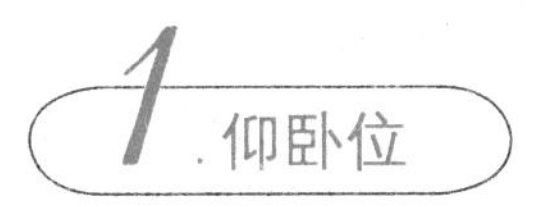

1.仰卧位

患者自然平躺于床上，双上肢或平放于体侧，或屈曲搭于腹侧，下肢自然分开，膝下可垫以软枕。此体位适用于头面、胸腹、上肢内（外）侧，下肢前面、内（外）侧部位的拔罐治疗。

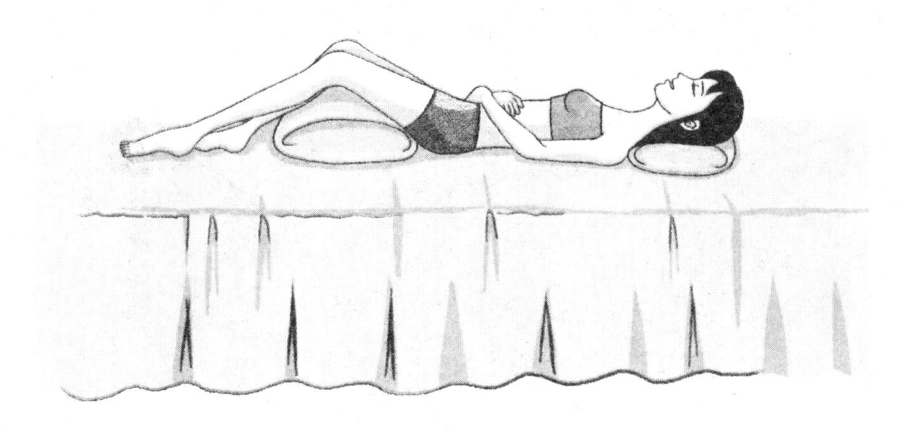

仰卧位

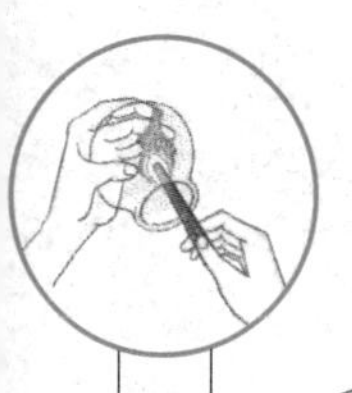

2.俯卧位

患者自然伏卧床上，胸前颏下可垫以软枕（也可不垫），踝关节下也可垫以软枕。适用于项背腰臀及双下肢后侧的拔罐治疗。

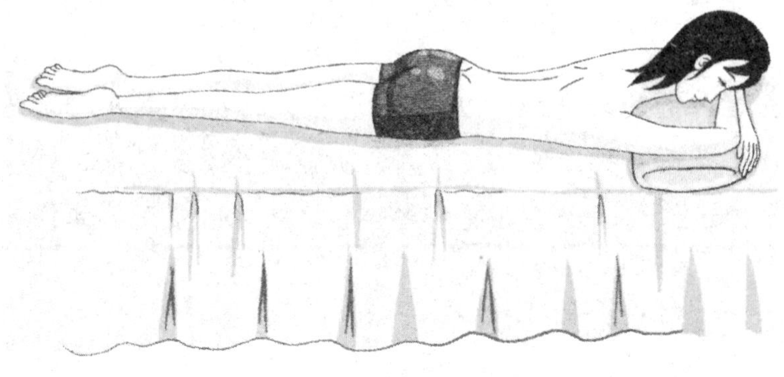

俯卧位

3.侧卧位

患者自然侧卧于床，双下肢屈曲，上面的前臂下可垫以软枕。适用于颈、肩、胁肋、髋、膝及上下肢外侧的拔罐治疗。

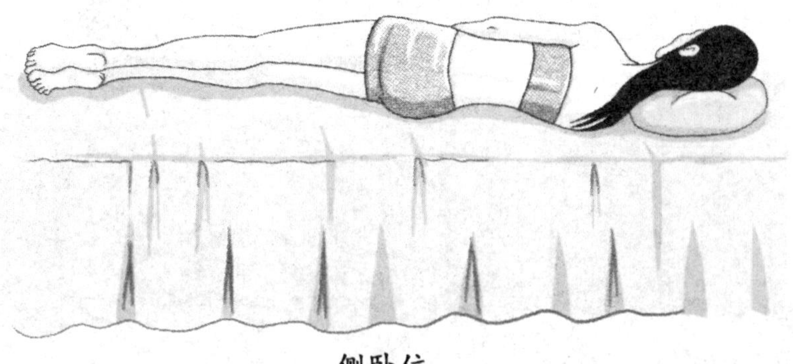

侧卧位

4.仰靠坐位

即仰面靠坐于扶手椅上的坐位。适用于前头、面颈、上胸、肩臂、腿膝、足踝等部位的拔罐治疗。

5.俯伏坐位

即头部俯伏于椅背上的坐位。适用于头顶、后头、项背等部位的拔罐治疗。

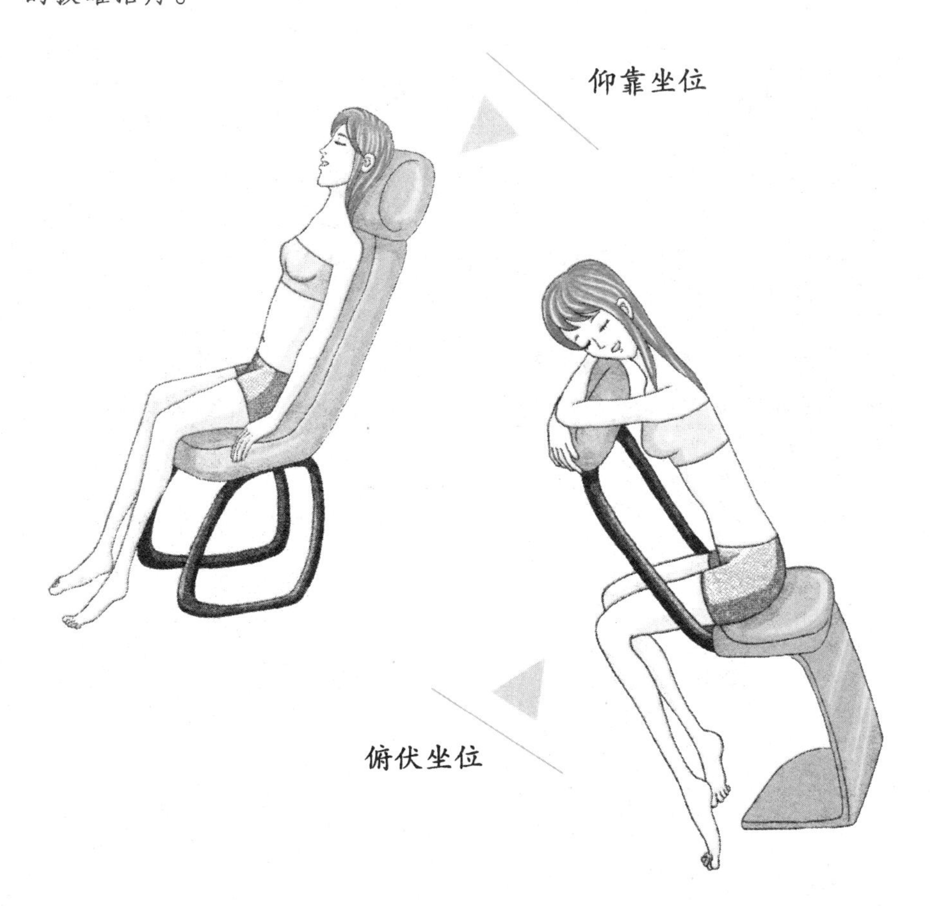

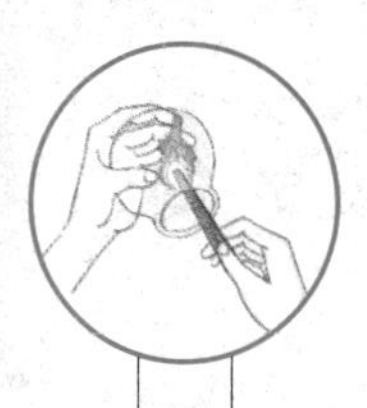

瘀血点与疾患说明

宜知人体的瘀血点

凡在人体各部出现以下诊断点者拔罐，治疗效果更好。

1. 鸡皮样点

毛孔中心凹陷，孔周隆起，白色，状似鸡皮疙瘩，为营血内陷的病症，应在周围拔罐走罐，使营血外达，效果更好。

2. 羊毛疔点

毛孔凹陷，周边有一红圈，红圈多有一缺口，压之褪色，点中的毫毛竖立挺直，有如钉子钉在皮孔上。此种表现多为气血阻滞造成。可在局部拔罐放血。

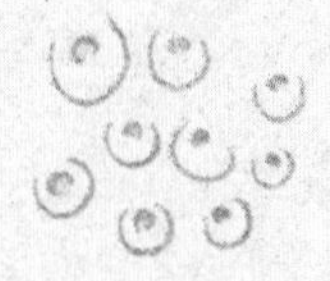

鸡皮样点

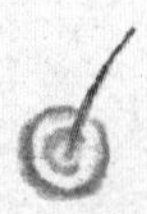

羊毛疔点

3.虫血瘀点

其状似羊毛疔，不同点是毛孔周围的红圈呈放射状延伸，弯曲如虫脚，似蜘蛛状，相当于现代医学称的“蜘蛛痣（血管蛛）”，压之褪色，此为体内血液积有包块的久病表现。在此局部拔罐放血疗效好。

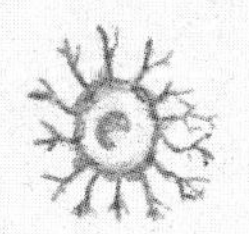

虫血瘀点

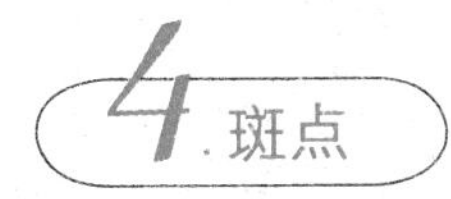

4.斑点

其形如斑，与表皮相平，形状大小不一，有的如针帽、芝麻，有的融合成片；颜色有红、黄、蓝、白、黑、褐、紫等，以红、褐、白色为常见，多无光泽，压之多不褪色，无压痛，此多为邪入营血的表现，此处放血拔罐疗效更好。

5.瘀疹点

其形如瘀（沙子），凸出表皮，形状大小，多如沙子、芝麻；颜色有红、瘀、白色三种，此为肺热或肝热表现。此处放血拔罐疗效更好。

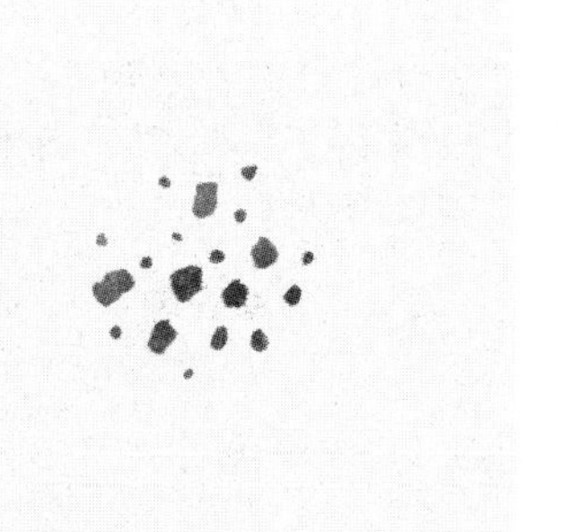

斑点

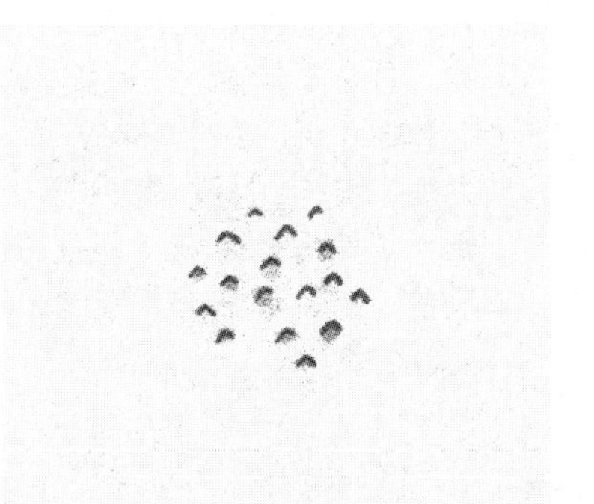

瘀疹点

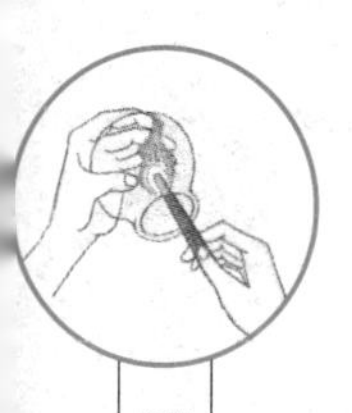

适合拔罐治疗的病症

拔罐疗法因其操作简便、经济、患者无痛苦、疗效显著，而在民间深受广大患者的欢迎，并且它的适应范围十分广泛，凡针灸、按摩疗法适用的疾病均可用本疗法治疗。例如以下各科诸多疾病均可进行拔罐治疗，而且见效快、疗效显著。

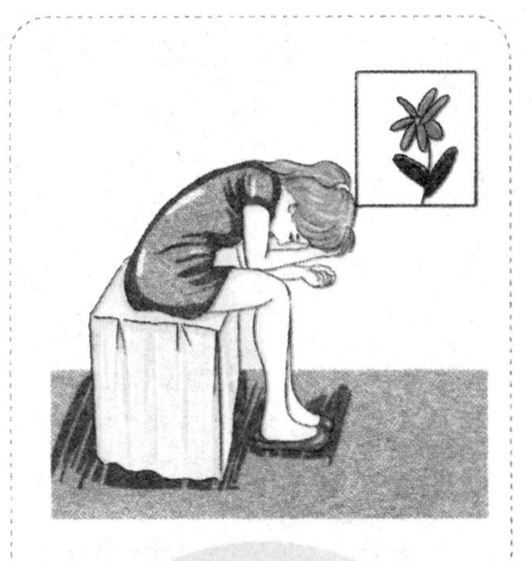

内科

适用于感冒，支气管炎，哮喘，头痛，高血压，三叉神经痛，面神经麻痹，失眠，健忘，糖尿病，胃肠炎，腹泻，便秘，消化不良，脑血管意外，胆囊炎，肝炎等。

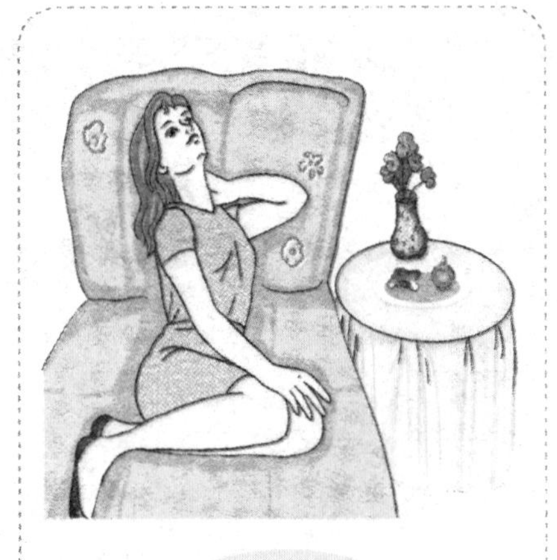

外科

适用于胃肠痉挛，腰椎间盘突出症，腰椎肥大，坐骨神经痛，肩周炎，泌尿系结石，脱肛，落枕，神经损伤等。

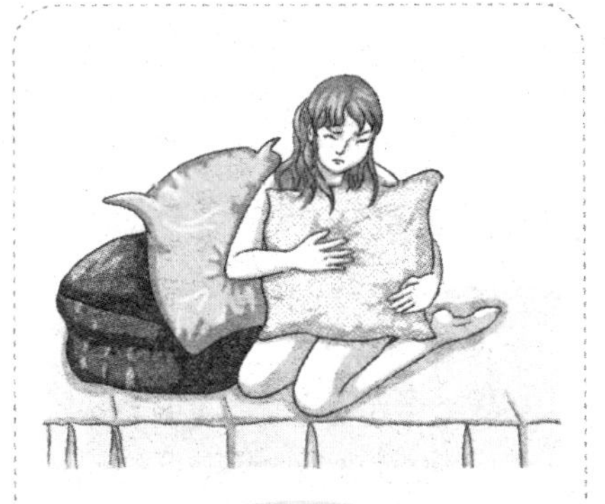

妇科

适用于月经不调，盆腔炎，带下病，痛经，功能性子宫出血,更年期综合征，子宫脱垂，肿瘤疾病等。

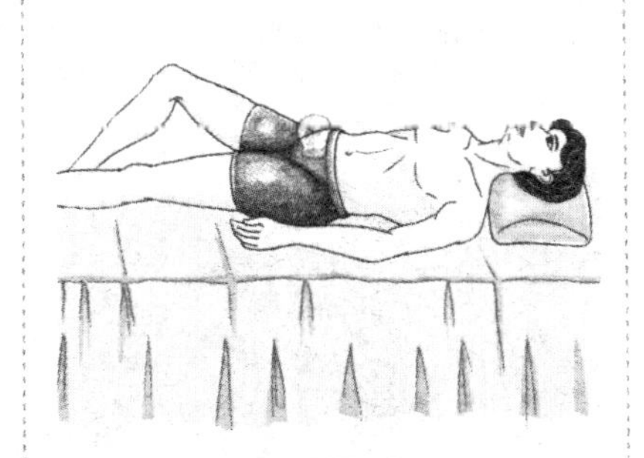

男科

适用于阳痿，早泄，遗精，不射精症，慢性前列腺炎,前列腺增生症等。

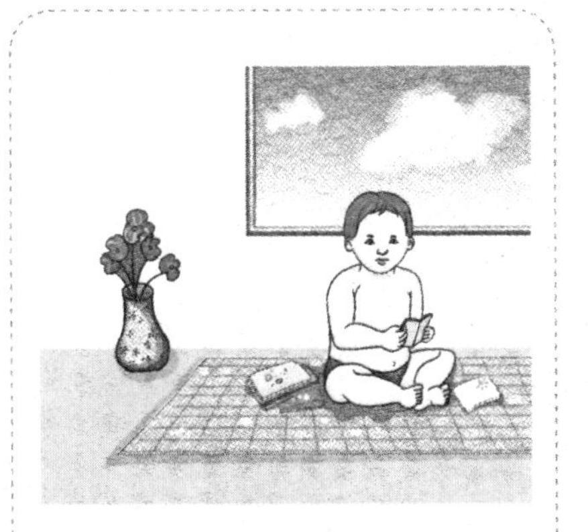

儿科

适用于百日咳，哮喘，消化不良，遗尿，疳积。

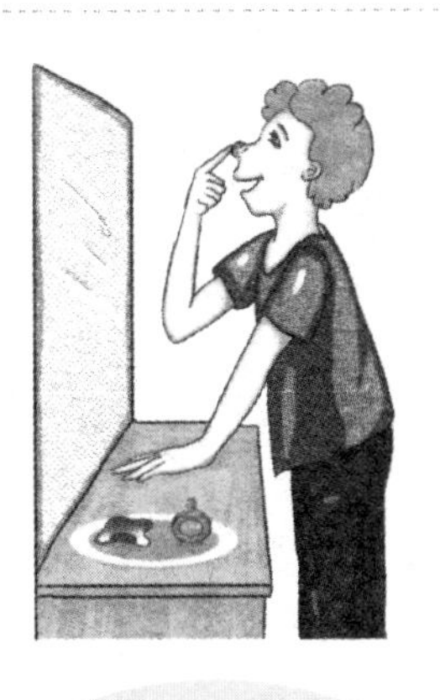

五官科

适用于结膜炎，近视，红眼病，鼻炎，牙痛，咽炎，颞下颌关节炎，口腔溃疡，目赤肿痛等。

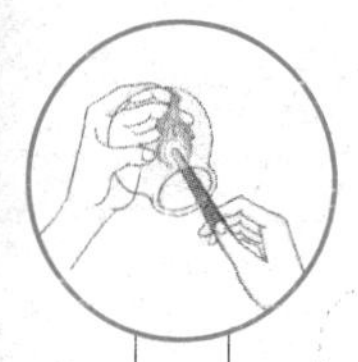

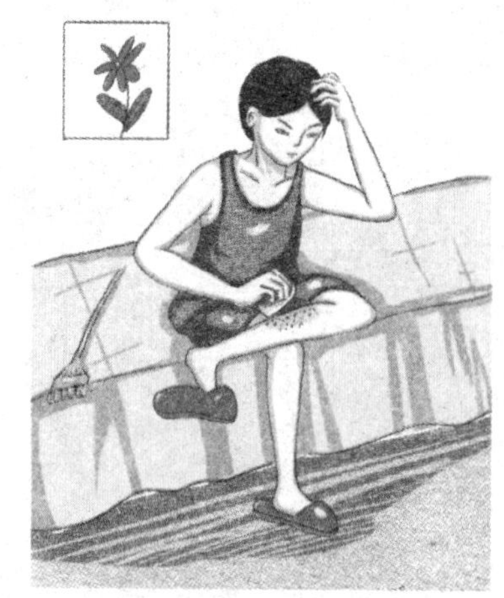

皮肤科

适用于痤疮，湿疹，皮炎，带状疱疹，荨麻疹，酒渣鼻，皮肤瘙痒症等。同时还可用于防病、强身。

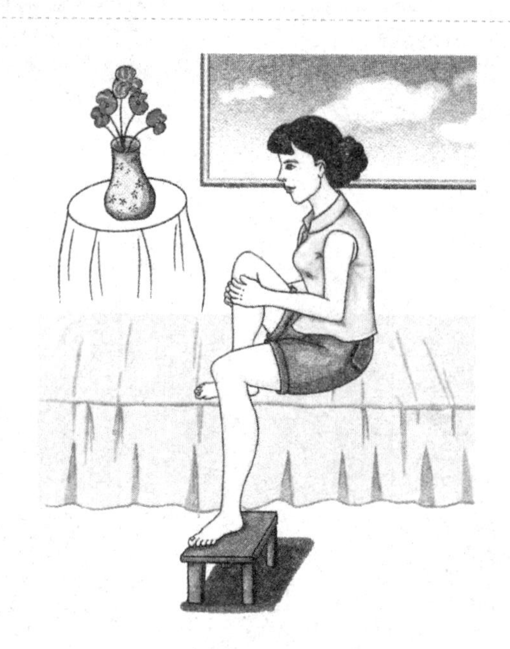

不能拔罐的人体疾病

为了避免不必要的医疗事故发生，或延误患者的治疗，以下病症应当禁用或慎用该疗法。

1. 有出血倾向的患者，如血小板减少性紫癜、白血病、血友病、毛细血管脆性试验阳性等。

2. 皮肤病皮损部位、传染性皮肤病、皮肤严重过敏、局部破损溃烂者不宜拔罐。

3. 急性软组织损伤，局部忌用拔罐。

4. 外伤、骨折、静脉曲张、大血管体表投影处、心尖搏动处及瘢痕处不宜拔罐。

5. 妊娠期妇女的下腹部、腰骶部、乳房及合谷、三阴交、昆仑等穴不宜拔罐。其他部位刺激不宜强烈。

6. 五官及二阴处不宜拔罐。

7. 身体极度虚弱、形体消瘦、皮肤失去了弹性而松弛者及毛发多的部位不宜拔罐。

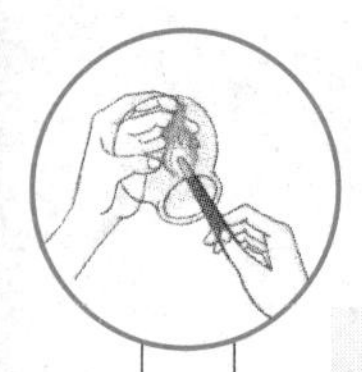

8 精神失常、精神病发作期、狂躁不安及破伤风、狂犬病等痉挛抽搐不能配合者不宜拔罐。

9 恶性肿瘤患者不宜拔罐。

10 有重度水肿，病情严重；中度或重度心脏病、心衰、肾衰、肝硬化腹水者不宜拔罐。

11 活动性肺结核的患者，尤其是其胸腹部不宜拔罐。

12 醉酒、过饥、过饱、过度疲劳者均不宜拔罐。

以上所列禁忌证并不是绝对禁用该法，在有的阶段，有的疾病可以配用该疗法治疗。

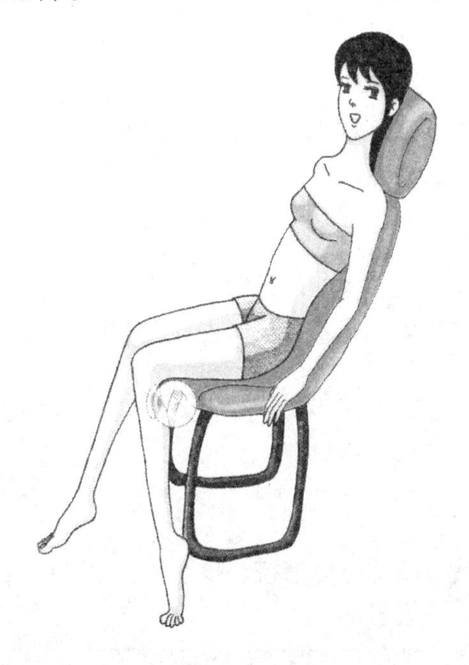

拔罐需要注意的事项

1 拔罐时应保持室内空气清新、温度适中。夏季避免风扇直吹，冬季做好室内保暖，尤其对需宽衣暴露皮肤的患者应令其避开风口，以免受凉感冒。

2 注意清洁消毒。施术者双手、患者拔罐部位均应清洁干净或常规消毒，拔罐用具必须常规消毒。

3 拔罐的工具必须边缘光滑，没有破损。

4 在拔罐过程中，罐具适中，使罐拔得紧而又不过，当用罐数目较多时，罐具间的距离不宜太近，以免罐具牵拉皮肤产生疼痛或罐具互相挤压而脱落。

5 要掌握手法轻重，由上而下走罐，并不时蘸植物油或水保持润滑，以免刮伤皮肤。

6 拔罐后，根据患者的病情、皮肤情况，结合季节的不同，选取不同的留罐时间，病情轻、皮肤较嫩、夏季炎热之时，留罐时间应稍短；若病情较重、皮肤粗糙、冬季寒冷之时，留罐时间相对应稍长。

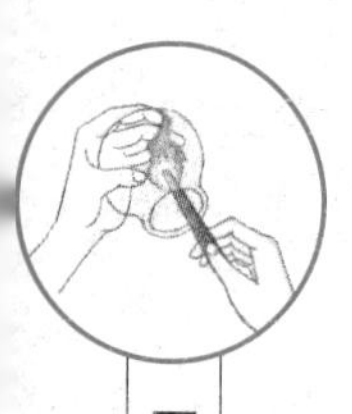

7

拔罐可使皮肤局部出现小水泡、小水珠、出血点、瘀血现象，或有时局部出现瘙痒，均属正常治疗反应。一般阳证、热证多呈现鲜红色瘀斑；阴证、寒证多呈现紫红色或淡红色瘀斑；寒证、湿证多呈现水泡、水珠；虚证多呈现潮红或淡红。若局部没有瘀斑，或虽有潮红，但起罐后立即消失，说明病邪尚轻、病情不重、病已接近痊愈或取穴不准。

8

拔罐后出现水泡较大或皮肤有破损，应先用消毒细针挑破水泡，放出水液，再涂上防腐生肌药即可。

9

拔罐期间注意询问患者的感觉。患者感觉拔罐部位发热、发紧、发酸、凉气外出、温暖舒适、思眠入睡，为正常得气现象；若感觉紧、痛较明显或灼热，应及时取下罐重拔；拔罐后无感觉，为吸拔力不足，应重拔。

10

拔罐过程中，若出现面色苍白、出冷汗、头晕目眩、心慌心悸、恶心呕吐、四肢发冷、神昏仆倒等症状，此为晕罐。遇到晕罐现象时，应立即停止拔罐，让患者平卧，饮温开水或糖水，休息片刻，多能好转。晕罐严重者，应针刺、点掐百会、人中、内关、涌泉、足三里、太冲等穴位，或艾灸百会、气海、关元、涌泉等穴位，必要时应送医院进行急救。对年老体弱、儿童、精神紧张、饥饿、初诊的患者，更应注意防止出现不适。

11 一般拔罐后，3小时之内不宜洗澡。

12 若病情需要，可配合使用其他疗法，如针灸、推拿、药物等，以增强疗效。

第2章

拔罐为健康疏通道路

有人说，经络是中国的第五大发明，甚至认为认清了经络的实质就可以拿到诺贝尔奖，所以研究经络在东西方掀起了一波又一波的热潮。中医学认为，气血是人体的生命之本，而经络则是人体气血运行的通路。拔罐疗法正是通过作用于人体经络、穴位来达到畅行气血、调整阴阳、调整脏腑、消肿止痛、通利关节、温经散寒的目的的。

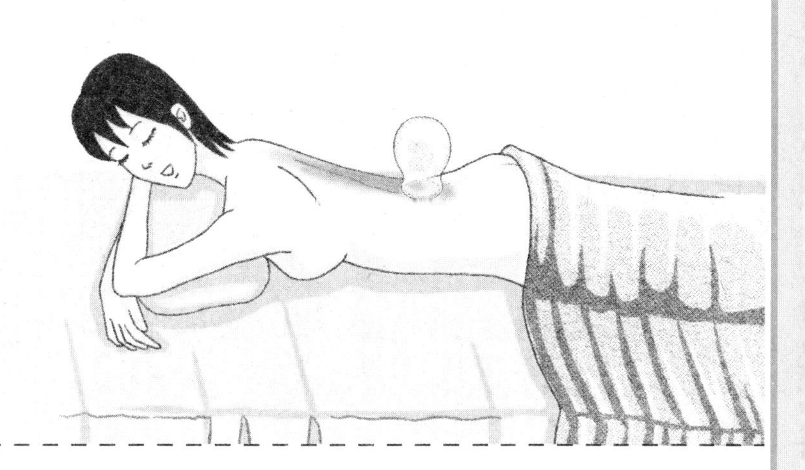

人体经络是气血的通道 → 取穴原则，有法可依

掌握找准穴位的窍门 → 不可不知的拔罐方法

拔罐保健的八大要穴 → 人体经穴走罐路线

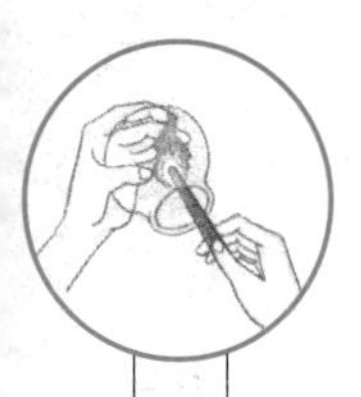

人体经络是气血的通道

中医认为，经络是人体气血运行的通路，内属于脏腑，外布于全身，使各部组织、器官成为一个有机的整体。经络是经脉与络脉的总称。如果把人看作一个城市，那么经络就相当于这个城市的各种“道路”，大的有国道高速，那是经脉之道，中间级别的有省道，那是络脉之道。当然,还有村村通的乡间小道,那是经络的一些分支。尽管各有所主，但一般而言，用途并非单一。

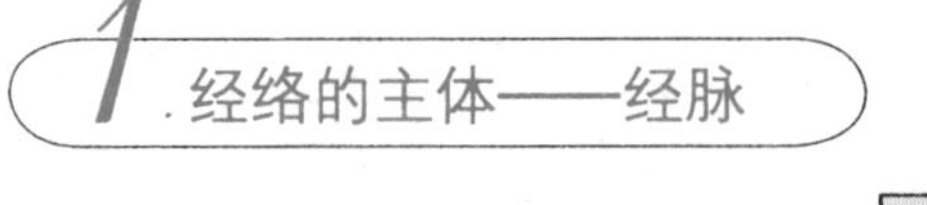

1.经络的主体——经脉

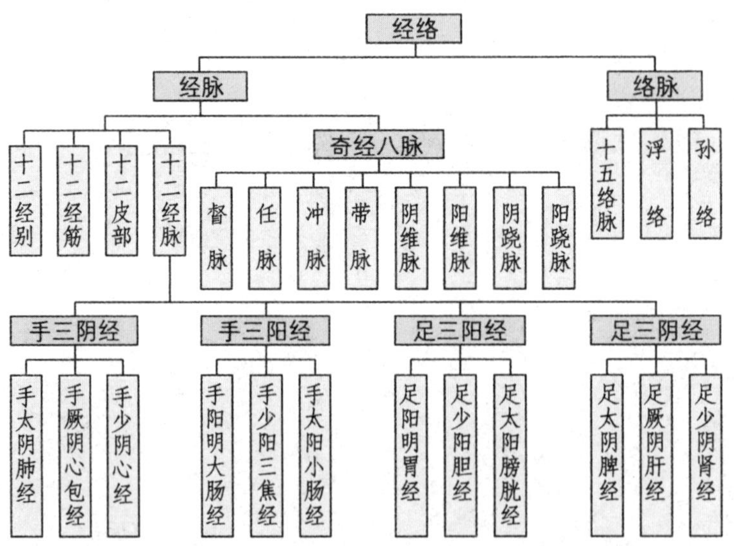

《灵枢·经脉》有言：“经脉十二者，伏行分肉之间，深而不见；其常见者，足太阴过于外踝之上，无所隐故也。诸脉之浮而常见者，

皆络脉也。”经络主要有十二经脉、十二经别、奇经八脉、十五络脉、十二经筋、十二皮部等。它们纵横交贯,遍布全身,将人体内外、脏腑、肢节联成为一个有机的整体。

经脉是经络的主体，是人体内气血运行的主要通路。主要分为正经和奇经两大类，正经有十二条，奇经八脉有八条，正经的十二条是手三阴经、手三阳经和足三阴经、足三阳经。奇经八脉是任脉、督脉、冲脉、带脉、阴跷脉、阳跷脉、阴维脉、阳维脉的总称。从二者与脏腑的关系来看，十二经脉与脏腑具有一定的对应与表里关系，这一点从十二经脉的命名上就可以看出一些端倪，具体来看，十二经脉包括手太阴肺经、手阳明大肠经、足阳明胃经、足太阴脾经、手少阴心经、手太阳小肠经、足太阳膀胱经、足少阴肾经、手厥阴心包经、手少阳三焦经、足少阳胆经、足厥阴肝经。每一经脉都和体内一定的脏腑直接联系，而在各经脉相互之间又有表里配合的关系。与之不一样的是，奇经八脉则既不直属于任何一个脏腑，也没有表里的配合关系，循行上也是别道奇行，这也是为什么将之称为奇经的原因。当然，这并非就说二者是井水不犯河水、老死不相往来，从奇经的角度来讲，奇经可以起到沟通十二经脉之间的联系，对十二经气血的运行有蓄积渗灌的作用。

说来二者的关系比较微妙，从职能来看，有点像法院和检察院的关系，两者的目标是一致的，那就是保一方平安。但由于在职能的分工，使得他们在面对一个具体事件的时候，会从不同的角度去工作。所以，配合之中又有一种相互监督的作用。具体到经络来说，十二正经运行气血不停息，奇经八脉尽管激情无比，但总是默默地辅助。这里的辅助并非是完全的被动，像检察院一样有自己的权利可以行使。如果十二经脉运行表现过了头，运行过于激越，那么，奇经八脉就要在“顾全大局”的名义下出来踩刹车，会在十二正经

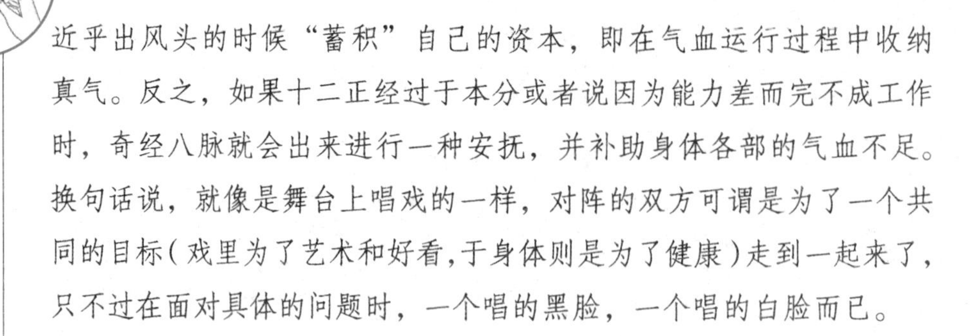

近乎出风头的时候“蓄积”自己的资本，即在气血运行过程中收纳真气。反之，如果十二正经过于本分或者说因为能力差而完不成工作时，奇经八脉就会出来进行一种安抚，并补助身体各部的气血不足。换句话说，就像是舞台上唱戏的一样，对阵的双方可谓是为了一个共同的目标（戏里为了艺术和好看，于身体则是为了健康）走到一起来了，只不过在面对具体的问题时，一个唱的黑脸，一个唱的白脸而已。

2. 经脉的分支——络脉

络脉是由经脉分出来的呈网状的大小分支。大体有广义和狭义之分，广义的络脉又可分为十五络、络脉和孙络三类。其中十五络为全身最大的络脉，哪来的十五条呢？因为十二经与任脉、督脉各有一支络脉，再加上脾之大络则合为十五络，也叫十五别络；狭义的“络脉”则是指比十五络更小的络脉，尽管很小但数量遍及全身；而“孙络”则指的是比络脉更小的有极多分支之脉。络脉的主要作用是配合经脉，网络全身组织，运行营卫气血。如果还拿城市的管道来进行类比的话，大体可以这样看，十二经脉是铺在外面那些干道上的各类管道，奇经八脉等则是走进千家万户的那些管道，而络脉则是走进每个房间的管道，甚至是类似你水池洗菜用的，洗手所用的，还有你接水喝所用的各种管道。

3. 健康检修的站点——穴位

穴位是什么呢？穴位就是那些经络“之道”的车站。车站当然不光是收费的，还可以起到修复和补养供给的作用，小则可以加油加气，大则可以进行保养和维修。穴位就跟这一点相类似，它矗立在经络上，可以起到补给的作用一般很容易理解，比如侧腕对掌，自然半握拳，位于人体的手背部位第二掌骨中点拇指侧的合谷穴。不仅可以让日常的气血运输通畅无阻，而且在一些特殊的时候，还可保证气血的供给。如产妇在分娩时气血虚弱，按压此穴可补充大量的气血。

如果说运输气血是穴位在尽自己本分的话，那么，对于一些疾患的消除，它的工作则更多的是一种修复。比如，位于脚底的“涌泉穴”，是全身俞穴的最下部（处于人体足前部凹陷处第二与第三趾缝纹头端与足跟连线的前三分之一处），尽管低调地被你踩在脚下，但绝不可小看它。《黄帝内经》中说：“肾出于涌泉，涌泉者足心也”。有的人咳嗽不止，吃什么药好像都不管用，如果晚上在涌泉穴用蒜头敷养几小时，往往可以收到止咳的奇效，为什么能将那些你“禁不住”的咳嗽消除呢？这是因为肺和气管的伤害被经脉“修复”了的缘故。经穴的疗治作用不是单一的，就好像那些汽车在车站被修复的时候一样，有时候需要多方面的配合与协调。所以，一穴有多用、多穴治同病，这都是惯用的手法。以后将要专章提到。

经穴各司其职不仅可以作为疾病的一个判断标准，还可以作为一个情绪的判断方法，这里教大家一个判断生气与否的方法。因为可能影响到你对人生伴侣的选择，所以，务请那些恋爱中的人一定要学会。很多时候，明明你看到对方生气，你问的时候谁也不承认生气，怎么办？你可以用手压其太冲穴与膈俞穴来查验，何为太冲穴，太，大也。冲，冲射之状也。该穴名意指肝经的水湿风气在此向上冲行。其位置在足背侧，第1跖骨间隙的后方凹陷处。而膈俞穴在足太阳膀胱经上，一般采用俯卧的姿势，其位置在身体背部，当第七胸椎棘突下，左右旁开二指宽处。在压太冲穴有疼痛感的时候就是有怒气集结。当然，这个时候就要多说好话，多作自我批评；而压膈俞穴有疼痛感觉的时候，说明他（她）正在生你的闷气，当然这个时候就要多安抚、规劝，让其情绪疏泄出来。

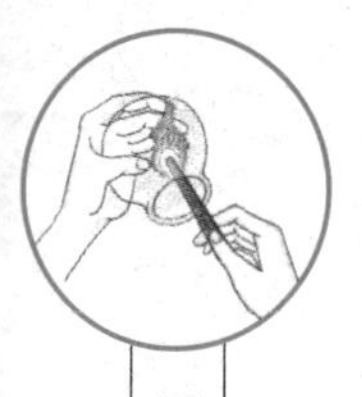

取穴原则，有法可依

取穴是根据病情进行治疗时的方案（即处方）。取穴时，有以下几个原则。

1.局部取穴与循经取穴

（1）**局部取穴**：又称邻近取穴，是指在疾病的局部和邻近部位取穴，包括阿是穴和病理性反应点。

（2）**循经取穴**:包括本经、表里经、同名经和特殊穴位（即特定穴）的取穴。

2.辨证取穴与异向取穴

（1）**辨证取穴**：是指按循经取穴，并依据每穴的主治范围进行辨证取穴的方法。

（2）**异向取穴**：是指按上下、左右和交叉取穴的方法。①上病取下，下病取上。如胃脘痛取足三里、内庭；牙痛取合谷；下肢瘫痪取肾俞、关元俞、秩边；手指无力取肩髃、曲池。②左病取右，右病取左，通常称为健侧取穴法。③交叉取穴，如右踝关节扭伤，可在左腕关节处取穴。此法对于四肢疼痛性疾病尤为适用。

3.对症取穴与病理反应点

（1）**对症取穴**:包括:①按穴位特性取穴。如“针风，先向风府、百会中；或针水、水分挟脐上边取……”，采用的是穴位对全身性疾病的治疗作用，高热取大椎、心悸选内关。②如胆囊疾病取胆囊穴，落枕取悬钟，带下症取带脉，乳房疾病取乳根，头痛取太阳，感冒取大椎，牙痛取颊车，腹痛取神阙（肚脐）。③可根据病情选择特殊治疗作用的穴位（特定穴）。

（2）**病理反应点**：不仅对疾病的治疗有意义，对疾病的诊断也有意义。病理反应点，可按经脉循行规律的分布区域在疾病相对应的体表部位来寻找出病理反应性疹点或压痛点。脏腑病变多在相对应的背腰部出现病理反应点。①肩背区：约第7颈椎以下至第7胸椎棘突下的肩背部区域。多用于治疗心、肺病及有关组织、器官的疾病，胸背部病症，头面部病症，上肢疼痛、麻木及运动功能障碍等。②腰背区：约第7胸椎棘突下至第1腰椎棘突下的背腰部区域。多用于治疗肝、胆、脾、胃、大肠、小肠、三焦病及有关组织、器官的病症，上腹部、背腰部病症。③腰骶区：约从第1腰椎棘突下至长强穴的腰骶部区域。多用于治疗肝、肾、膀胱、大肠、小肠病及有关组织、器官的病症，并可用于强身壮体保健。

临床上可以根据以上所述分区及主治范围，结合背腰部检查之阳性所得（如反应性疹点、压痛点等）而选定治疗部位。一般按先上后下，先中间后两侧，先左后右的顺序，仔细观察背腰部皮肤有无光泽改变，皮肤潮红与否，有无皮损、脱屑、瘀点、凸起与凹陷等，再按中线（督脉）→脊旁0.5寸（华佗夹脊穴）→脊旁1.5寸（俞穴）→脊旁3寸→脊旁4寸顺序切诊。切诊时，双手同时对称地检查左右两侧，用循摸、触压等方法，以发现有无压痛、结节，感知肌肉紧张度、皮肤温度和湿度的改变，以及有无酸、麻、胀等敏感反应。

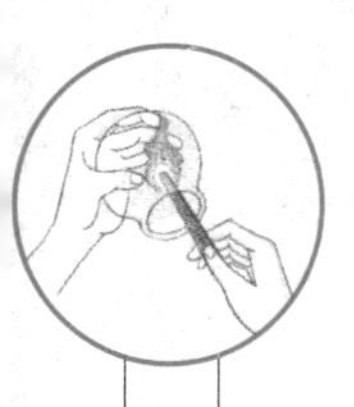

掌握找准穴位的窍门

腧穴又称穴位，是点穴的主要施术部位。取准穴位是取得预期效果的重要环节。怎样才能取准穴位呢？下面介绍四种常用取穴方法。

1.自然标志取穴法

这是取穴最常用、最方便、最准确的方法，是利用人体体表解剖学标志来确定穴位位置的方法，可分为以下两种。

（1）固定标志：是指人体各部骨节、肌肉形成的突起或凹陷、毛发、五官、指（趾）甲、乳头、脐窝等相对固定的标志，如在两眉之间取印堂穴、肚脐正中取神阙穴、鼻子尖端取素髎穴等。

（2）活动标志：指人体各部的关节、肌肉、肌腱、皮肤随人体活动而出现的空隙、凹陷、皱纹等，如曲池穴位于屈肘时肘横纹桡侧端，后溪穴位于握拳时掌横纹尺侧端，曲泉穴位于屈膝时腘窝横纹内侧端等。

2.骨度分寸定位法

这是我国古人从长期医疗实践中总结出来的非常科学的取穴方法，最早记载见于《灵枢·骨度》篇。骨度分寸定位法是以人体体表骨节标志测量全身各部的长度和宽度，并依此尺寸按比例折算作为取穴的标准。不论男女、老少、高矮、胖瘦，均可按照此标准测量。详见人体各部常用骨度分寸图。

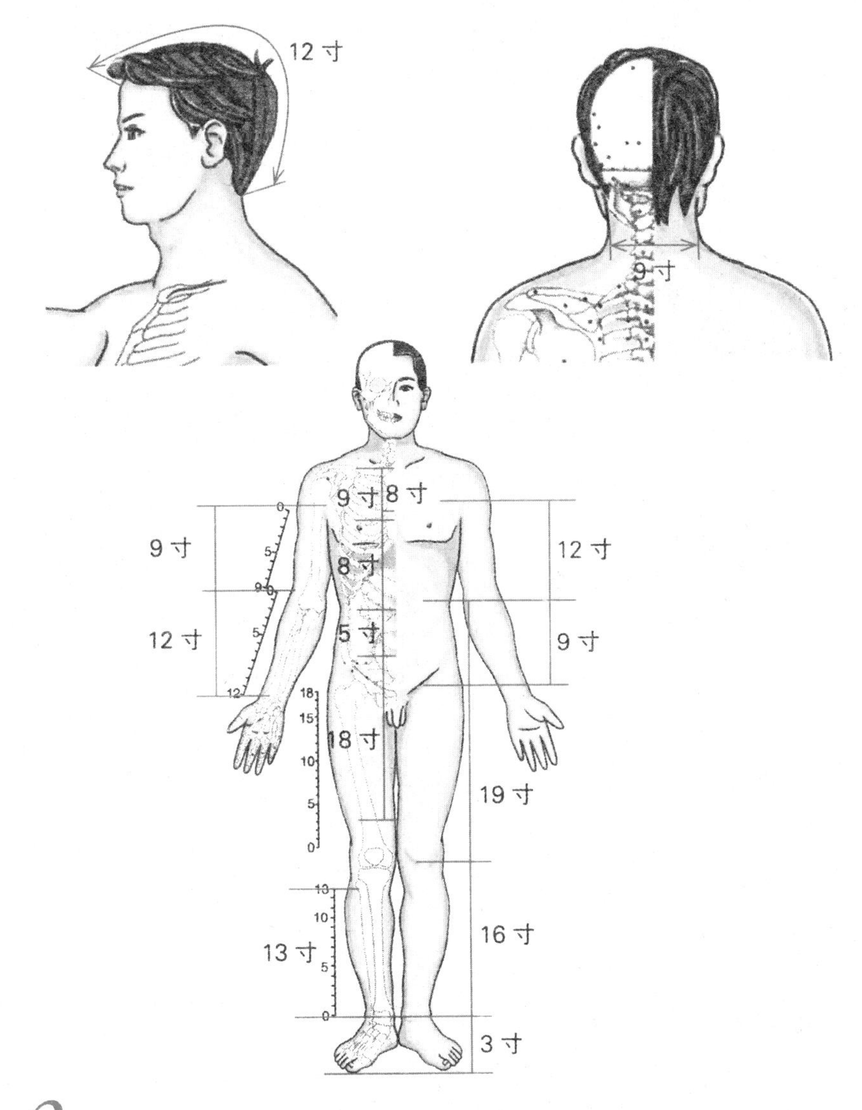

3. 指寸定位法

以患者的手指为标准来定取穴位的方法称为“手指同身寸取穴法”，简称指寸定位法。因各人手指的长度和宽度与其他部位有着一定的比例，所以可用患者本人的手指来测量定穴，医者或根据患者高矮胖瘦做出伸缩，也可用自己的手指来测定穴位。本法种类很多，各有一定的适用范围。

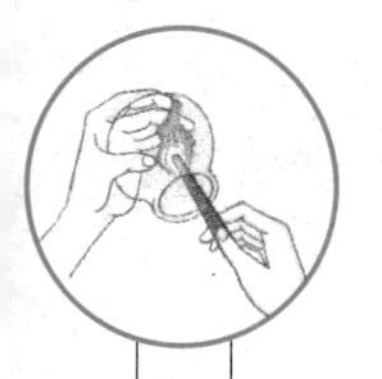

（1）中指同身寸：是以患者的中指中节屈曲时内侧两端纹头之间作为 1 寸，可用于四肢部取穴的直寸和背部取穴的横寸。

（2）拇指同身寸：是以患者拇指指关节的横度作为 1 寸，亦适用于四肢部的直寸取穴。

（3）横指同身寸：又名“一夫法”，是令患者将食指、中指、无名指和小指并拢，以中指中节横纹处为准，四指横量作为 3 寸。

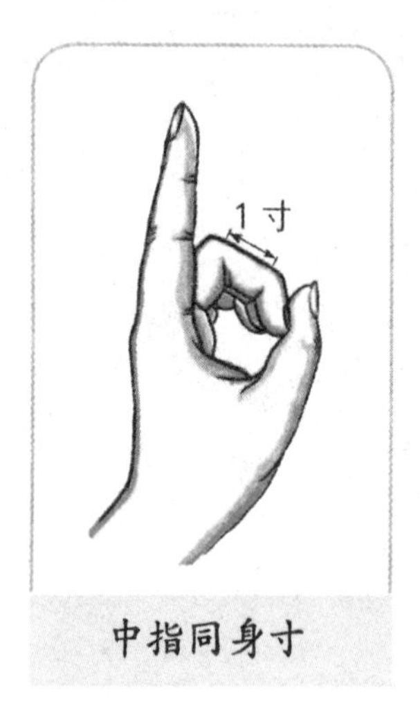

中指同身寸

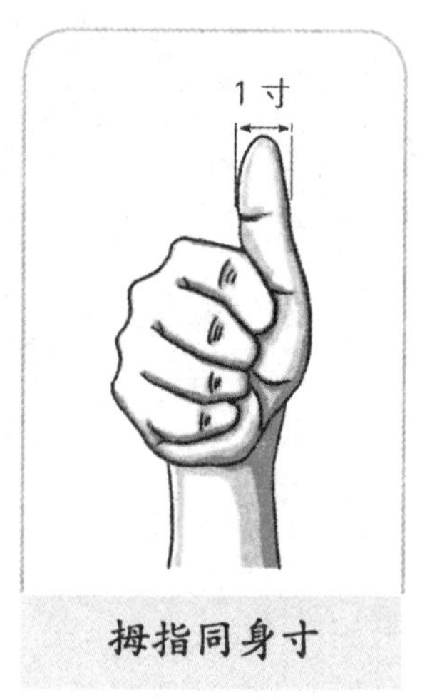

拇指同身寸

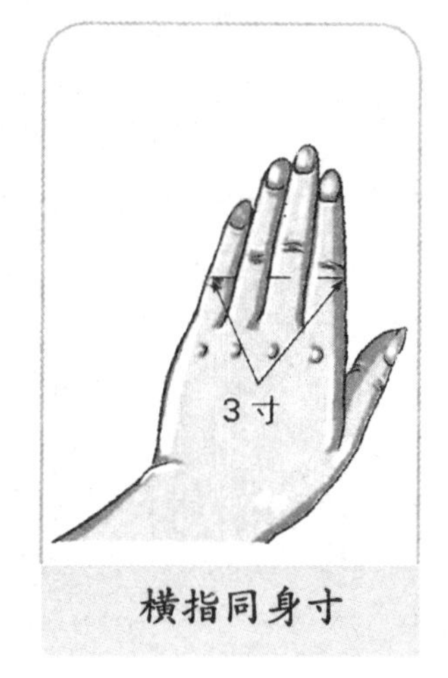

横指同身寸

4. 简便取穴法

简便取穴法是临床一种简便易行的方法。如垂手中指端取风市，两手虎口自然平直交叉，在食指端到达处取列缺等。

以上方法可在取穴时结合使用，互相参照，以取准穴位，获得良好效果。

不可不知的拔罐方法

1. 常规拔罐疗法

常规拔罐疗法即临床常见的拔罐方法，分为单罐法和多罐法两种。

（1）单罐法：如果病位范围较小，可根据病变或压痛的范围选择单个适当口径的罐子进行治疗，如胃痛单拔中脘一穴，心律不齐、心慌选内关穴，大便不正常选天枢穴，头痛选太阳穴，落枕选肩井穴，腰痛选命门穴等。

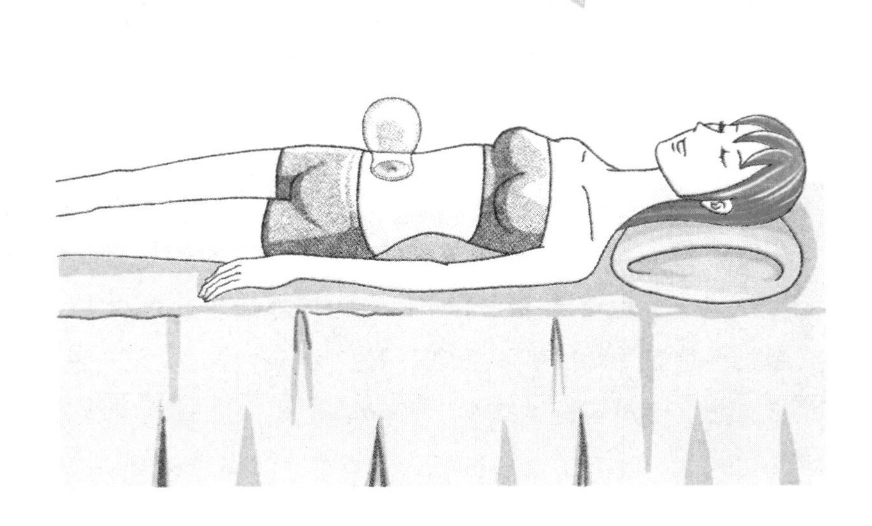

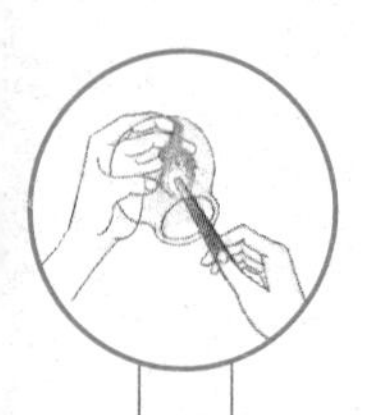

（2）多罐法：多罐法即多罐并用，治疗时分排罐法和散罐法两大类，适用于治疗病变范围较广泛、病变处肌肉较丰满或敏感反应点较多的患者。采用此法时，可根据经络走向或解剖形态等情况，酌情吸拔数个或数十个罐，如某一肌肉劳损时可按肌肉的走向位置成行排列吸拔多个火罐，称之为“排罐法”。适用于身体强壮、症状明显的患者，拔罐数目多而排列紧密（罐距小于 3 厘米）；若体质弱或症状不甚明显的患者，拔罐排列较稀疏（罐距大于 7 厘米），称散罐法。

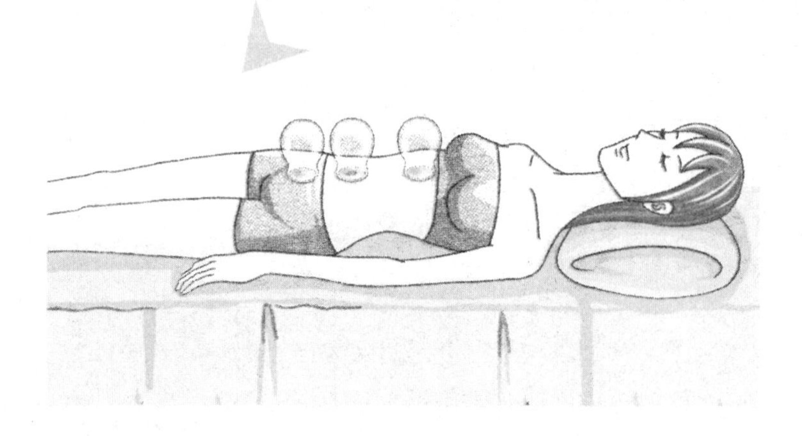

2. 闪罐法

闪罐法是用镊子夹住酒精棉球，点燃后送入罐底，立即抽出，将罐拔于患者患处，随即将罐取下，反复操作，直至皮肤潮红发紫痧点为止。这种反复的牵拉、松弛，使皮肤血液反复灌注、输布、再灌注，从而改善了血液循环，对神经和血管有一定兴奋作用。此法适用于外感风寒、肌肉痿软、皮肤麻木、机能减退的虚弱病症及脑卒中后遗症等。由于此法不会在皮肤上留下瘀斑，故较适合在面部使用。闪火罐操作时，应注意闪火入罐时要快，快速送入罐底。火切不可在罐口停留太久，以免罐口太热而烫伤皮肤。如果反复闪罐，罐体温度过热，应换另一个罐继续操作。

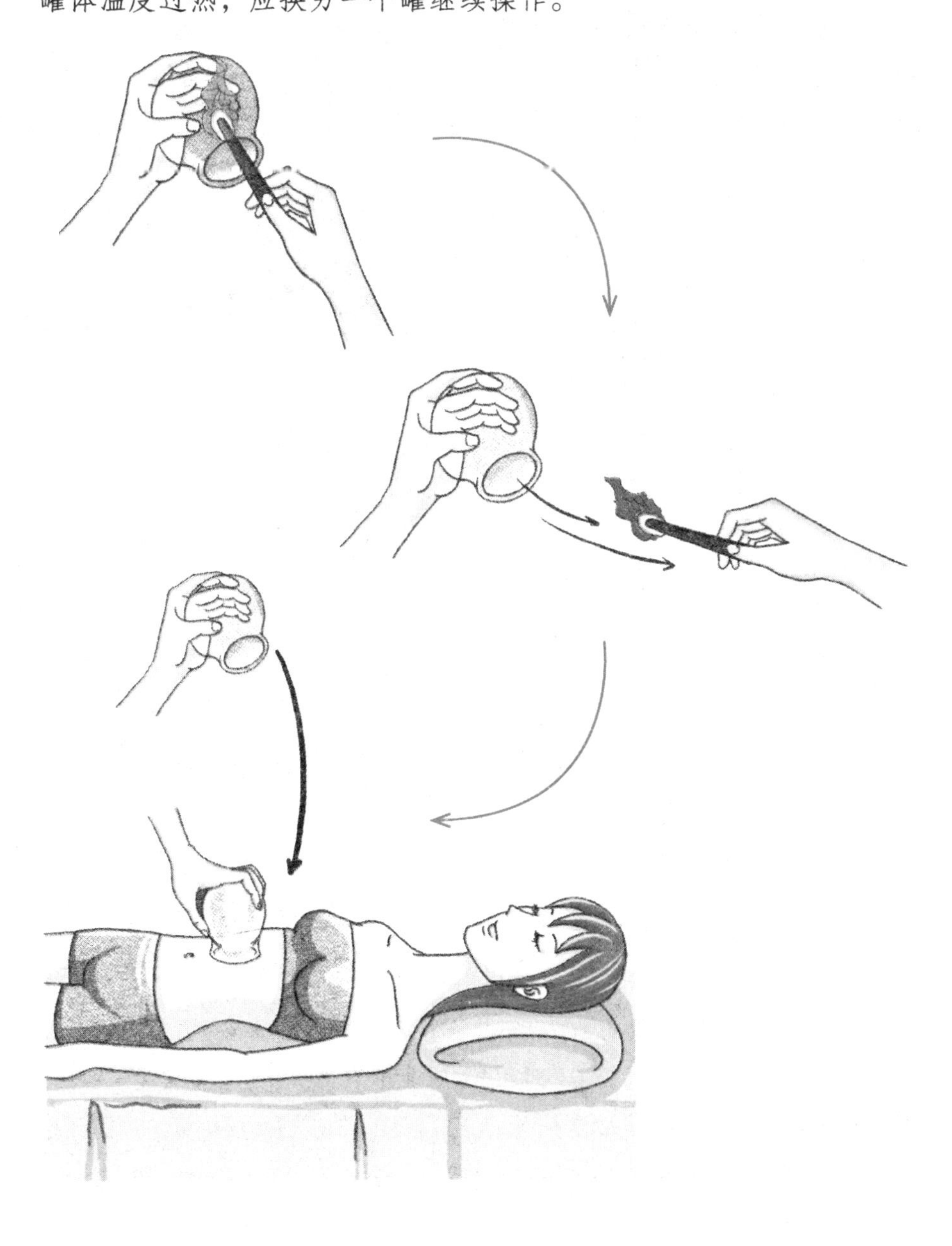

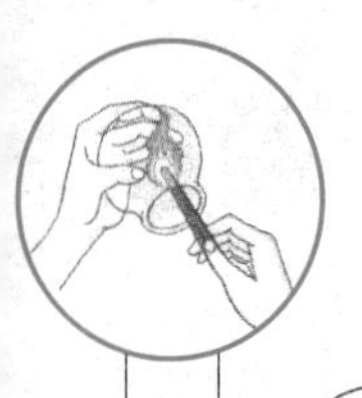

3.留罐法

留罐法是临床常用的拔罐方法，适用于一般的各种病症。即罐子拔上以后，在治疗部位上留置10～15分钟，直至皮肤潮红、充血或瘀血。在皮肤娇嫩细腻部位、夏季、吸拔力大、红外线灯照射后同时拔罐时,不可留罐时间过长。另外,在留罐期间,亦可结合提按、摇动等手法来增强刺激，提高疗效。

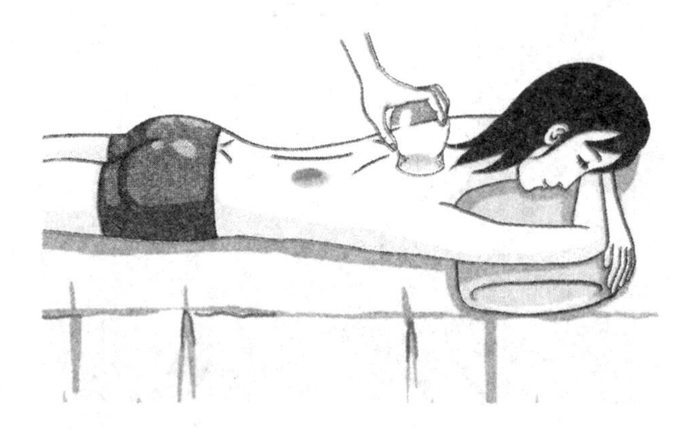

4.走罐法

走罐法又称为推罐、拉罐、行罐等。走罐宜适用罐口壁较厚且光滑无破损的玻璃罐或有机玻璃罐，先在要走罐的皮肤上或罐口上涂一些润滑油脂如凡士林、板油等，将罐吸附肌肤后，术者用手握住罐体，根据病情需要和走罐部位的解剖结构，进行向上下、左右或圆周方向的往返推拉移动，直至走罐部位皮肤潮红、充血，甚至瘀血。需加大刺激时，可以在推拉旋转的过程中对罐具进行提、按，也可稍推拉或旋转，即用力将罐取下重拔，反复多次，因取罐时常有响声，故又称响罐法。走罐适合于面积较大、肌肉丰厚的部位，如腹背、腰臀、大腿等处，用于经络气血不通、脏腑功能失调、风寒湿邪侵袭、肌肤麻木酸痛等病症。一般背腰四肢部宜上下移动，胸部应按肋骨走行方向移动，腹部可旋转移动。操作时前进方向的罐口稍向上提起，后半部着力。应根据病情和部位挑选口径适宜的罐子（腹背腰臀用大罐，四肢用小罐），决定吸拔的力量和推移的速度。

走罐法操作的关键在于当罐具吸住之后，要立即进行推拉或旋转移动，不能先试探是否吸住，否则推拉时就难以移动，用大力推拉会造成患者疼痛，甚至皮肤损伤。在推拉、旋转几次之后，才能停歇。常用的走罐法有以下 3 种。

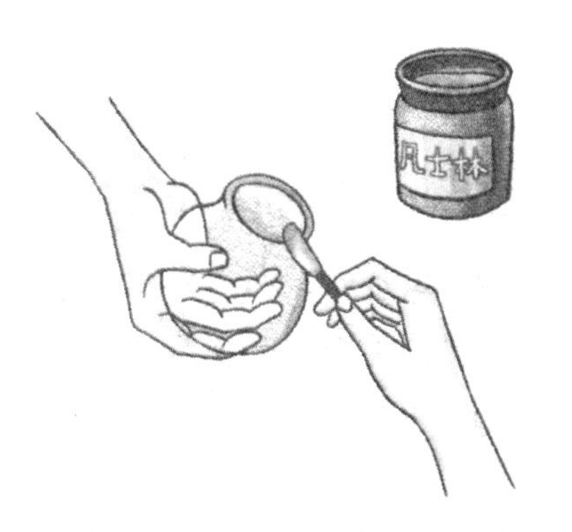

（1）浅吸快移法：使肌肤吸附于罐体内 3 ~ 5 毫米高，移动速度为每秒 30 ~ 50 厘米行程，以皮肤微红为度。适用于体虚年迈、儿童和病情表浅者如末梢神经炎、轻度感冒等。

（2）深吸快移法：使肌肤吸附于罐体内 5 ~ 8 毫米高，移动速度为每秒 15 ~ 30 厘米行程，以皮肤表面红紫色为度。适用于经络气血不通、脏腑功能失调的多种病症。使用部位常以背部膀胱经背俞穴为主。

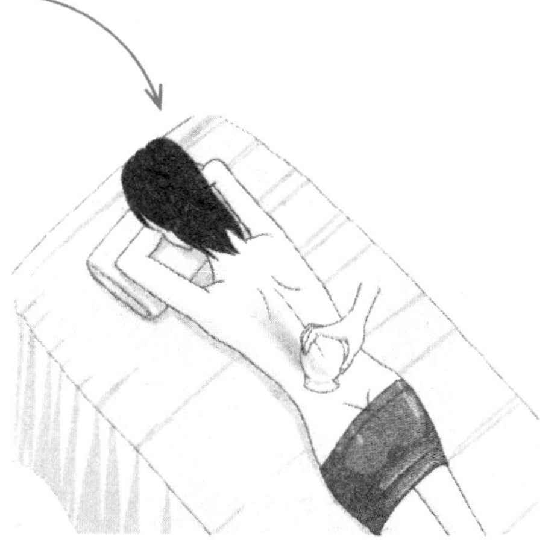

（3）深吸慢移法：使肌肤吸附于罐体内 8 ~ 12 毫米高，移动速度为每秒 3 ~ 5 厘米行程，以皮肤表面紫黑色为度。适用于久寒痼冷、经络气血阻滞日久、筋脉肌肉失养等病症，如肌肉萎缩、中风半身不遂、腰椎间盘突出症、坐骨神经痛等。

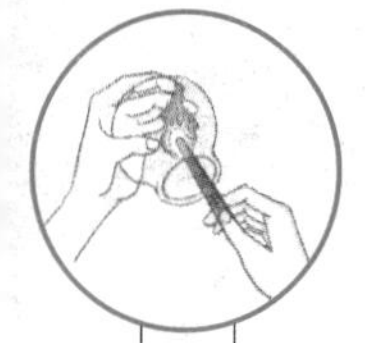

走罐法操作时，推拉旋转的速度不宜过快，如过快易导致疼痛，每次推拉移动的距离不宜过长，推拉至皮肤呈潮红、深红或起丹痧点为止。

5. 火罐法

火罐是一种很常用的拔罐法，利用点火燃烧的方法排除罐内空气，形成负压。以吸附于体表，火罐排气，是用点火的方式排出罐内部分空气，常用的方法有以下6种。

（1）投火法：本法多用于侧面横拔位。操作时用镊子夹住酒精棉球，点燃后投入罐内，迅速将罐扣在应拔部位；或用软质纸稍折叠，也可卷成纸卷（较罐的深度长3厘米左右），点燃后在烧去3厘米左右时投入罐中，不等纸片烧完，迅速将罐扣在应拔部位。

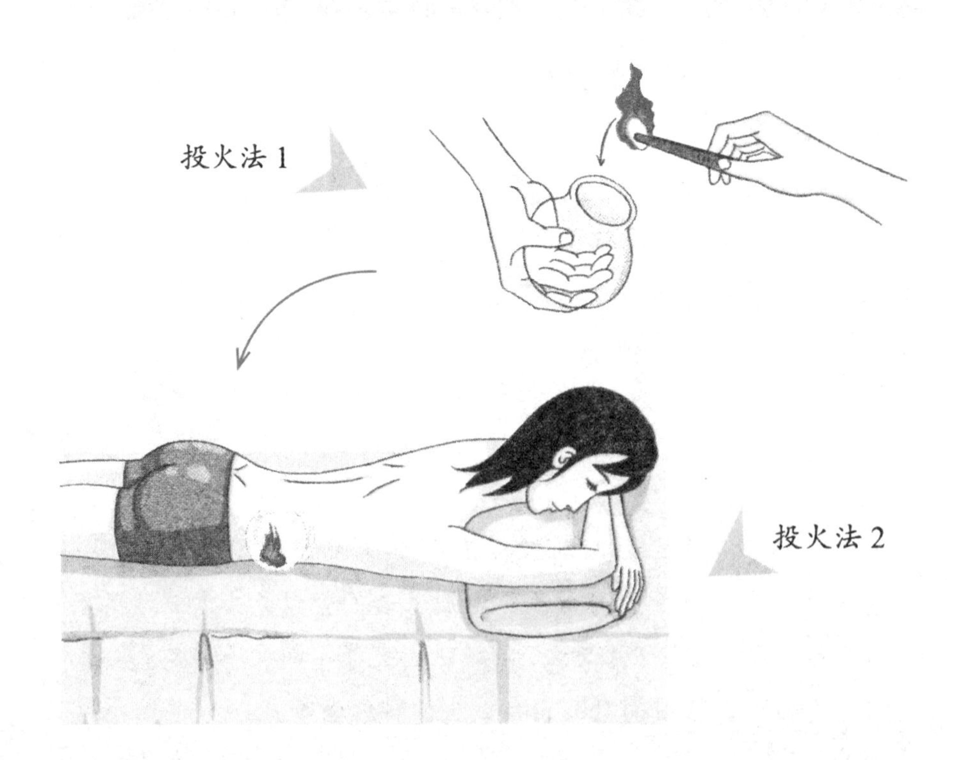

（2）贴棉法：本法适用于侧面横拔位。操作时首先用 0.5 ~ 1 平方厘米的脱脂棉片，四周拉薄后略吸酒精，贴于罐内上中段，点燃后迅速扣在应拔部位。注意棉片不宜太厚，吸取酒精不宜太多，否则易造成贴棉脱落以及酒精流溢烫伤患者。

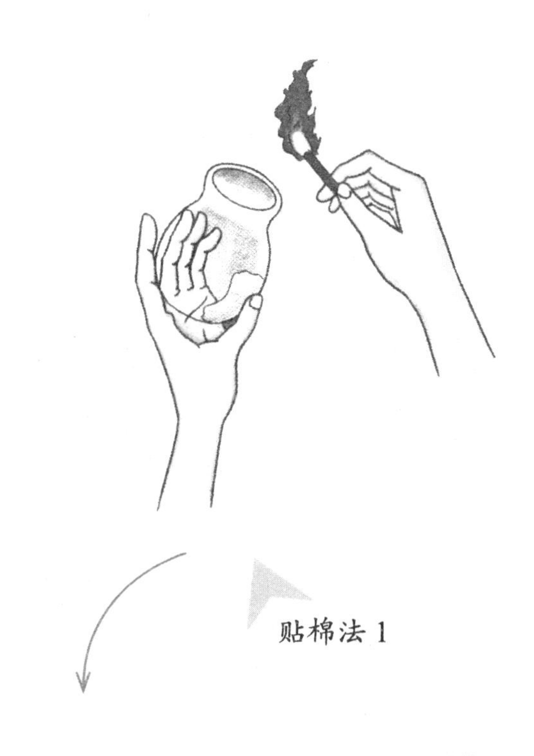

贴棉法 1

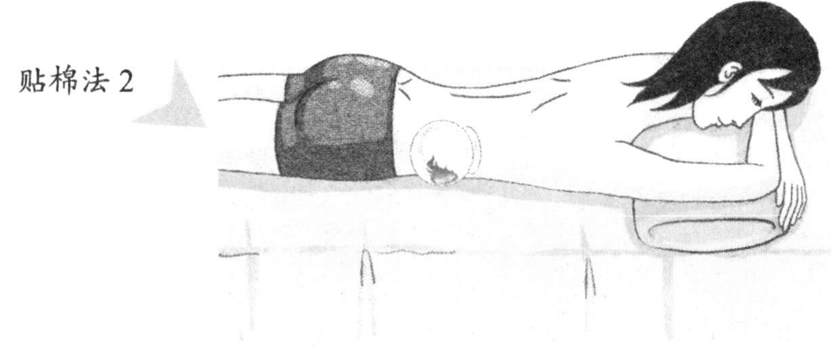

贴棉法 2

（3）滴酒法：本法适用于各种体位。操作时在罐内底部滴入酒精数滴，保持罐口朝上，然后将罐横放，旋转 1 ~ 3 周，使酒精均匀地附于罐内壁上（勿使酒精沾到罐口，以免灼伤皮肤），点燃后手持罐底迅速扣在应拔部位。本法操作简单，不需其他辅助用品，适用于家庭保健。注意酒精不宜滴得过多，以免火焰随酒精流溢，灼伤患者。

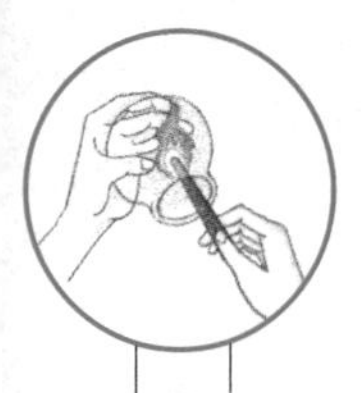

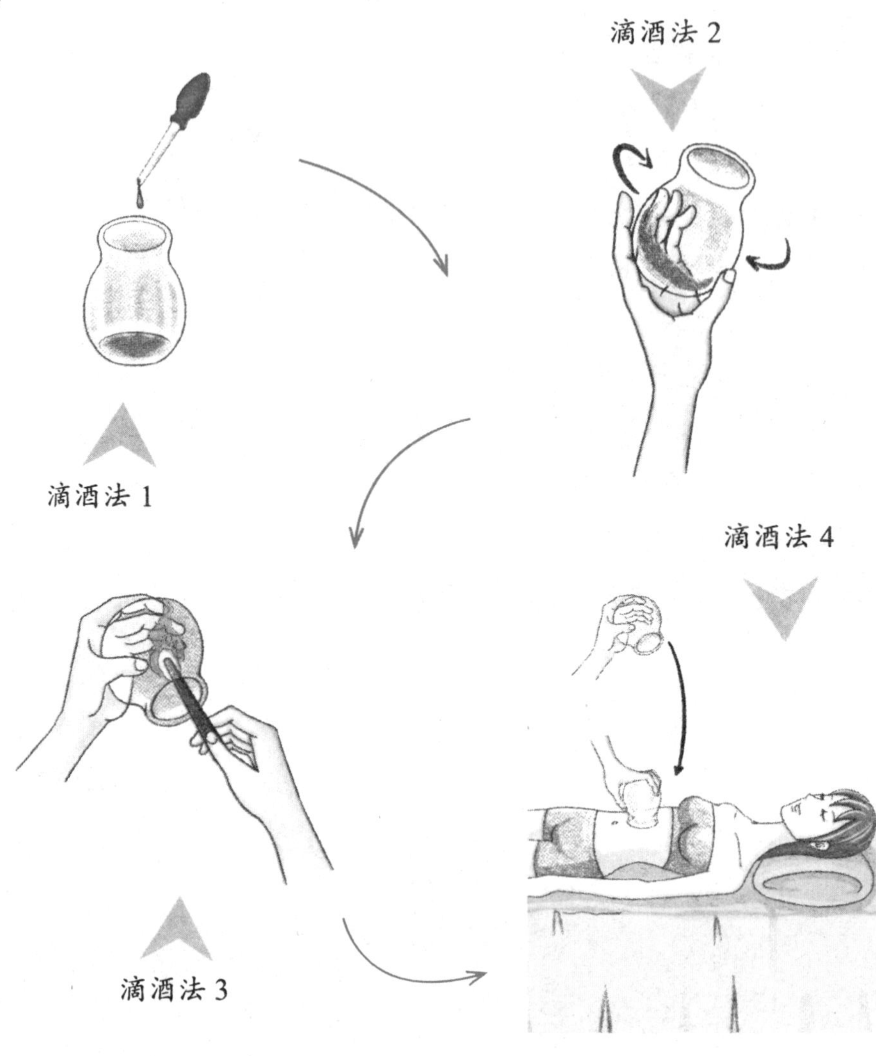

（4）闪火法：本法适于各种体位。特别适用于闪罐法、走罐法。操作时用镊子夹住酒精棉，或用一根长约 10 厘米的粗铁丝，将一端用脱脂棉和纱布包裹成一小鼓槌状，吸取酒精，点燃后伸入罐内旋转片刻，迅速抽出棉球，将罐扣在应拔部位。需较大吸拔力时，可将燃烧的酒精棉球在罐内上中段壁上旋转涂擦，使酒精在罐壁燃烧，然后迅速抽出棉球并将罐扣在应拔部位。棉球不宜吸取酒精太多，否则易流溢烧伤皮肤。

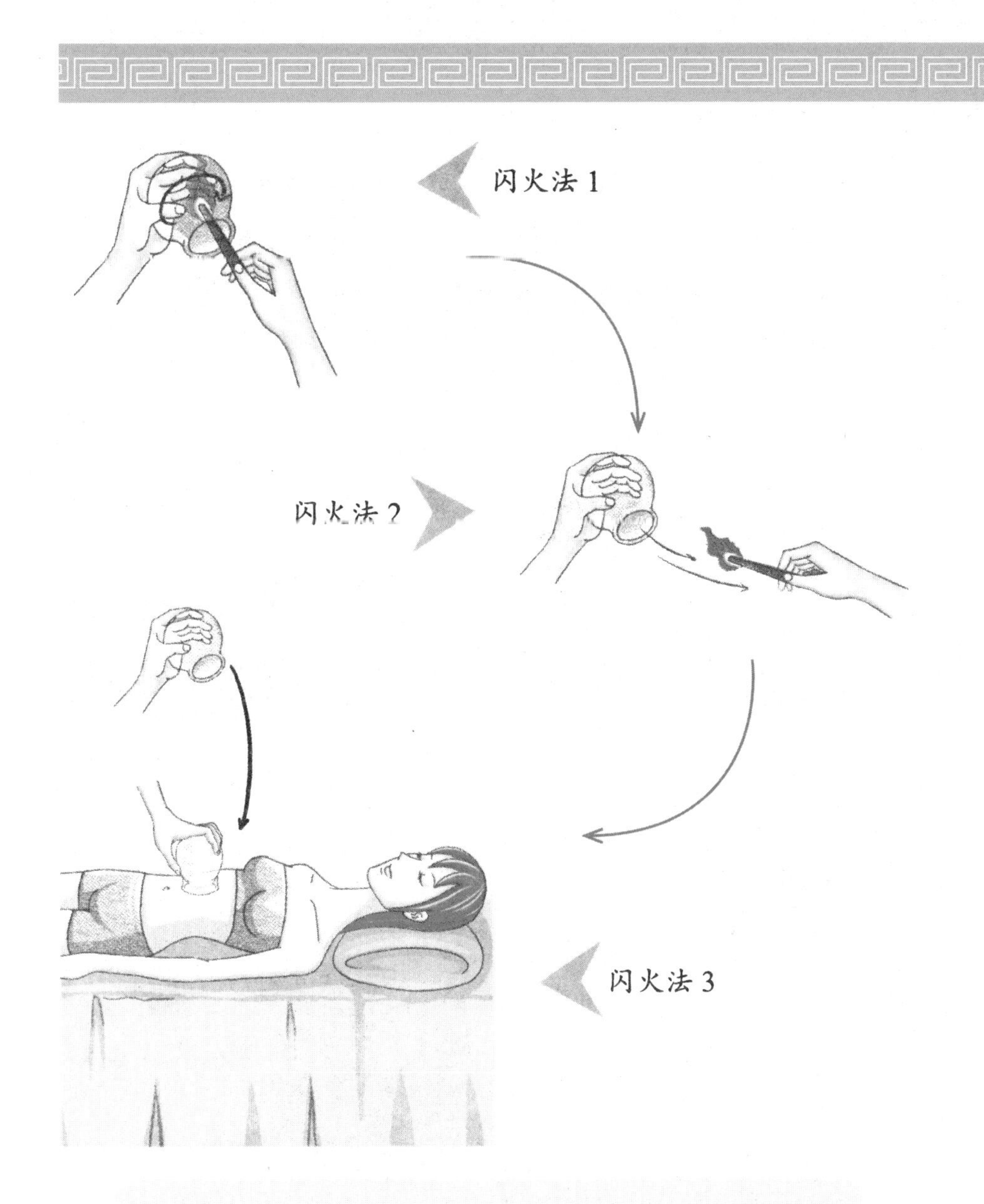

（5）架火法：本法适用于俯卧、仰卧的大面积部位及四肢肌肉丰厚的平坦部位。它的特点是不受燃烧时间的限制。操作时可选用以下 2 种方法：①用易燃的软布或软纸包住一枚铜钱或类似物品，将布或纸的四周折转向上约 3 厘米，便制成毽子形的点火架。然后置于吸拔部位，点燃布或纸角。也可以将酒精棉球放在点火架顶

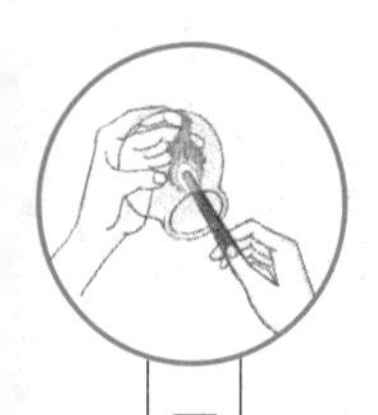

端点燃。最后迅速将罐扣在应拔部位。②用不易燃、不传热、直径2～3厘米的物品，如胶木瓶盖、汽水瓶盖、木片、橘皮等，置于吸拔部位中心，再放一酒精棉球于其上，点燃后立即将罐扣上。

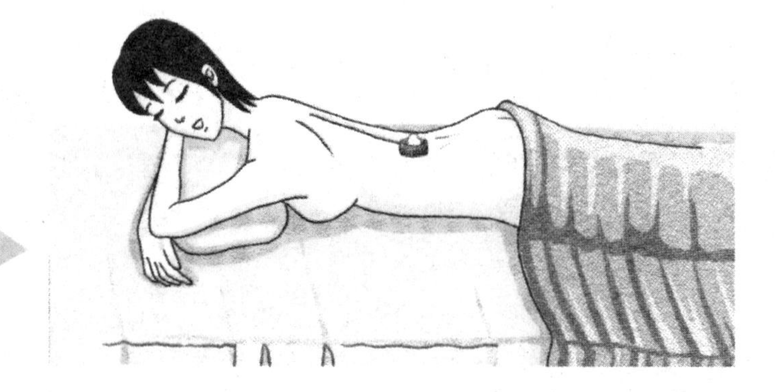

架火法1

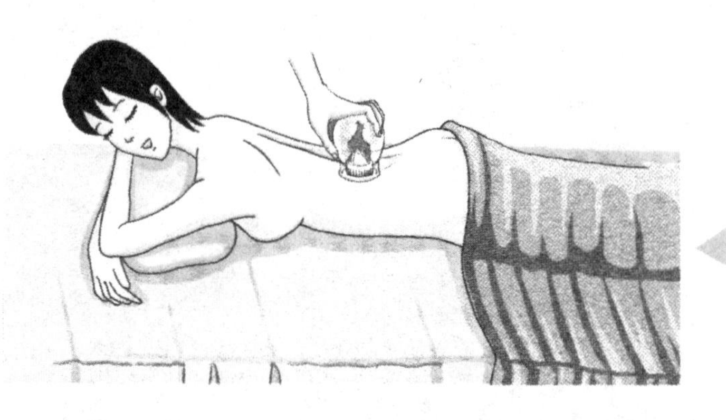

架火法2

（6）弹簧架法：用1根直径0.5～1毫米的钢丝绕成弹簧状，放入火罐内，近罐底的一端扭成钩状，钩端部卷上一个棉球，悬挂在罐的中央。拔罐时，在棉球上滴几滴酒精，点燃后将罐扣在应拔部位即可吸住。此架可反复应用。

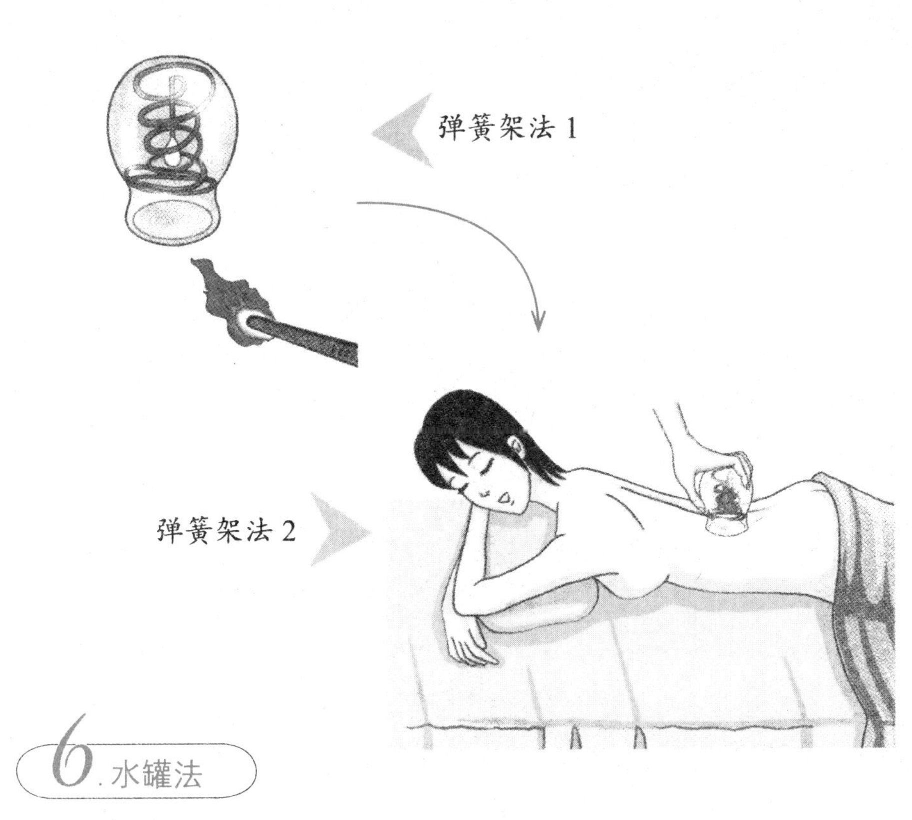

6. 水罐法

即在火罐内装入 1/3 ~ 1/2 的温水，闪火后迅速将水罐扣在治疗的穴位或部位上，此法适用于外感风寒、高热无汗、咳嗽、胃痛、风湿症、腰痛等。

另外，还有利用蒸汽加热竹罐的方法，现已不常用。

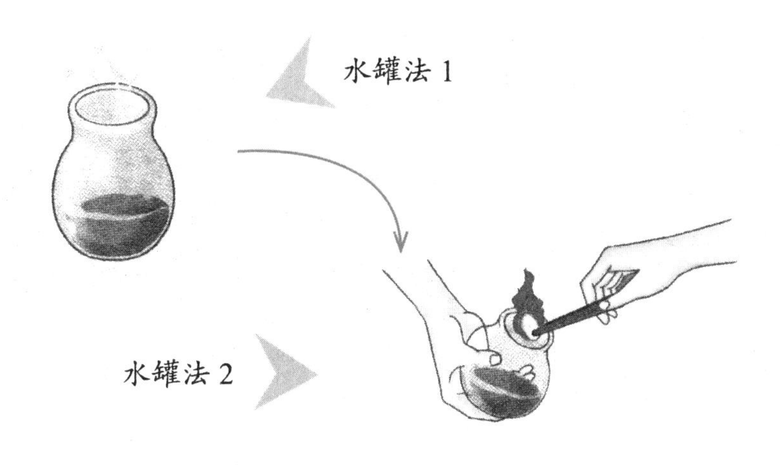

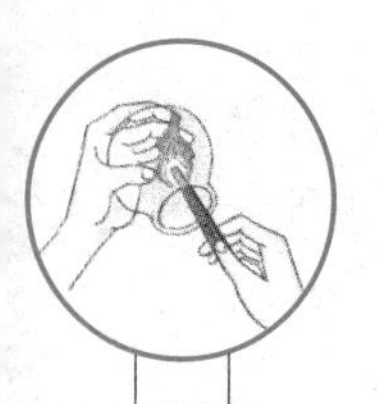

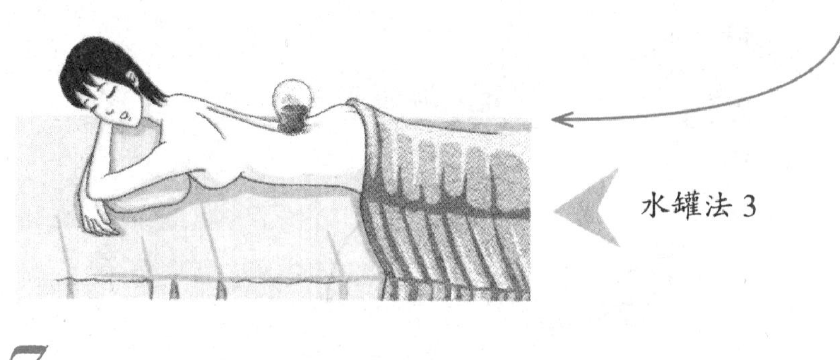

水罐法 3

7. 药罐法

煮药罐法的操作方法是：用纱布将中药包好放入沙锅内，加入适量的水煎煮。煎沸后，将竹罐或木罐放入煮 3 ~ 5 分钟，再将罐夹出，迅速用干净的干毛巾捂住罐口，以使吸取药液，降低罐口温度，保持罐内的温度。然后，趁热迅速将罐扣在患处或穴位上，手持罐稍加压按约半分钟，使之吸牢即可。此法将拔罐与中药疗法结合在一起，发挥了罐与药的双重作用，又有温热作用，多用于风寒湿痹证。但操作时要熟练，否则可致吸力不足。

除煮药罐法外，药罐法还有贮药罐、酒药罐 2 种方法。贮药罐法是在抽气罐中装入 1/2 ~ 2/3 的药液，如紫苏水、生姜汁、风湿酒等，然后用注射器或抽气枪抽去空气，使罐吸拔于皮肤上。酒药罐法是将泡好的药酒滴入罐内，按前述火罐中的滴酒法操作。

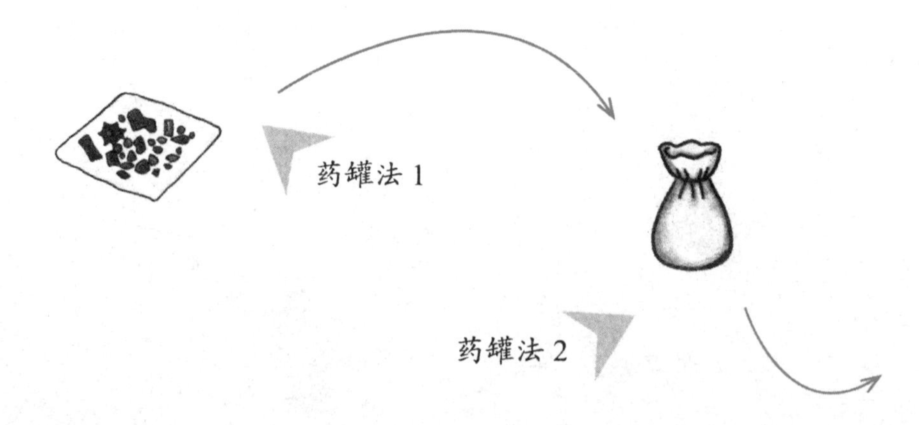

药罐法 1

药罐法 2

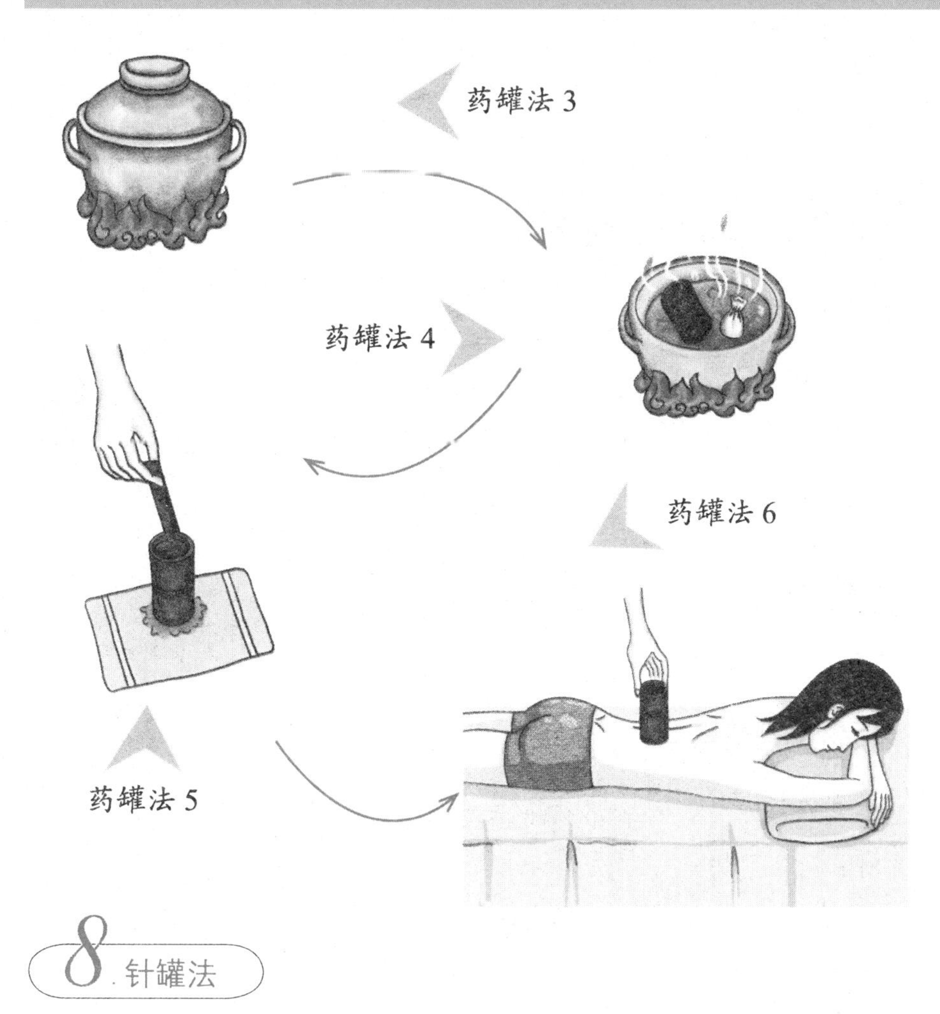

8.针罐法

针罐法全称留针拔罐疗法，是在用毫针刺入穴位并行针得气后留针，并以针刺处为中心进行拔罐。留罐 10 ~ 15 分钟，待皮肤红润、充血或瘀血时，将罐轻轻起下，然后将针起出。针罐法一般采用玻璃罐，这样可随时观察罐内的情况。在操作中应注意，针柄不宜过长，以免触及罐底陷入体内。如在胸背部施针罐法应特别注意，因为罐内的负压可使针刺的深度改变，从而引起气胸。还可针刺穴位“得气”后出针，不按压针孔，立即在出针的穴位上拔罐，并吸出少许血液或组织液。此法有针刺与拔罐的双重作用，可提高临床疗效，多用于单独拔罐疗效欠佳的顽固性痛痹，各种软组织急慢性损伤等症。

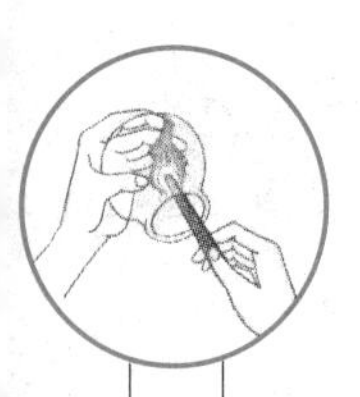

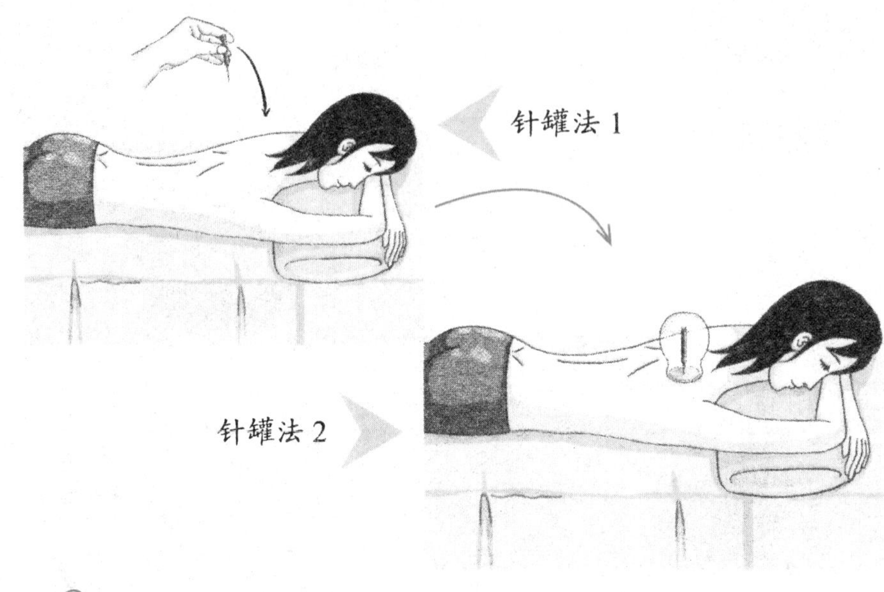

9. 刺血拔罐法

刺血拔罐法又称刺络拔罐法或血罐法，是刺血与拔罐相结合的一种临床常用的治疗方法。临床操作有两种方法。

（1）在刺络（刺血）后再进行拔罐的一种手法，即在应拔部位的皮肤消毒后，用三棱针点刺出血或用梅花针在局部扣打后，再行拔罐，以加强刺血治疗的作用。此法多用于治疗丹毒、乳痈、跌打损伤致软组织损伤瘀血等。应用此法必须严格消毒，一般留罐10～15分钟，起罐后用消毒干棉球擦净血迹，如有出血倾向，如血小板减少、血友病、白血病患者，不可使用刺血拔罐。

（2）皮肤消毒后，用三棱针、粗毫针或平口小刀浅刺，刺激量分为轻刺、中刺、重刺3种。轻刺以皮肤红晕为度，中刺以微出血为度，重刺以点状出血为度。然后，在刺络（刺血）处拔罐，留罐时间10～15分钟，以出血量5～10毫升为度。起罐后，用消毒棉球擦干渗血，3～6天治疗1次，5次为1个疗程。此法适用于病程短、症状较重、表现亢奋，具有红、热、痛、痒等实证型患者，如腰腿痛、风湿痛、肌肉劳损、神经性皮炎、丹毒、皮肤瘙痒、感染性热病、高血压（实证型）等病症。对虚寒体质的患者一般不用此法。

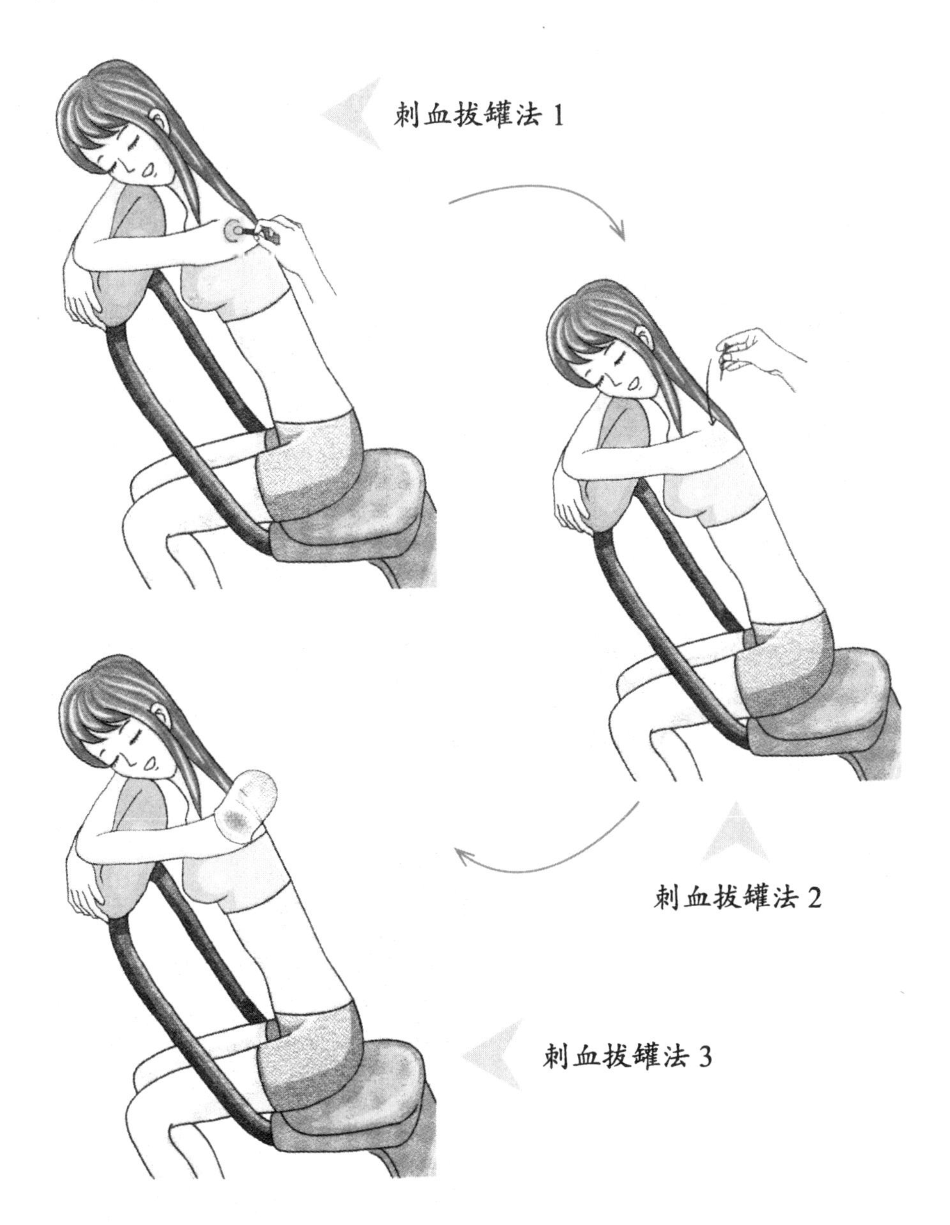

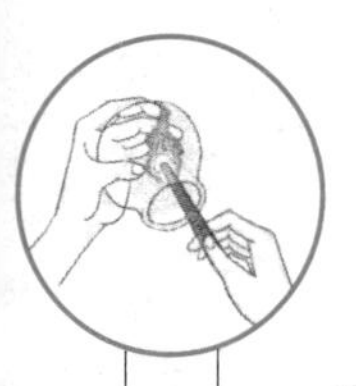

10. 挑痧拔罐法

挑痧拔罐法是拔罐与挑痧配合使用的一种疗法。使用时，先在选定的部位（经络穴位）拔罐（最好用走罐手法）。若留罐，时间应稍长、吸力应稍大，待皮肤上出现紫红或紫黑斑块后起罐，再在皮肤出现紫红或紫黑较明显处（一般此处皮下有硬节，或大或小）用消毒针挑刺。每个部位挑刺 2 ~ 3 下，以皮肤渗血、渗液为度。然后用消毒棉球拭干，亦可涂 75% 乙醇或碘酒。此法可用于中暑、郁痧、闷痧、感染性热病、风湿痹痛、痛经、神经痛等病症。

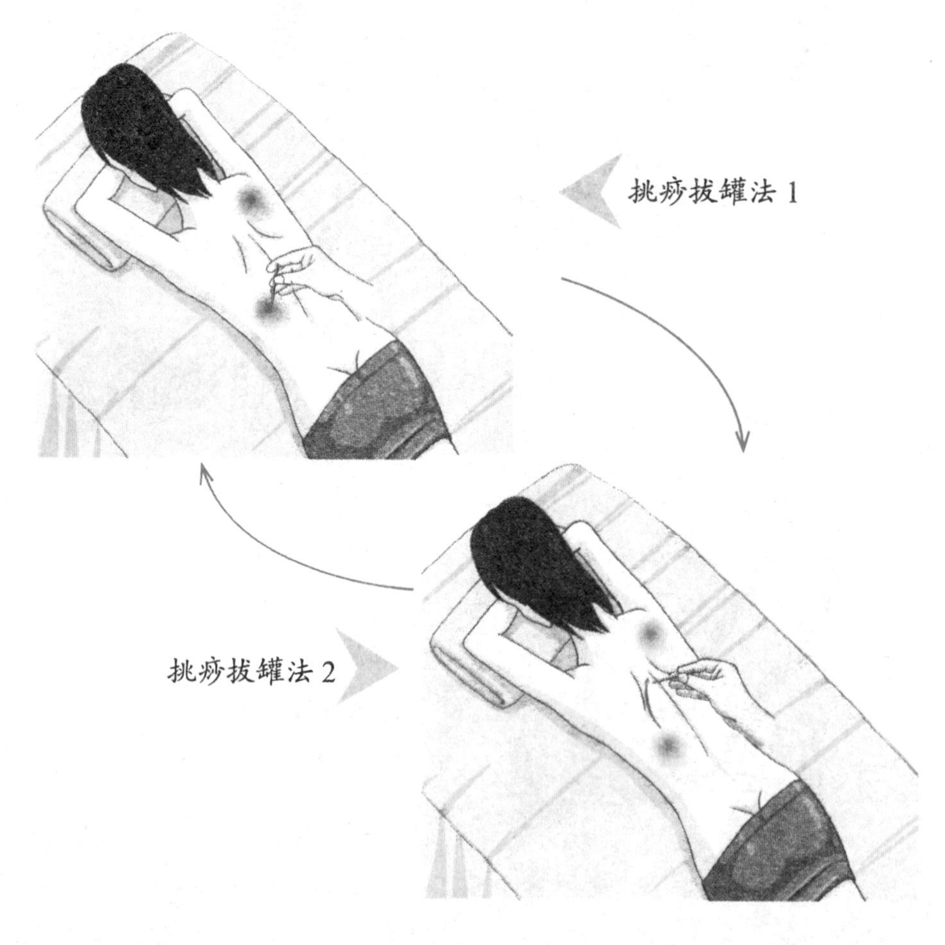

11. 温罐疗法

温罐疗法指在留罐的同时，在治疗的部位上加用红外线、神灯、周林频谱仪等照射，或用艾条温灸患部及罐体四周，以提高疗效，又可防止患者着凉的方法。此法兼有拔罐和热疗的双重作用，多用于寒凉潮湿的季节，或有虚寒、寒湿的病症。

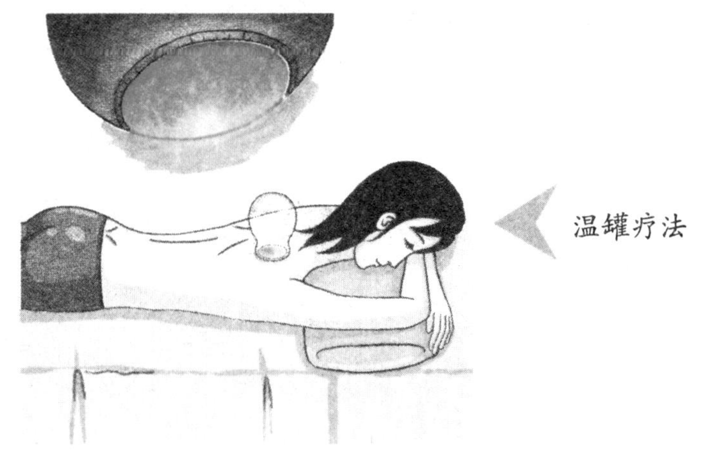

温罐疗法

12. 刮痧拔罐法

刮痧拔罐法是刮痧与拔罐配合使用的一种治疗方法。一般可先刮痧后拔罐，亦可先拔罐后刮痧，前者较为常用。使用时先在选定的部位（穴位）皮肤上涂抹适量刮痧拔罐润肤油（或乳），用水牛角刮痧板进行刮痧，若与走罐手法配合，刮拭皮肤时间应略短，皮肤出现红色即可在其刮痧部位走罐；若与留罐手法配合，刮拭时间可稍长，待皮肤出现红、紫或紫黑色时，再行留罐，留罐部位可以是穴位（包括阿是穴），亦可是病灶点（刮痧后皮肤上红紫或紫黑明显处，用手触摸，皮肤下常有明显硬节或条索状物，压迫多有酸麻胀痛等反应）。一般认为，在病灶点处拔罐对疏通经络气血、调整脏腑功能等有明显作用。此法广泛用于颈椎病、肩周炎、腰椎间盘突出症、腰肌劳损、坐骨神经痛、哮喘、膝关节疼痛和屈伸不利、高血压、痤疮等病症，均有显著疗效。

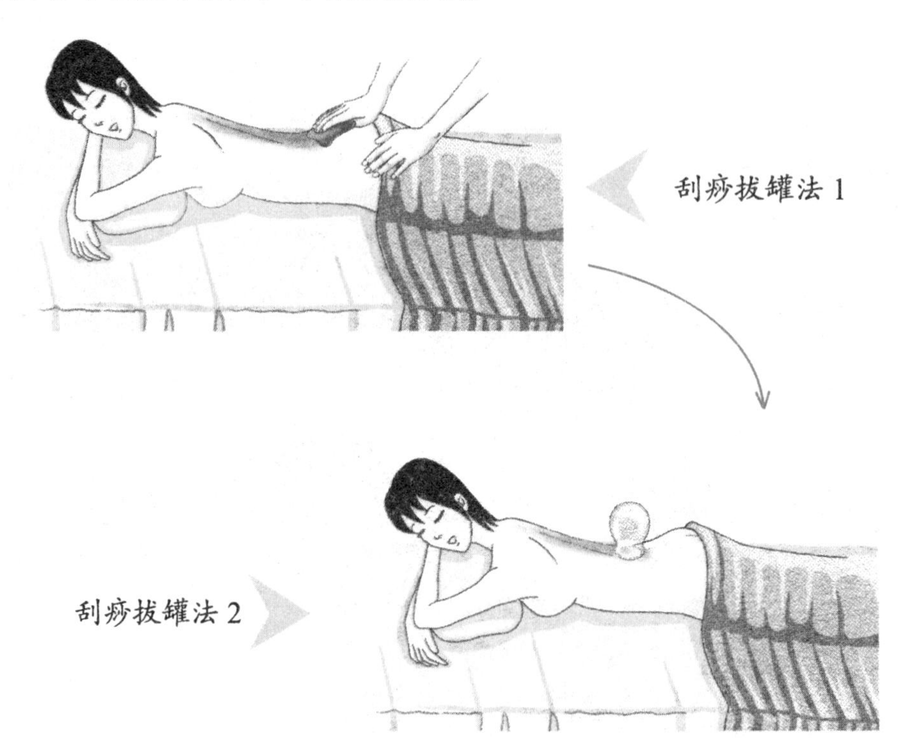

13 艾灸拔罐法

艾灸拔罐法是艾灸与拔罐配合使用的一种手法。一般是先在选定部位进行灸法，然后再拔罐，以艾灸的药物和温热作用来加强疏经通络、温经散寒、祛除寒湿、行气活血等功效，与拔罐同用可增强疗效。常用配合手法有以下几种：

（1）灸拔罐法：分直接灸与间接灸拔罐两种。直接灸即将艾绒搓捏成上尖底平的圆锥形的艾炷，直接放在皮肤上面施灸。间接灸是施灸时在艾炷与皮肤之间隔垫某些物质（如隔一姜片叫隔姜灸、隔一片蒜叫隔蒜灸、隔一附子饼叫附子饼灸等）。上述灸法都应在患者感觉皮肤发烫时，换艾炷和隔垫物再灸，以皮肤潮红但不烫伤为度，灸后再行拔罐。此法适应证较广，外感表证、咳嗽痰喘、脾肾虚证、风寒湿痹、妇人气虚血崩等证均有疗效。隔姜灸拔罐法多用于腹痛、受寒腹泻等证。隔蒜灸拔罐法多用于痈疽、瘰疬、肺炎、支气管炎、肠炎等证。附子饼灸拔罐法可用于阳痿、早泄等证。

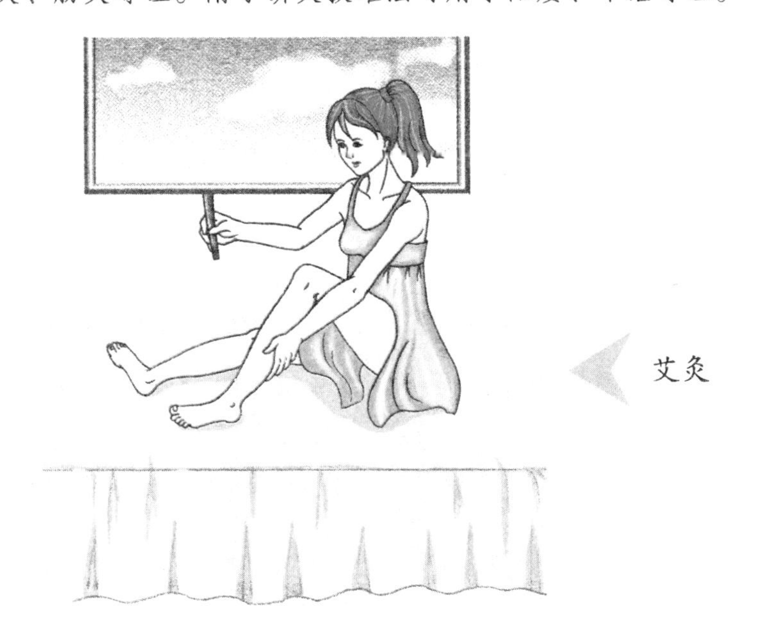

艾灸

（2）艾卷灸拔罐法：分单纯艾卷灸与药条灸拔罐两种。用棉纸把艾绒裹起来做成圆筒形称为艾卷，艾卷内只有单纯艾绒称单纯艾卷或艾条，艾卷内除艾绒外加入药末而制成的艾条叫药条。将艾条（包括单纯艾条与药条）的一端点燃，对准施灸部位，另端可用手或其他工具如艾条支架等支持，燃端距皮肤 0.5 ~ 1 寸施灸，使患者局部有温热感而无灼痛，一般每处灸 5 ~ 10 分钟，至皮肤稍起红晕为度。灸毕再行拔罐。艾灸拔罐法具有温经散寒作用，适用于风寒湿痹等证。

（3）按摩拔罐法：按摩拔罐法是按摩与拔罐配合使用的一种手法。可分为先按摩后拔罐和先拔罐后按摩两种。先按摩后拔罐法是

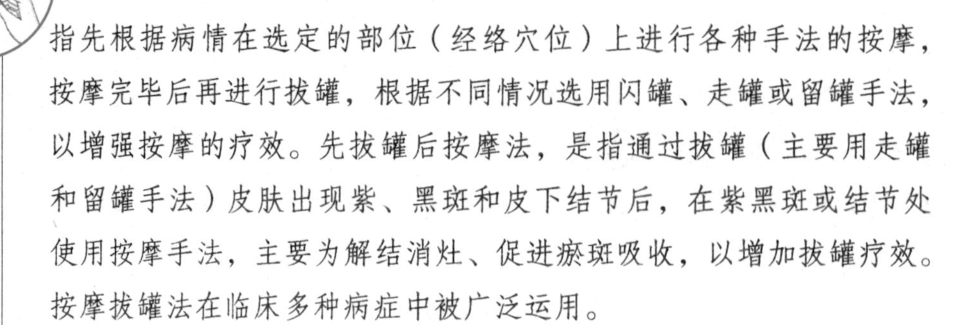

指先根据病情在选定的部位（经络穴位）上进行各种手法的按摩，按摩完毕后再进行拔罐，根据不同情况选用闪罐、走罐或留罐手法，以增强按摩的疗效。先拔罐后按摩法，是指通过拔罐（主要用走罐和留罐手法）皮肤出现紫、黑斑和皮下结节后，在紫黑斑或结节处使用按摩手法，主要为解结消灶、促进瘀斑吸收，以增加拔罐疗效。按摩拔罐法在临床多种病症中被广泛运用。

拔罐保健的八大要穴

在以下8个穴位处经常施以拔罐，对养生保健及祛病有重要意义。

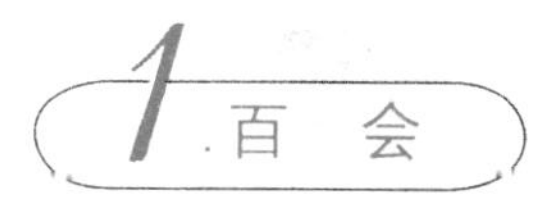

1.百会

百会别名三阳五会，本穴拔罐时常需理发，否则效果不好，影响疗效。头为诸阳之会，拔此穴或常按摩对脑血管的预防和治疗有明显效果。其升提作用显著，对治疗脏器下垂有神奇的疗效。

位置 正坐，后发际正中直上7寸，头部中线与两耳连线交点处。

作用 平肝熄火，清热开窍，升阳益气，醒脑宁神。

主治 中风失语、癫狂、痫症、头痛、眩晕、老年健忘、心悸、耳鸣耳聋、高血压、脑供血不足、鼻塞、脱肛、痔疮、泄泻、阴挺、口噤等。

❶ 百会穴 正坐，后发际正中直上7寸，头部中线与两耳连线交点处。

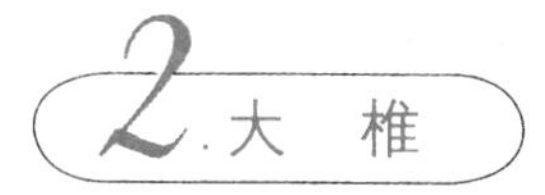

2.大椎

大椎属督脉，为手足三阳经与督脉的交会穴，位于人体背部极上，故为阳中之阳穴，具有统领一身之阳气，联络一身之阴气的作用。根据患者体形，选择适当大小罐吸拔于大椎穴之上，留罐10～20分钟，到皮肤出现瘀血现象为止。常拔此穴，具有调节阴阳，疏通经络，行气活血，清热解毒，预防感冒等疾病，增强身体的抵抗力，提高免疫力的功效。

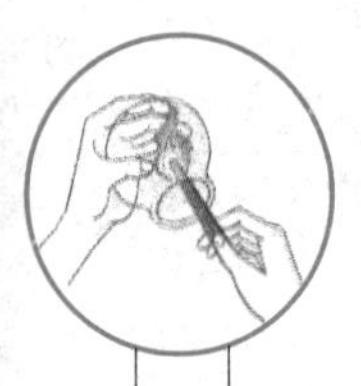

位置　第7颈椎与第1胸椎棘突间正中处，低头时明显。

作用　解表清热，疏风散寒，熄风止痉，安神益髓。

主治　发热、头痛、咳嗽、气喘、咽炎、扁桃体炎、疟疾、精神病、血液病、消化系统病、皮肤病、瘫痪及一切虚弱症。

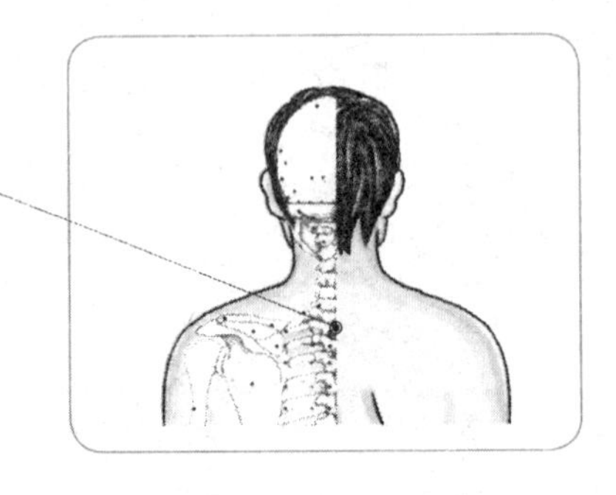

❷ 大椎穴　第7颈椎与第1胸椎棘突间正中处，低头时明显。

3.内　关

内关为手厥阴心包经的一个重要穴位，宜选择小号罐吸拔，留10～20分钟，至皮肤出现红色瘀血现象。常拔此穴，使心包经气血畅通，对心血管疾病的预防和治疗有重要作用。又因为手厥阴心包经历经上、中、下三焦，因此对肺脏、胃肠道疾病疗效也非常好，故被称为“救命穴”、“心脏穴”。

位置　掌侧腕横纹上2寸，掌长肌腱与桡侧腕屈肌腱之间。

作用　宁心安神，理气和胃，疏经活络。

主治　心悸、心痛、胸闷、烦躁、气短、胃痛、呕吐、呃逆、眩晕、失眠、癫狂、中风热病、中暑、偏瘫、哮喘、偏头痛、手麻等。

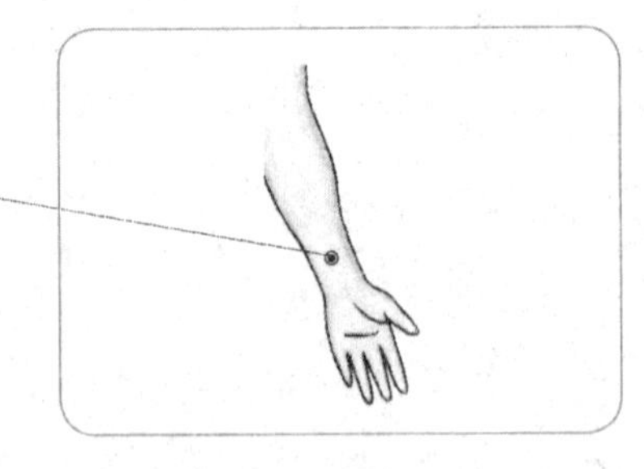

❸ 内关穴　掌侧腕横纹上2寸，掌长肌腱与桡侧腕屈肌腱之间。

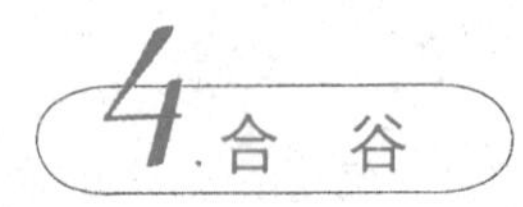

4.合　谷

合谷即俗称“虎口”的部位，属手阳明大肠经，此经从手出发，沿手臂外侧，一直到头面部。因此有“面口合谷收”之说法。所以经常拔罐可使牙齿健康，也可以治疗牙痛、面部疾病。治疗时应将手握成拳状后再拔，效果会更好。另外，在合谷穴常拔罐还能保持大肠气血畅通，有利于毒物、废物排出，起到养颜、抗衰老的作用。一般宜小号罐，留罐 10 ~ 20 分钟。

位置　手背，第 1、2 掌骨之间，约平第 2 掌骨桡侧中点处。

作用　清泄阳明，祛风解毒，疏经通络，镇痛开窍。

主治　头痛、牙痛、咽喉肿痛、目赤生翳、鼻炎、面肿、口眼㖞斜、耷哑、痄腮、指挛、臂痛、半身不遂、癫狂、发热、无汗、多汗、咳嗽、呕吐、便秘、痢疾、疟疾、痛经、闭经、滞产、小儿惊风、丹毒、疔疮等。

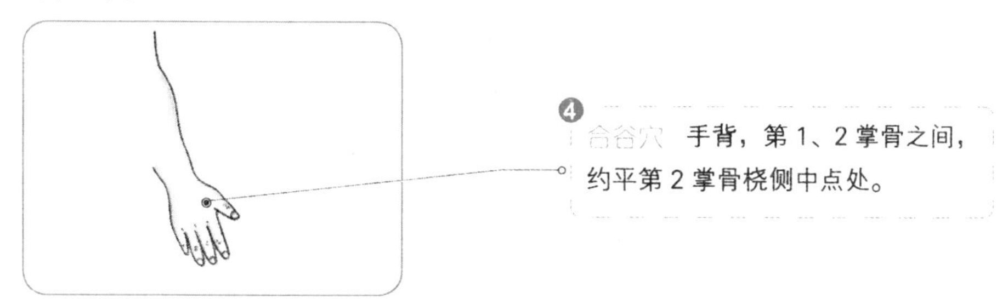

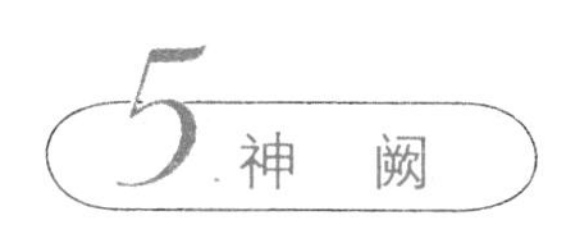

5 神　阙

神阙穴位于脐中，是任脉重要穴位之一。脐为生命之根蒂，神气出入之门户，所以神阙之重要亦不言而喻。拔罐时可选中或大号罐，留罐 10 ~ 20 分钟，负压不宜过大，至皮肤充血或轻度瘀血为止。现代医学实验研究证实，用中医药拔罐常拔此穴，可提高机体免疫力，对慢性疾病（如慢性支气管炎、哮喘、半身不遂）更适宜。

位置　脐中。

作用　培元固本，回阳救逆，补益脾胃、理气和肠。

主治　中风脱证、昏厥、下痢、便秘、脱肛、小便不利、失禁、淋证、水肿、绕脐腹痛、不孕、身体虚弱等。

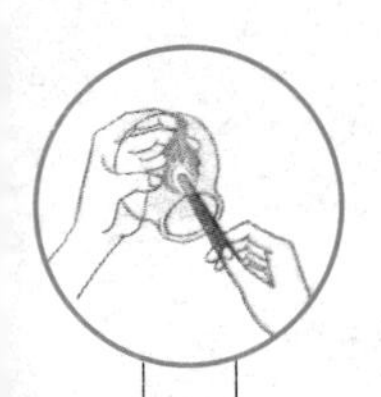

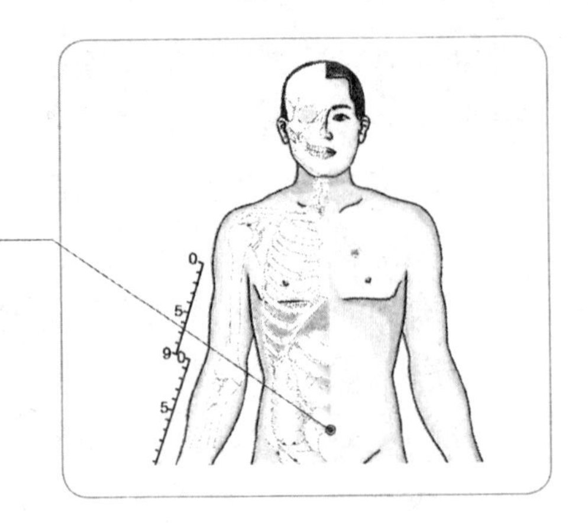

⑤ 神阙穴 **脐中。**

6. 足三里

古人称之为长寿穴，强壮穴。此穴属足阳明胃经，现代医学研究证实，对心血管功能也有促进作用。因此常拔此穴有很好的保健作用。宜选择小号罐，留罐10～20分钟。

位置 犊鼻穴（髌骨下缘，髌韧带外侧凹陷）下3寸。

作用 健脾和胃，消积化滞，调理气血，通经活络，祛风除湿，扶正培元。

主治 胃系疾病、肠道病、肠痈、乳痈、疳积、头痛、眩晕、失眠、耳鸣、心悸、气短、气喘、虚劳、羸瘦、癫狂、中风、痰多、下肢痿痹、半身不遂、膝胫疼痛、脚气、水肿等。

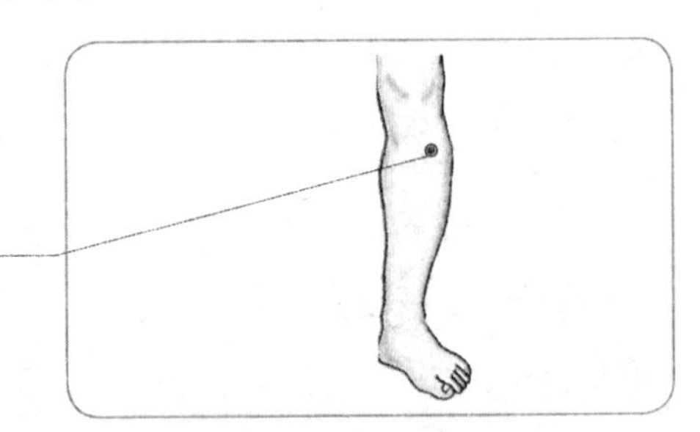

⑥ 足三里穴 **犊鼻穴（髌骨下缘，髌韧带外侧凹陷）下3寸。**

7. 三阴交

三阴交为足太阴脾经重要穴位，为足三阴经（肝、脾、肾）的交会穴。常拔此穴可调补肝、脾、肾三经气血，对治疗内分泌失调，防治现代文明病（高血压、糖尿病、冠心病等）效果显著。一般选择小号罐，留罐 10 ~ 20 分钟。

位置　内踝上 3 寸，骨下陷者中。

作用　健脾和胃，调补肝肾，行气活血，疏经通络。

主治　腹胀肠鸣，脘腹疼痛，饮食不化；经、带、胎、产诸病；男子遗精，阳痿早泄，阴茎痛，疝气；水肿，小便不利，遗尿；脚气，下肢痿痹等。

⑦ 三阴交穴　内踝上 3 寸，骨下陷者中。

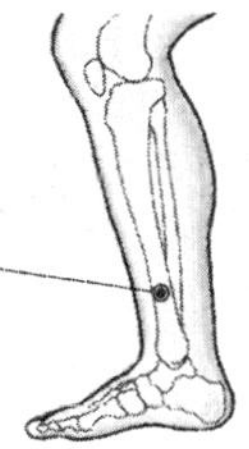

8. 涌泉

涌泉穴属足少阴肾经，肾为先天之本，主藏精，因此常拔此穴可疏通足少阴肾经的经气，使肾气充足旺盛，人体精力充沛，不仅可以预防高血压、冠心病、脑血管病，还可以用以急救、安神、延缓衰老（固齿乌发、聪耳名目）、健康长寿。拔罐前宜先将脚用温水浸泡 10 ~ 15 分钟，以免皮硬掉罐，或拔罐后在罐的周围和皮肤接触处涂上拔罐密封油或眼药膏，起到密封作用。一般选小号罐，留罐 10 ~ 20 分钟。

位置　足心陷者中，即足底中线前、中 1/3 交点处。

作用　滋阴降火，宁神苏厥。

主治　癫痫、中暑、中风、类中风、癔症、晕厥、小儿惊风、头痛、眩晕、失眠、健忘、失声、心律不齐、炎症、过敏、肾炎、哮喘、风湿性关节炎等。

⑧ 涌泉穴　足心陷者中，即足底中线前、中 1/3 交点处。

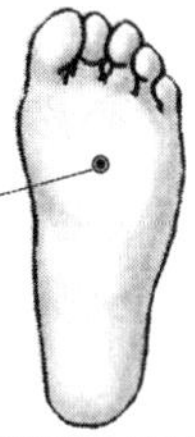

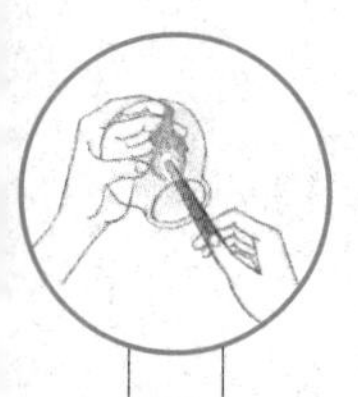

人体经穴走罐路线

一般来说，走罐的方向是根据肌肉、神经走向及长期拔罐经验总结出来的。特别要注意的是有交叉箭头的应分清深浅层次以区别。离心及向心方向可根据图示加以变通。

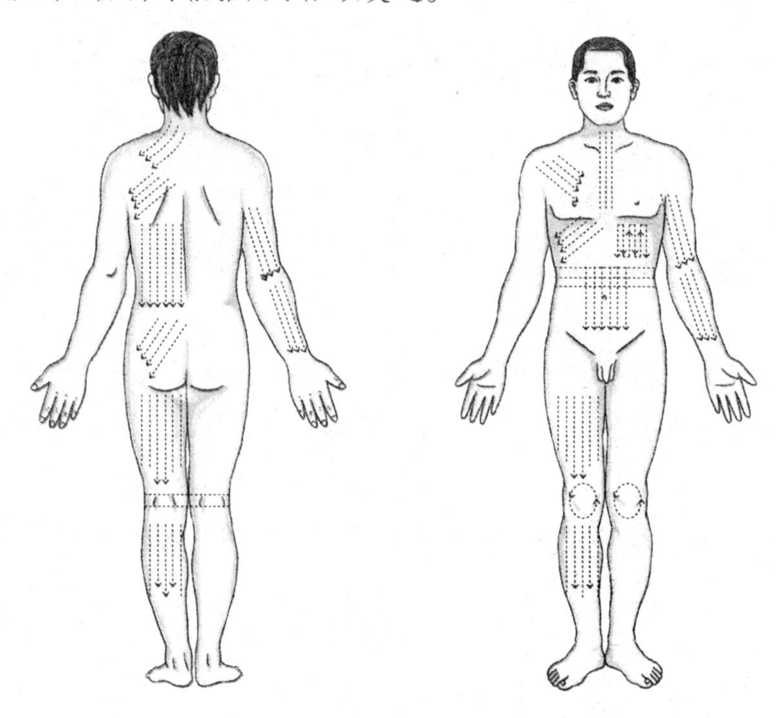

除此之外，在有经络循行的地方，拔罐应沿着十二经循行线路方向行走，具体线路如下。

1.手太阴肺经拔罐线路

走罐的方向是由中府、云门向少商方向划动，即由臂走手。以沿线侧出现红紫色为度。

可配用的拔罐药液由紫苏、杏仁为主组成。主治肺病，兼治鼻炎及大肠病。

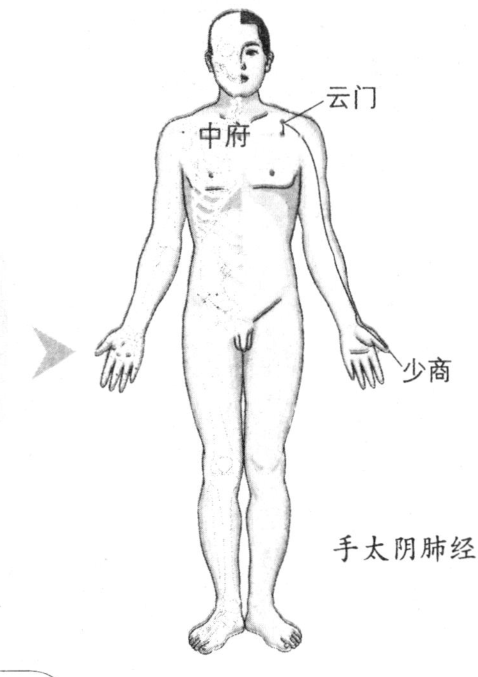

手太阴肺经

2. 手阳明大肠经拔罐线路

走罐的方向由手指商阳穴向上臂、上颈。以沿线侧出现红紫色为度。

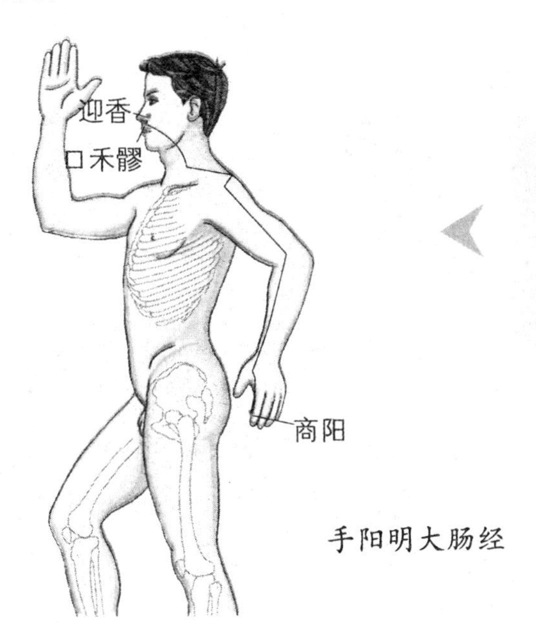

手阳明大肠经

可配用的拔罐药液由辛夷、木香为主组成。主治大肠病、鼻炎等，兼治肺病。

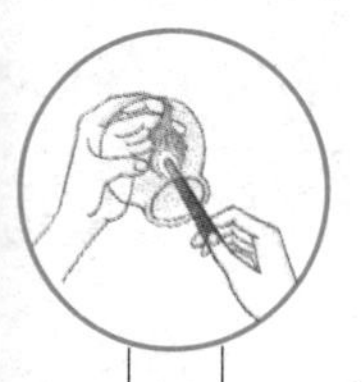

3. 手太阳小肠经拔罐线路

走罐方向是从手指少泽穴起逐渐刮上手臂、走肩上头止于耳前的听宫、颧髎穴。以沿线侧出现红紫色痧点为度。

可配用的拔罐药液由通草、黄连为主组成。主治小肠、舌病，兼治心病。

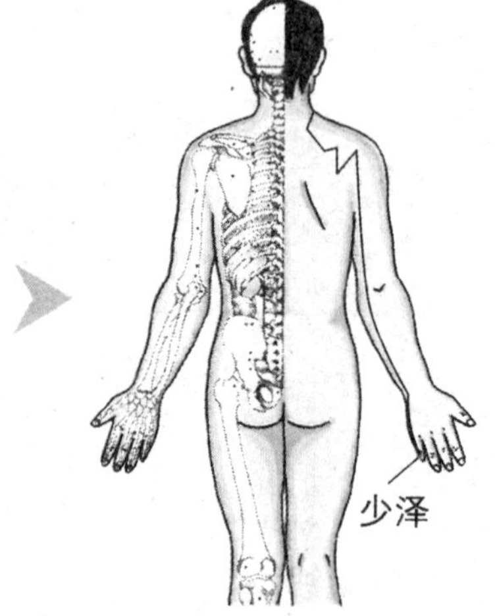

手太阳小肠经

4. 手少阳三焦经拔罐线路

走罐方向从手指关冲上行手臂至颈头部（不拔罐）。以沿线侧出现红紫色为度。

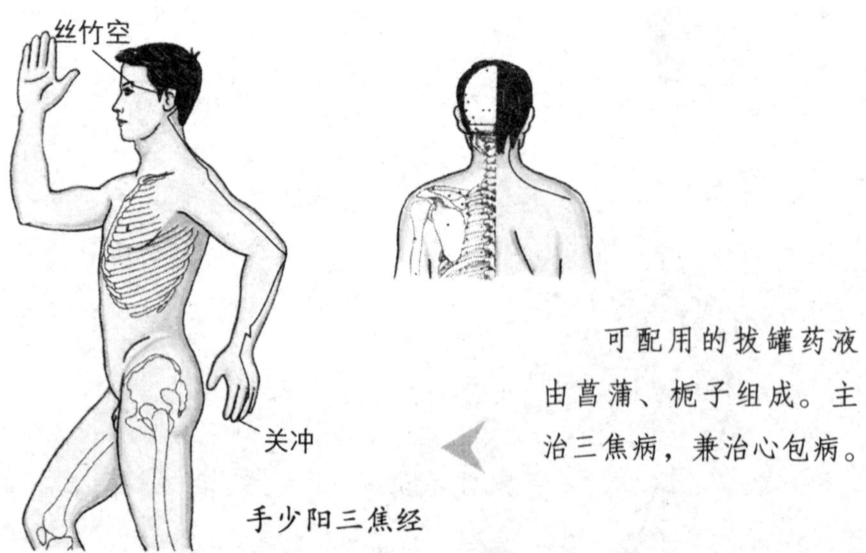

手少阳三焦经

可配用的拔罐药液由菖蒲、栀子组成。主治三焦病，兼治心包病。

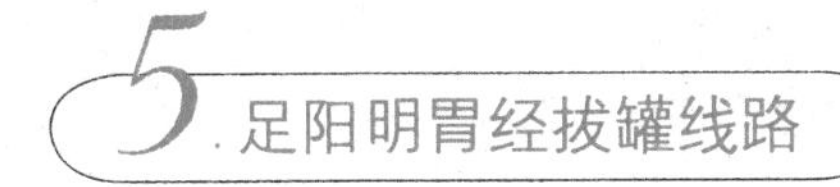

5. 足阳明胃经拔罐线路

走罐的方向是由头目部承泣穴下面颈入缺盆（此段不拔罐），拔罐线路经胸腹下入到下肢脚趾厉兑为止。以沿线侧出现红紫为度。

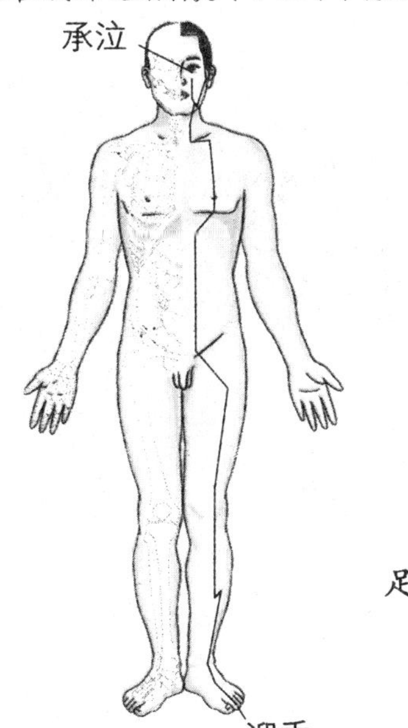

足阳明胃经

可配用的拔罐药液主要由白芷、苍术组成。主治胃病，兼治脾病。

6. 足少阴肾经拔罐线路

走罐的方向是由足涌泉向上经腿肚、大腿及胸腹部至胸中俞府及彧中。以沿线侧出现紫红为度。

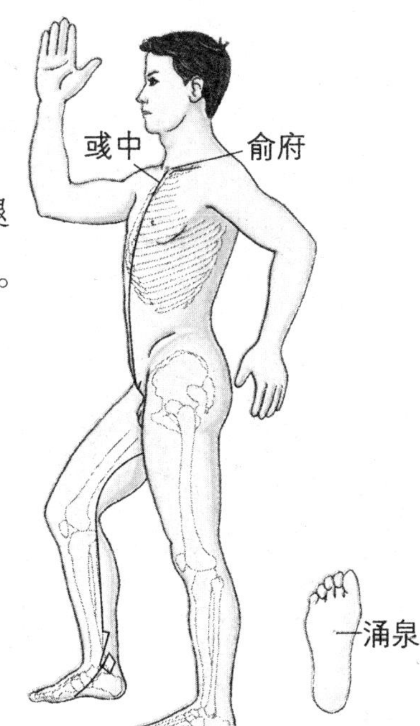

足少阴肾经

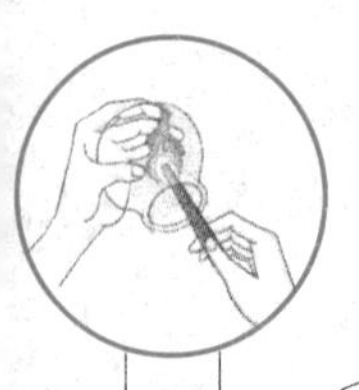

7.足太阳膀胱经拔罐线路

走罐的方向是由足趾至阴穴直上小腿、臀背，上行到头部至通天穴。以沿线出现红肿透斑为度。

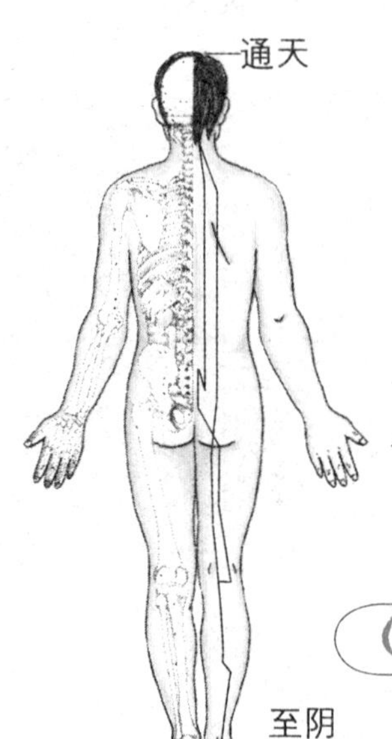

足太阳膀胱经

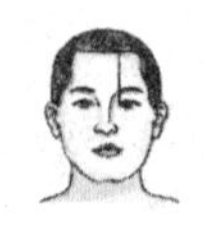

要配用的拔罐药液由萆薢、山药组成。主治膀胱病，兼治肾病。

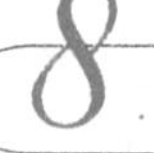

8.足太阴脾经拔罐线路

走罐的方向从隐白经上足背，上行腹胸直至腋前周荣、胸乡穴。以沿线红肿、出现痧点为度。

可配合的拔罐药液由白术、砂仁组成。主治脾病，兼治胃病。

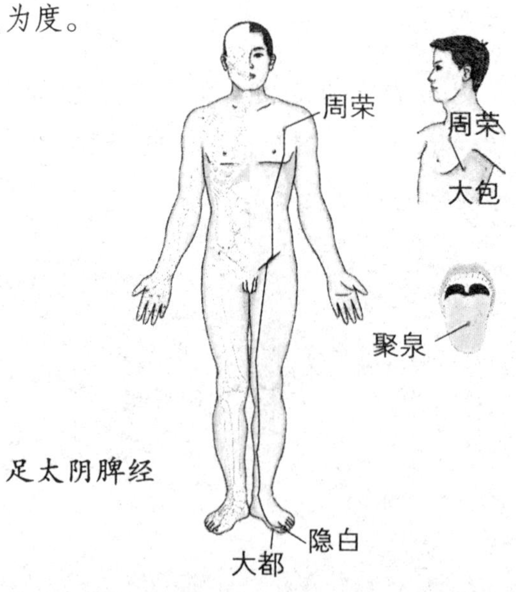

足太阴脾经

9. 手厥阴心包经拔罐线路

走罐的方向是由手指末端的中冲穴经上手臂入腋下。以循经两侧出现紫红色痧斑为度。

配用的拔罐药液由羊角、茯苓组成。主治手厥阴心包病，兼治手少阴三焦病。

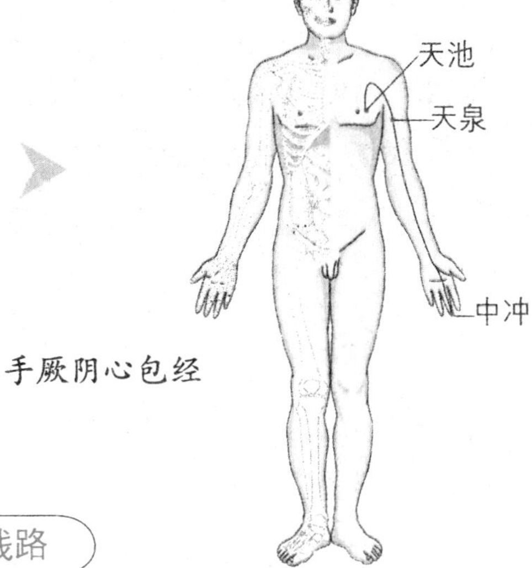

手厥阴心包经

10. 手少阴心经拔罐线路

走罐的方向是由手指末端的少冲穴至神门穴，渐次经肘入腋窝。以刮拭至循经两侧出现红肿为度。

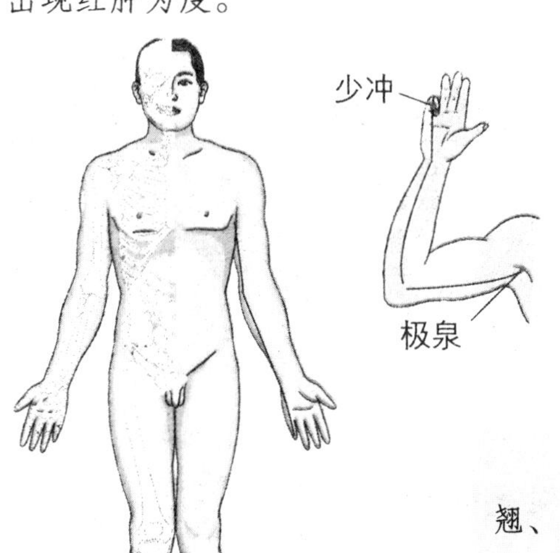

手少阴心经

可配用的拔罐药液主要由连翘、淡竹叶组成。主治心脏病，兼治小肠病症。

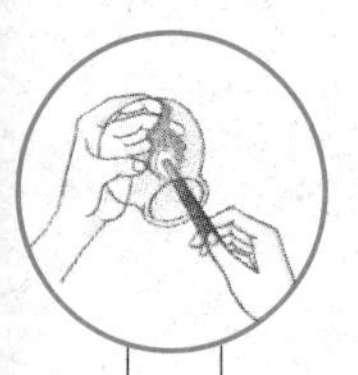

11. 足少阳胆经拔罐线路

走罐的方向为由头至脚。以循经两侧出现红色痧点为度。

可配用的拔罐药液由茵陈、白芍组成。主治胆病，兼治肝病。

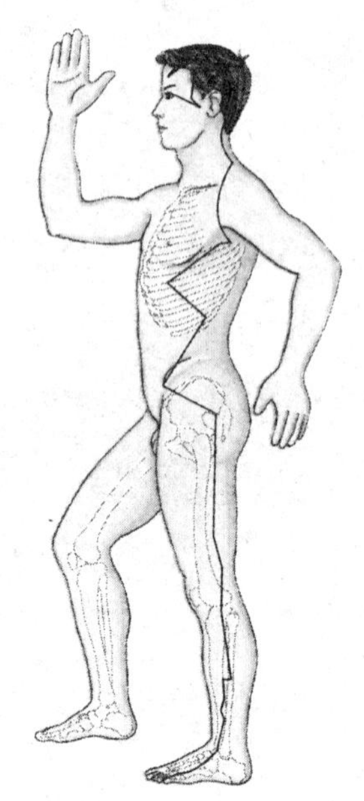

足少阳胆经

12. 足厥阴肝经拔罐线路

走罐的方向由脚趾端大敦穴上行至腹中为止。以刮拭后循经线路出现红紫痧点为度。

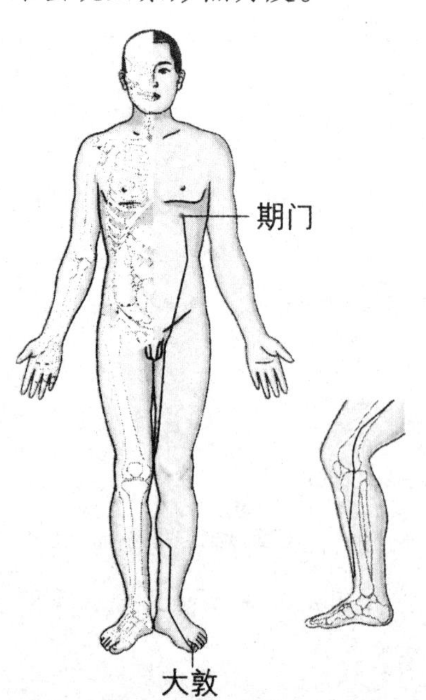

可配用的拔罐药液主要由柴胡、吴茱萸组成。主治肝病、目病，兼治胆病。

足厥阴肝经

13. 任脉拔罐线路

走罐的方向是由上至下。

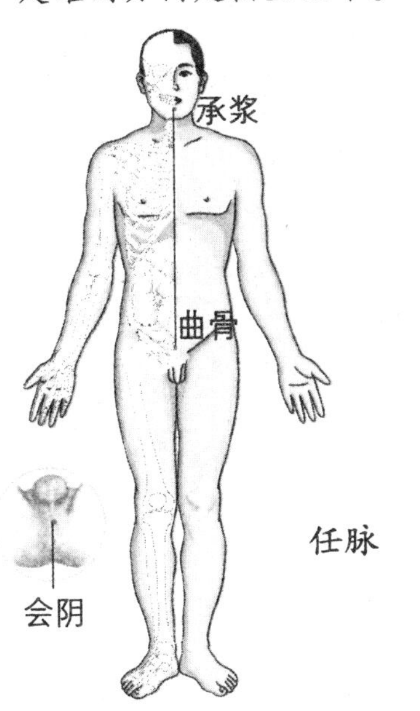

可配合的拔罐药液由干姜、附子组成。主治任脉病，兼治一切阴寒病。

14. 督脉拔罐线路

走罐的方向为由上至下，由百会下行至长强穴。以沿线侧出现红紫痧点为度。

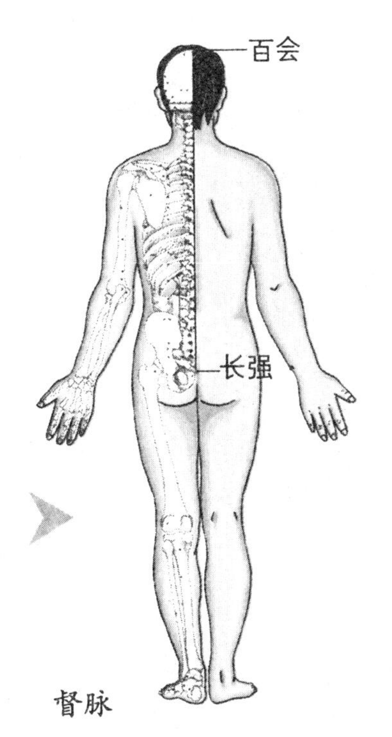

可配合的拔罐药液由川牛膝、泽泻组成。主治督脉病，兼治任脉病。

第3章 调治亚健康，把健康还给你

俗话说“命要活得长，全靠经络养”，经络的每一个穴位都是灵丹妙药，就看我们会不会用它了。拔罐保健是利用经络来达到强身健体的作用，它是人类走向百岁健康的通行证，不仅能让你拥有健康的体魄，还能让你拥有幸福的人生。

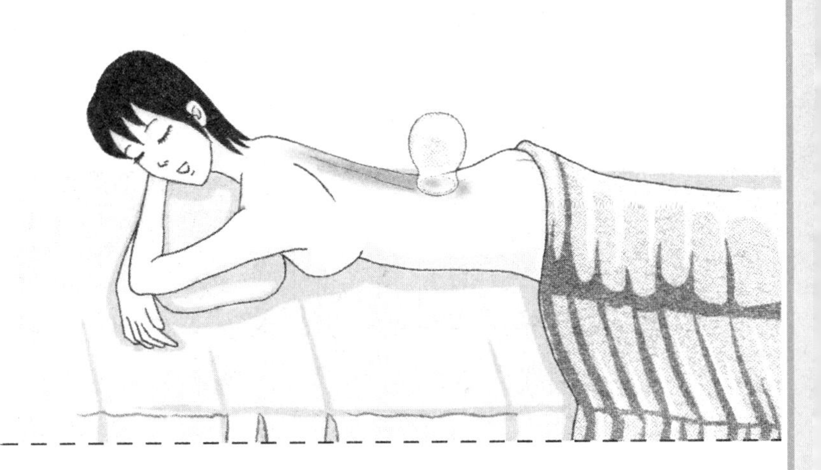

失眠，拔罐助你安然入睡 → 脾胃不和，拔罐健脾和胃

犯迷糊，拔罐益智还健脑 → 晕车船，拔罐帮你解忧烦

气短，拔罐为你戒烟调肺 → 酸软，拔罐助你强身健体

肾虚，拔罐助你补肾壮阳 → 足跟痛，拔罐补肾阳除去脚疾

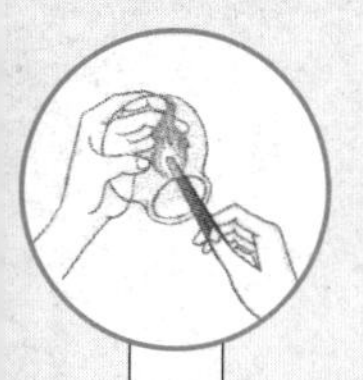

失眠，拔罐助你安然入睡

对症拔罐 → 健康贴士

失眠表现为入睡困难，时寐时醒或醒后不能再睡，严重者可通宵难眠，常伴有精神不振、头痛、头晕、心悸、健忘、多梦、食欲不佳等症。很多因素都可以造成失眠，如精神因素诱发的、躯体疾病引起的。年龄、文化、生活习惯、工作环境等都与失眠有着密切的关系。此外，药物也可引起失眠。中医认为，失眠即"不寐"，亦称"不得眠"、"不得卧"、"目不瞑"，是人体阴阳、气血不调造成心神不安、心失所养或心血不足等引起的。

【对症拔罐】

选穴

心俞、肝俞、脾俞、胃俞、神门、三阴交。

方法

1. 针罐法：侧卧位，先针刺神门、三阴交穴，然后用闪火法将大小适中的火罐吸拔于心俞、脾俞、胃俞、肝俞，留罐 20 分钟。每日治疗 1 次，10 次为 1 个疗程。

2. 走罐法：俯卧位，在背部涂上适量的按摩乳或油膏，选择大小适宜的玻璃罐或竹罐，用闪火法将罐吸拔于背部，然后来回走罐数次，走罐时手法宜轻，直至局部皮肤潮红。再将火罐吸拔于心俞穴，留罐 10 分钟。

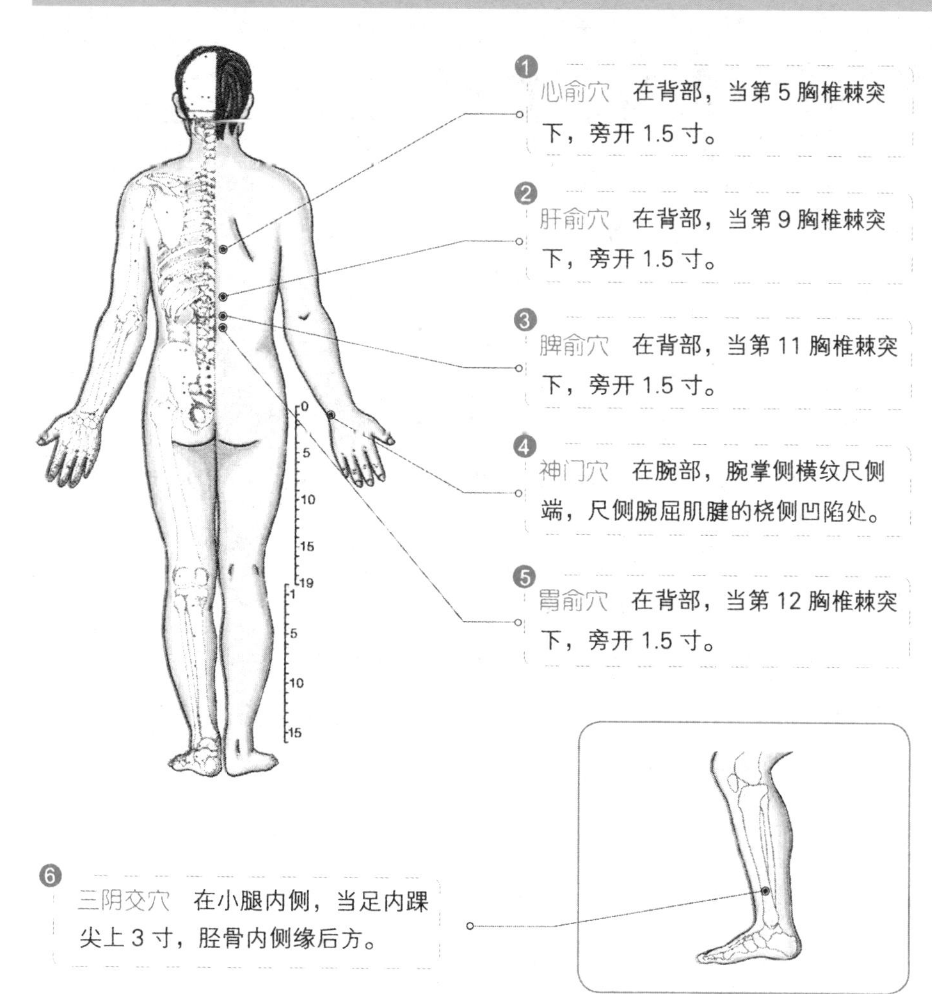

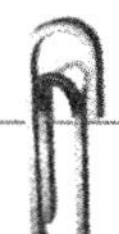

健康贴士

经常失眠的患者生活应有规律，晚餐不宜吃得过饱，睡前不吸烟、不喝茶和咖啡；睡前用温水泡脚或入睡前洗个热水澡，会使你感到身心放松，易于入睡；一般情况下，每人每天需要 7 ~ 9 小时的睡眠时间。不要担心睡得太多，人体内有生物钟，它不允许让你睡得过多；争取每天在固定的时间起床、就寝，使生活变得有规律；加强锻炼，劳逸结合。

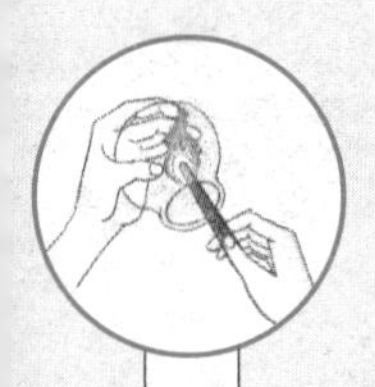

脾胃不和，拔罐健脾和胃

对症拔罐 → 健康贴士

《脾胃论》说：百病皆由脾胃衰而生，治脾胃即可以安五脏。脾胃既是人体五脏六腑气机升降的枢纽，也是人体气血生化之源和赖以生存的水谷之海。影响脾胃健康的因素有很多，比如外部因素，如风寒、暑热等的影响；饮食方面，如饮食不干净或无规律等，带来身体内部损害；精神因素，如精神压力大容易给脾胃带来不良的影响。其他脏腑因素，如与脾胃关联的其他脏器，如肾、肺等脏器的健康状况不好也会影响脾胃健康。脾胃虚弱通常表现为胃纳不佳、胃脘冷痛、腹满肠鸣、大便溏稀、恶心呕吐、呃逆呕吐等。因此，脾胃功能正常，才能气血旺盛，所以，用拔罐疗法健脾和胃，也能达到强身健体的作用。

【对症拔罐】

选穴

脾俞、胃俞、中脘、章门、阳陵泉、三阴交、足三里。

方法

用真空罐或火罐，每次选拔 2 ~ 3 穴，隔 2 ~ 3 天 1 次，吸拔 10 ~ 15 分钟，1 个月为 1 个疗程。

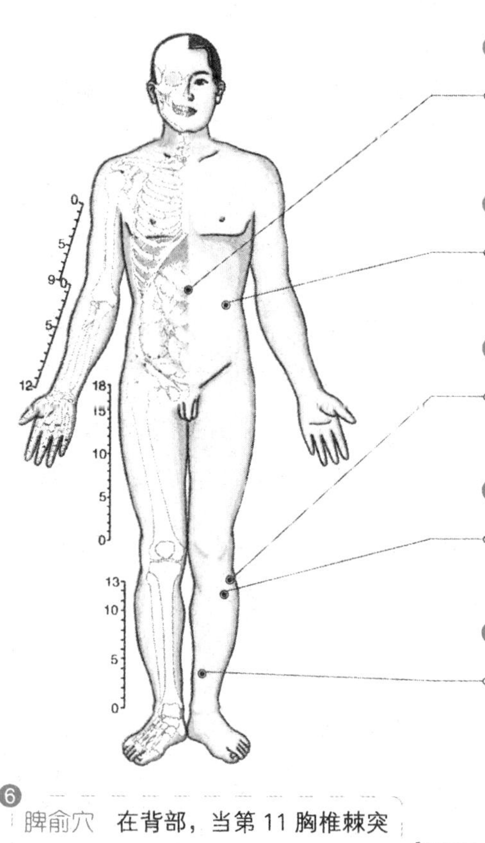

❶ 中脘穴　在上腹部，前正中线上，当脐中上 4 寸。

❷ 章门穴　在侧腹部，当第 11 肋游离端的下方。

❸ 阳陵泉穴　在小腿外侧，当腓骨小头前下方凹陷处。

❹ 足三里穴　在小腿前外侧，当犊鼻下 3 寸，距胫骨前缘一横指（中指）。

❺ 三阴交穴　在小腿内侧，当足内踝尖上 3 寸，胫骨内侧缘后方。

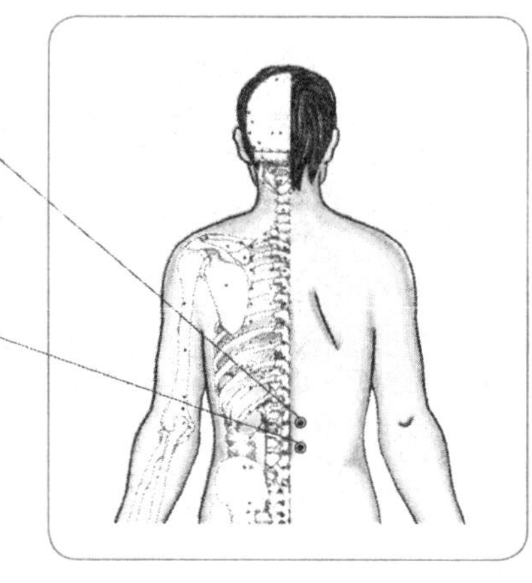

❻ 脾俞穴　在背部，当第 11 胸椎棘突下，旁开 1.5 寸。

❼ 胃俞穴　在背部，当第 12 胸椎棘突下，旁开 1.5 寸。

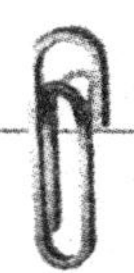

健康贴士

脾胃虚弱者平时要保持良好的精神状态，纠正不良饮食习惯，少食刺激性食物、生冷食物以及咖啡、巧克力、土豆、红薯和酸性食物。少食多餐，忌烟戒酒。

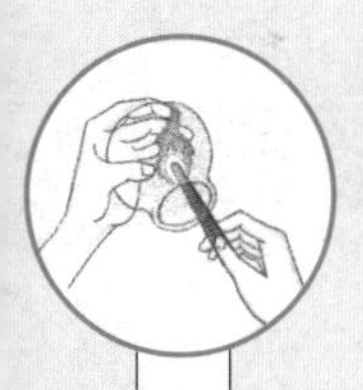

犯迷糊，拔罐益智还健脑

对症拔罐 → 健康贴士

大脑为人体的中枢，经常保持大脑清醒、睿智，是人人都希望的。然而，现代人生活节奏加快、就业压力加大，许多人经常焦虑、烦躁、失眠，即使是大白天，也常会感到头晕脑胀、萎靡不振、提不起精神。而追求健康、渴望长寿是我们共同的愿望，讲求生命质量更是现代人所追求的最终目的。选择适当的经穴，用拔罐疗法可提高你的智商，安定你的心灵，还可预防老年痴呆症，您不妨一试。

【对症拔罐】

选穴　太阳、心俞、肝俞、肾俞、内关、足三里、三阴交。

方法　用真空罐或火罐，每次选取 2 ~ 3 穴，吸拔 10 ~ 15 分钟，每周做 3 次，1 个月为 1 个疗程。

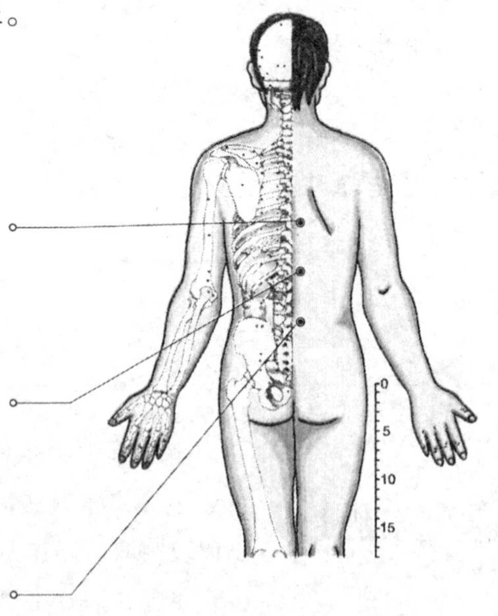

❶ 心俞穴　在背部，当第 5 胸椎棘突下，旁开 1.5 寸。

❷ 肝俞穴　在背部，当第 9 胸椎棘突下，旁开 1.5 寸。

❸ 肾俞穴　在腰部，当第 2 腰椎棘突下，旁开 1.5 寸。

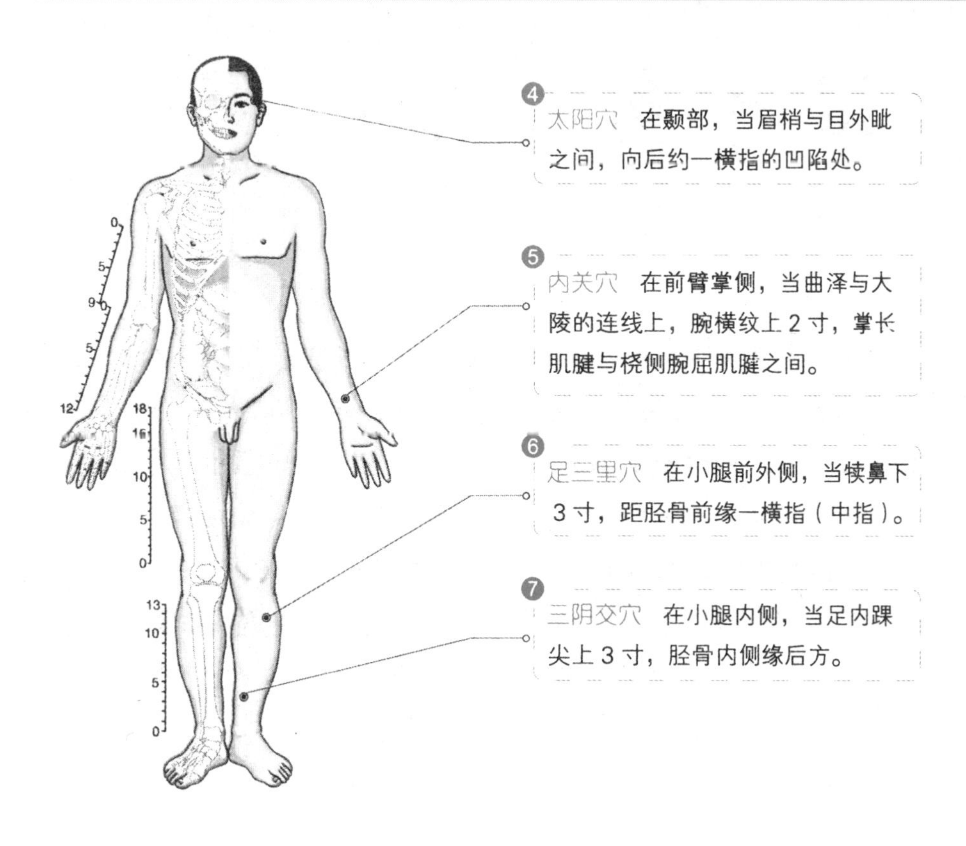

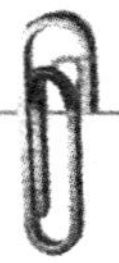

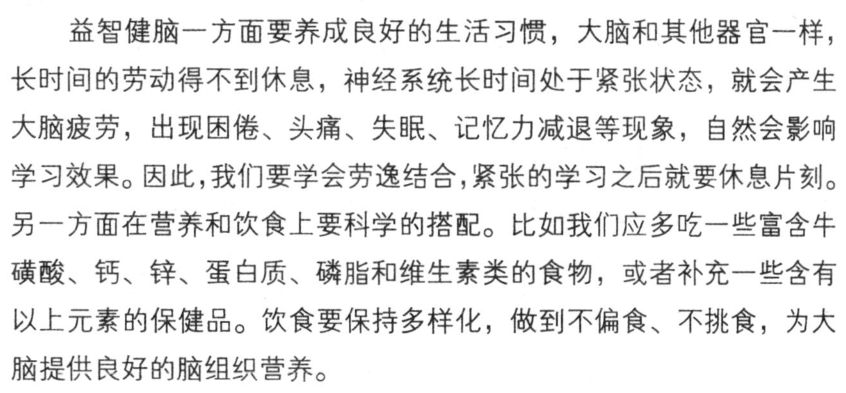

健康贴士

益智健脑一方面要养成良好的生活习惯，大脑和其他器官一样，长时间的劳动得不到休息，神经系统长时间处于紧张状态，就会产生大脑疲劳，出现困倦、头痛、失眠、记忆力减退等现象，自然会影响学习效果。因此，我们要学会劳逸结合，紧张的学习之后就要休息片刻。另一方面在营养和饮食上要科学的搭配。比如我们应多吃一些富含牛磺酸、钙、锌、蛋白质、磷脂和维生素类的食物，或者补充一些含有以上元素的保健品。饮食要保持多样化，做到不偏食、不挑食，为大脑提供良好的脑组织营养。

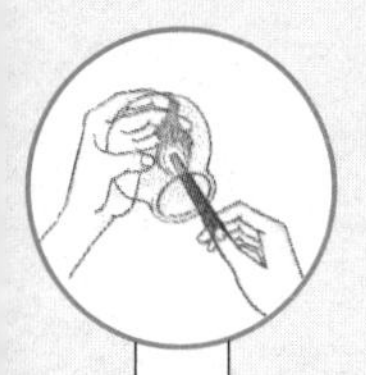

晕车船，拔罐帮你解忧烦

对症拔罐 → 健康贴士

生活中常有些人坐上汽车或船只后没多久就觉得头晕，上腹部不舒服、恶心、出冷汗，甚至呕吐；尤其当汽车或船只行驶不稳，如急刹车、急转弯或突然启动时更厉害，下车或下船休息片刻即可逐渐减轻或恢复。有的人这种晕车晕船症状还可持续几天。这是怎么回事呢？本病虽非大病却给患者带来了许多不便。本病的发生，多因身体虚弱，心脾亏虚、气血不足，不能上充髓海，头目失养；或因过食肥甘厚味，痰湿壅盛，上蒙清窍；或素体阳亢，加之精神紧张，气郁化火，上扰清窍。以上几种原因往往彼此影响，互相转化夹杂，但临床仍以体质虚弱、气血不足者为多见。治宜健脾胃、补养气血。

【对症拔罐】

选穴

足三里、神阙、内关、胃俞、丰隆等。

方法

采用针罐法或留罐法，针罐法采用补法或平补平泻的手法，待进针得气后再进行拔罐；留罐法一般留罐 15 分钟左右，待皮肤出现红色瘀斑起罐。每周治疗 1 次，10 次为 1 个疗程。如偏于气血亏虚者，加气海、膈俞、脾俞等穴；如偏于痰浊中阻者，加丰隆、公孙、中脘等穴；如偏于肝阳上亢者，加太冲、太阳、内庭等穴。

如果在乘车乘船的过程中突然出现症状，没有条件进行拔罐治疗时，可临时用玻璃杯、小药瓶代替拔罐，采用投火法治疗，也会起到同样的效果。或者在以上穴位上采用指压的方法治疗，晕车晕船的症状都会明显减轻或完全缓解。

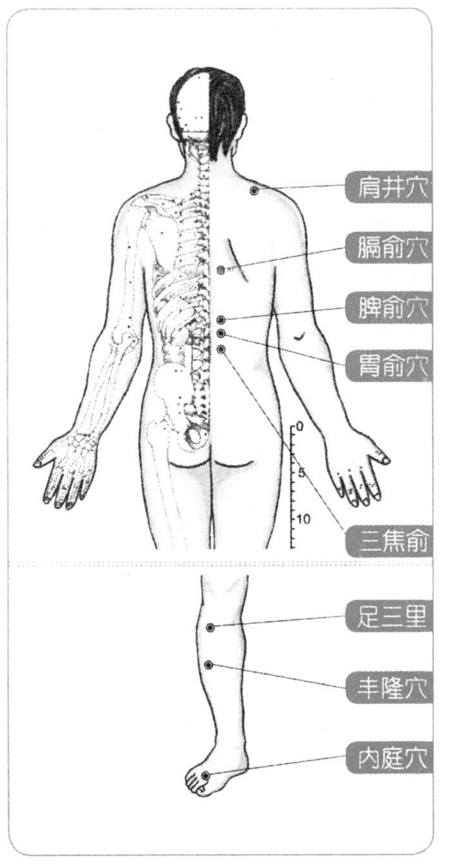

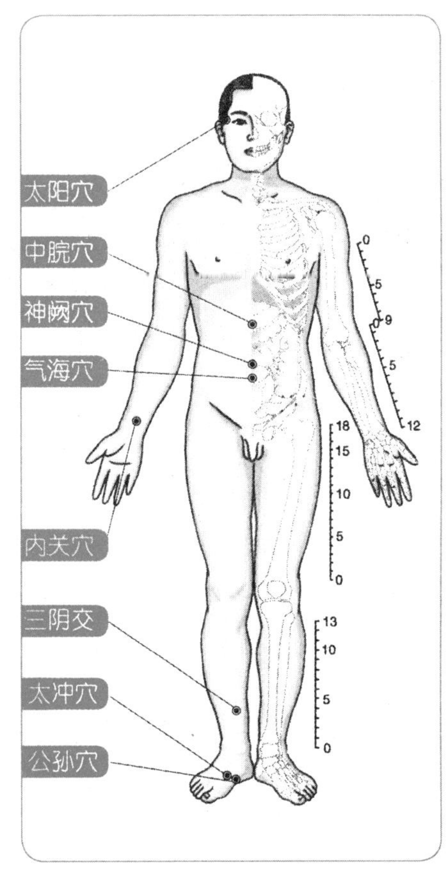

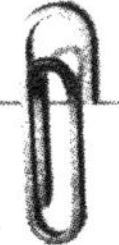

健康贴士

预防晕车晕船，出行前要保证充足的睡眠，乘车前尽量不要吃东西，选择前排的座位就座，行车途中可用与人聊天或听音乐等方式分散注意力。

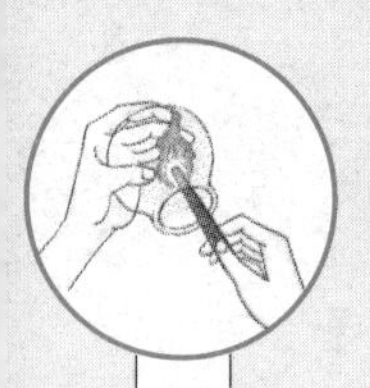

气短，拔罐为你戒烟调肺

对症拔罐 → 健康贴士

香烟，大家都熟悉，而且可以说任何地方都可以见到。有些吸烟者说："饭后一只烟，赛过活神仙。"还有烟瘾大的则说："宁可一天不吃不喝，也要吸烟。"医学早已证明，烟含有对人有害的物质，如尼古丁等有害物质。吸烟还会引起一些疾病，如降低呼吸道的净化、气管炎、肺癌等。如果你是吸烟者，那就快戒掉吧！拔罐可助你一臂之力。

【对症拔罐】

1. 心肺气虚者症状为咳嗽气短、咳声低弱、喘息、胸闷或胸痛、咽喉肿痛、心悸气短；舌质淡红、脉虚无力等。

治法：调补心肺

选穴　取手太阴、手少阴、足太阳经穴为主，中府、巨阙、内关、肺俞、心俞、三阴交、尺泽等穴。

方法　在上述穴位应用单罐法拔罐，一般使用玻璃罐或竹罐、陶罐。一般穴位留罐 10 ～ 20 分钟。对于症状严重者，可用闪罐法对肺俞及心俞穴闪罐 8 ～ 10 次，以强化心肺活动功能。

2. 肝肾阴虚者症状为眩晕、耳鸣、腰膝酸软，或可见阳痿、遗精、少寐多梦、健忘、舌质红少苔、脉弦细。

治法：调补肝肾，育阴潜阳

选穴　以足少阴及足厥阴经穴为主，章门、行间、太溪、肾俞、水泉、肝俞穴。

方法 取上穴用单罐法拔罐，玻璃罐及竹、陶罐均可，若用药罐方以育阴潜阳之方剂为佳，可辨证施用龙胆泻肝汤、六味地黄丸等剂留药。

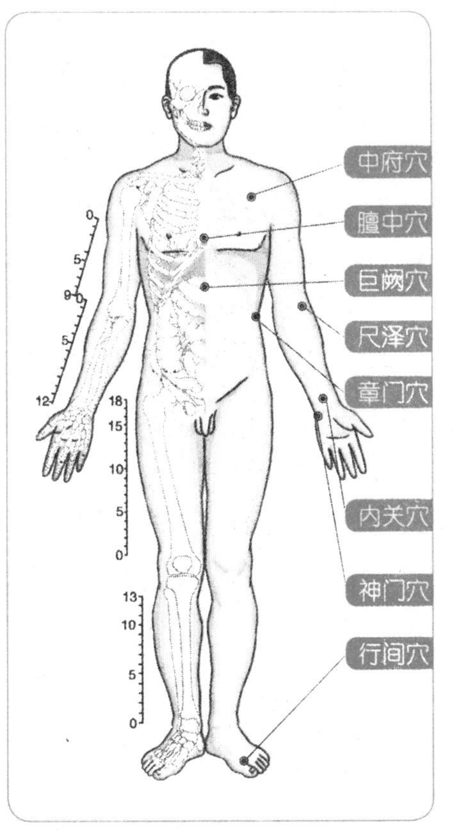

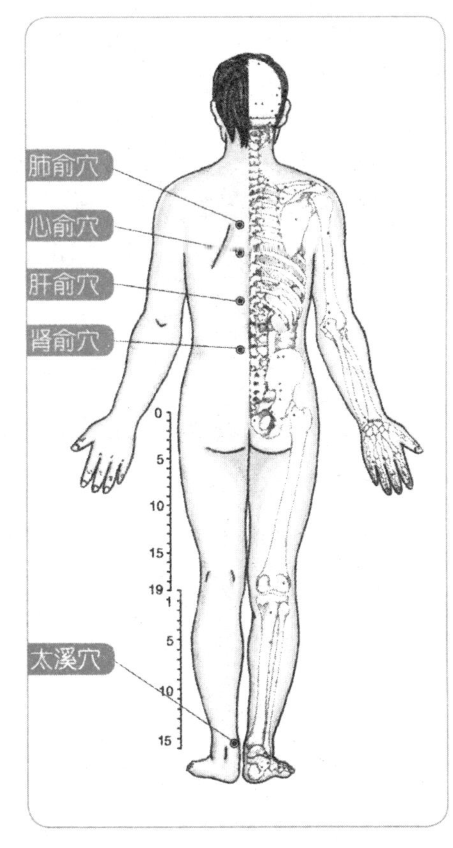

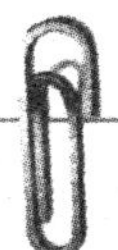

健康贴士

戒烟时应明确戒烟目标，改变工作环境及与吸烟有关的老习惯，戒烟者会主动想到不再吸烟的决心。要有这种意识，即戒烟几天后味觉和嗅觉就会好起来。

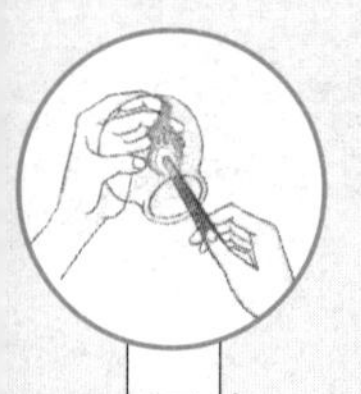

酸软，拔罐助你强身健体

对症拔罐 → 健康贴士

俗话说："有什么别有病，没什么别没钱"、"不怕挣得少，就怕走得早"。说的都是一个道理：健康是人生第一财富，健康是幸福第一法宝。20世纪，医学更多关注医疗，21世纪，将更多关注预防；20世纪，人们更多追求治病，21世纪，人们将更多地追求健康。因为治病是下游，健康是上游。从下游走向上游，是当今时代的呼唤，是社会文明进步的表现。研究表明,1元钱的拔罐预防投入能节省8.59元的医疗费，还能相应地节省约100元的重症抢救费用。更重要的是，我们健康了，自己少受罪，儿女少受累，节省医药费，造福全社会，何乐而不为呢？实践证明，用拔罐疗法在保健穴位上吸拔，可以增强免疫功能，达到强身健体的目的。

【对症拔罐】

选穴　中脘、膏肓、命门、足三里、手三里、内关、劳宫、涌泉、关元。

方法　用真空罐或火罐，每次吸拔2～3穴，留罐10～15分钟。隔日1次，1个月为1个疗程。也可按摩或指压上述穴位。

① 膏肓穴　在背部，当第4胸椎棘突下，旁开3寸。

② 命门穴　在腰部，当后正中线上，第2腰椎棘突下凹陷中。

③ 手三里穴　在前臂背面桡侧，当阳溪与曲池连线上，肘横纹下2寸处。

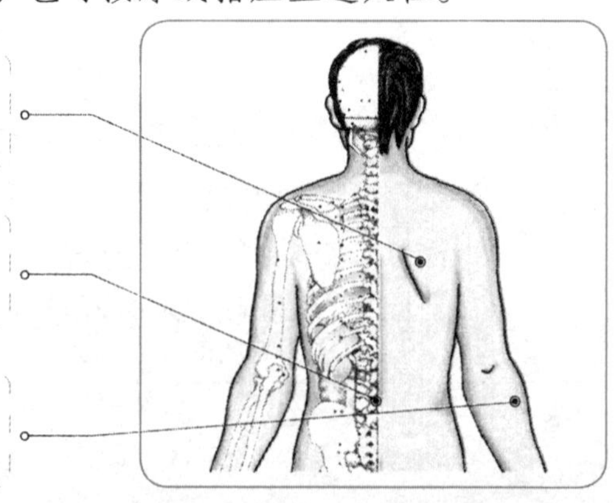

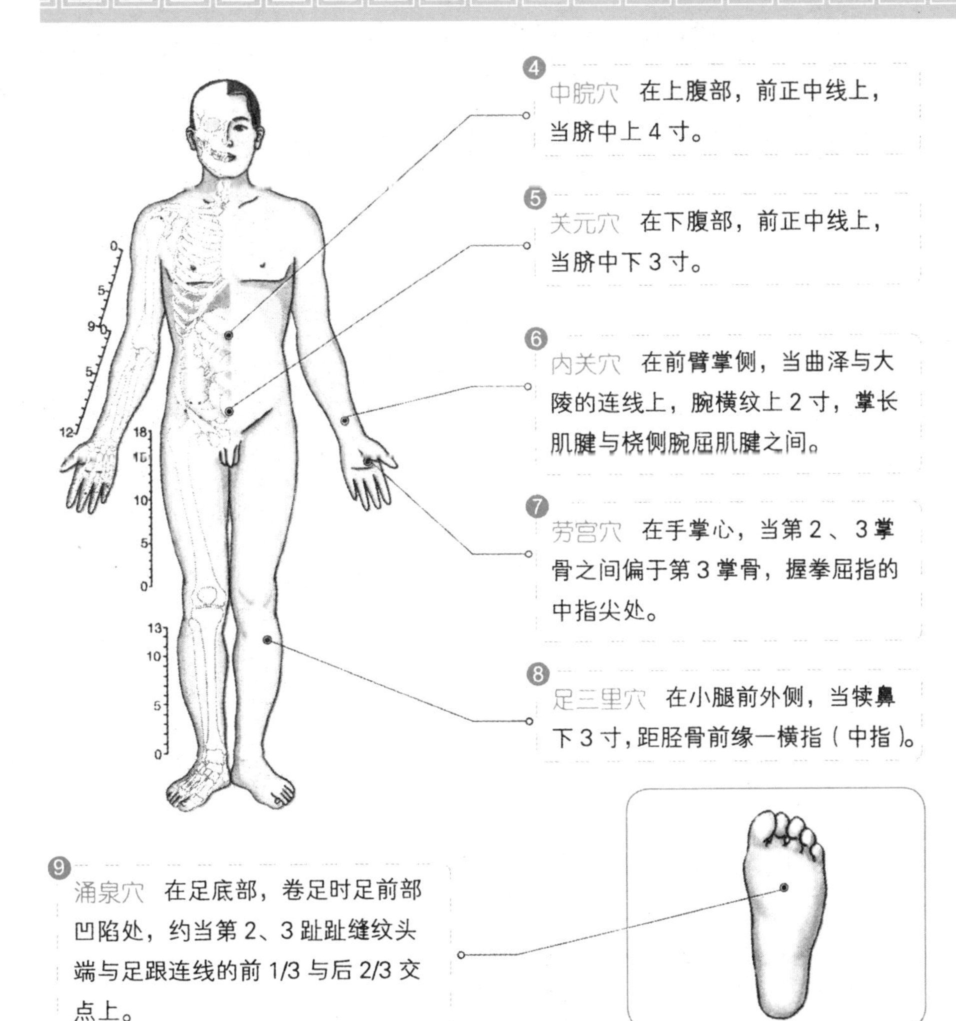

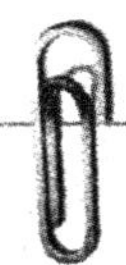

健康贴士

适量运动，是世界卫生组织提出的健康生活方式四大基石之一。2400 多年之前，医学之父希波克拉底说过一句话：“阳光、空气、水和运动，这是生命和健康的源泉。”生命和健康，离不开阳光、空气、水和运动，这说明运动和阳光一样重要。因此，要强身健体，坚持运动是十分有必要的。

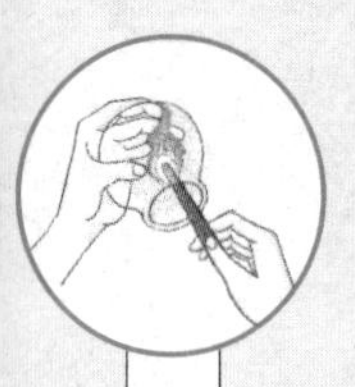

肾虚，拔罐助你补肾壮阳

对症拔罐 → 健康贴士

肾被誉为人体的“先天之本”，承载着人体的元气。究竟什么是先天之本呢？说到底就是上天赋予每个人健康的“本钱”。这和生意人的“本钱”差不多，生意上的本钱是用来赚钱的，而颐养身体的“本钱”则可以通过它来获取健康。肾精的充足与否，决定了人是不是能长寿。所以，想要健康活到天年，就要学会保养我们的先天之本——肾。而用拔罐方法补肾壮阳（女性可提高性功能）也是中老年人应常做的重要方法之一。

【对症拔罐】

选穴

肾俞、关元、关元俞、太溪。

方法

用真空罐或火罐，吸拔上述穴位，留罐 10 ~ 15 分钟。每周拔罐 3 次，4 周为 1 个疗程。

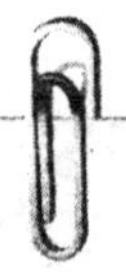

健康贴士

韭菜粥具有温肾壮阳的功效，具体做法是：韭菜 150 克，肉苁蓉 25 克，大米适量。先加入肉苁蓉煮粥，然后挑出不要，再拌入韭菜，煮沸即成。

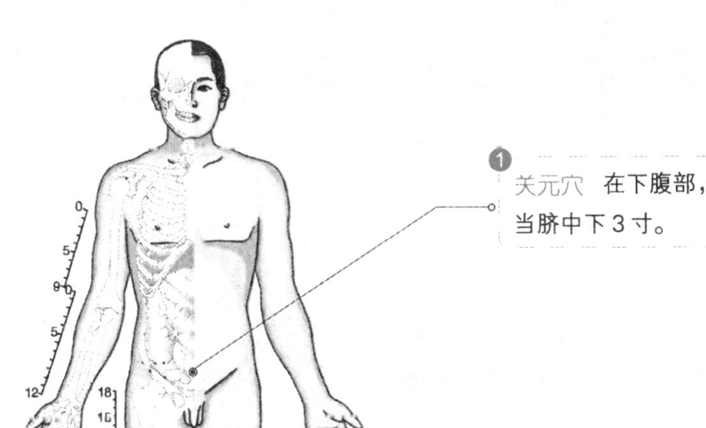

❶ 关元穴　在下腹部，前正中线上，当脐中下3寸。

❷ 太溪穴　在足内侧，内踝后方，当内踝尖与跟腱之间的凹陷处。

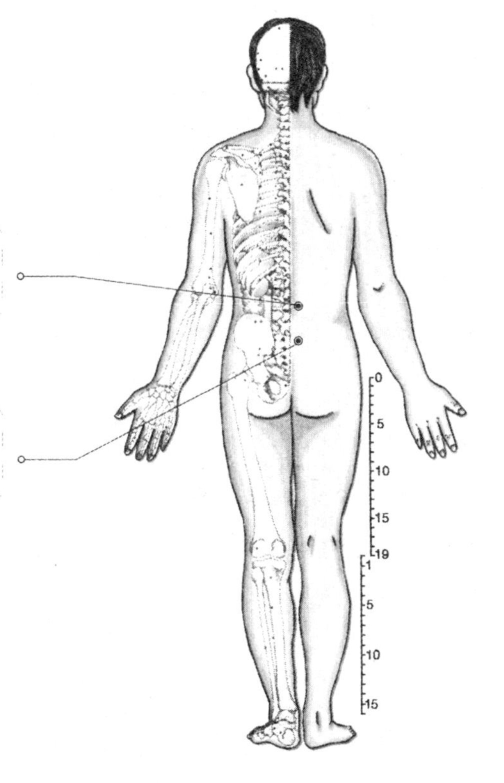

❸ 肾俞穴　在腰部，当第2腰椎棘突下，旁开1.5寸。

❹ 关元俞穴　在腰部，当第5腰椎棘突下，旁开1.5寸。

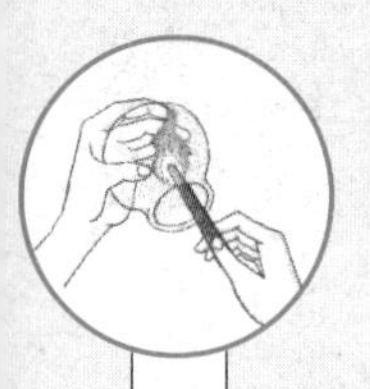

足跟痛，拔罐补肾阳除去脚疾

对症拔罐 → 健康贴士

足跟痛症多见于中老年人。轻者走路、久站才出现疼痛；重者足跟肿胀，不能站立和行走，平卧时亦有持续酸胀或刺样、灼热样疼痛，痛时甚至牵扯及小腿后侧。病因与骨质增生、跗骨窦内软组织劳损、跟骨静脉压增高等因素有关。

祖国医学认为，本病系年老肾虚，体质虚弱，肾阴阳俱亏，不能温煦和滋养足少阴肾经循行线路上的筋骨，跟骨失养，致使劳损而发生疼痛，或因风、寒、湿邪侵袭，致使气滞血瘀，经络受阻而发生疼痛。

【对症拔罐】

选穴

患侧涌泉、昆仑、太溪、照海、承山穴，或小腿下段后侧压痛点。

方法

取上穴，采用涂药罐法，或刺络罐法、皮肤针罐法。留罐10～15分钟，每日或隔日1次。涂药罐首先在穴位处涂以风湿油、红花油或补肾活血的药液，然后在穴位上吸拔。施术后，以川芎细末装入与足跟相应大小的薄布袋内，药厚约2毫米，缝上袋口，然后再将药袋缚系足跟痛点上，在走路、睡眠时也不要解除，每2日换药1次。

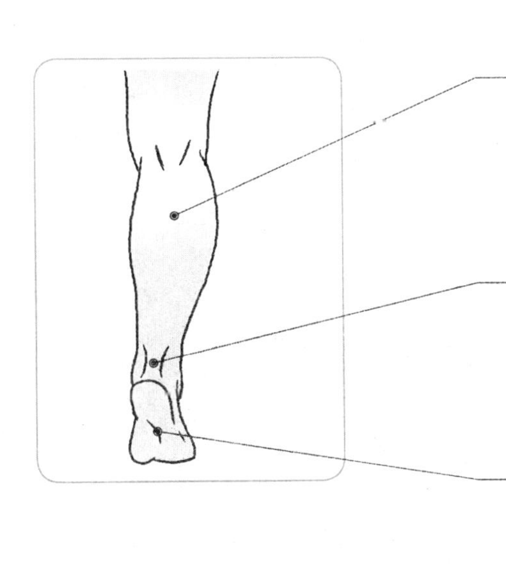

❶ 承山穴 在小腿后面正中，委中与昆仑之间，当伸直小腿或足跟上提时腓肠肌肌腹下出现尖角凹陷处。

❷ 昆仑穴 在足部外踝后方，当外踝尖与跟腱之间的凹陷处。

❸ 涌泉穴 在足底部，卷足时足前部凹陷处，约当第 2、3 趾趾缝纹头端与足跟连线的前 1/3 与后 2/3 交点上。

❹ 太溪穴 在足内侧，内踝后方，当内踝尖与跟腱之间的凹陷处。

❺ 照海穴 在足内侧，内踝尖下方凹陷处。

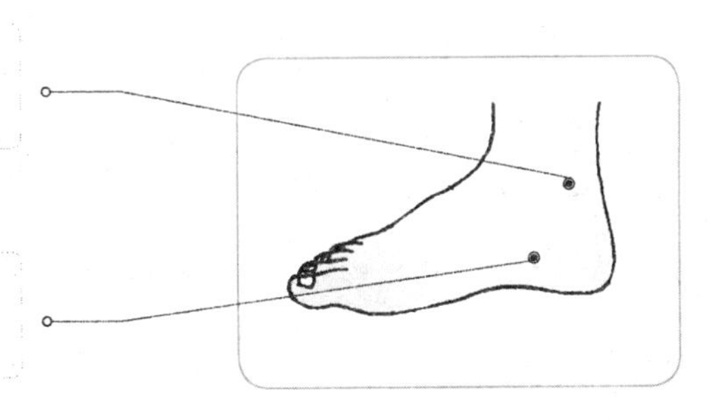

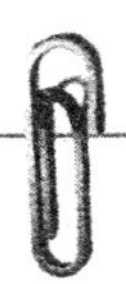

健康贴士

本病在治疗的同时，可配服补肾的药物，如六味地黄丸。宜穿软底鞋或在患侧的鞋内放置海绵垫。局部每天可热敷或用温水浸足。

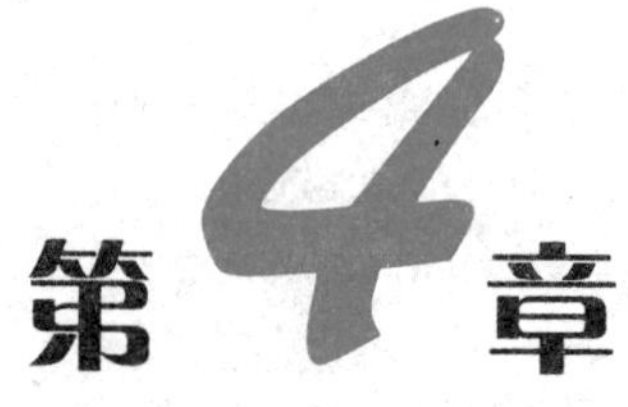

第4章 拔罐调治内科病

人吃五谷，孰能无病？尤其是内科疾病。轻微一些的让我们难受几天，如感冒、发热、头痛等，严重的让我们难受好长时间甚至终身，比如高血压、糖尿病、冠心病等。小小的罐具就是对付这些内科病痛的有力武器，经常拔罐，不论大病、小病，全都会减轻，有的甚至会去病根儿。

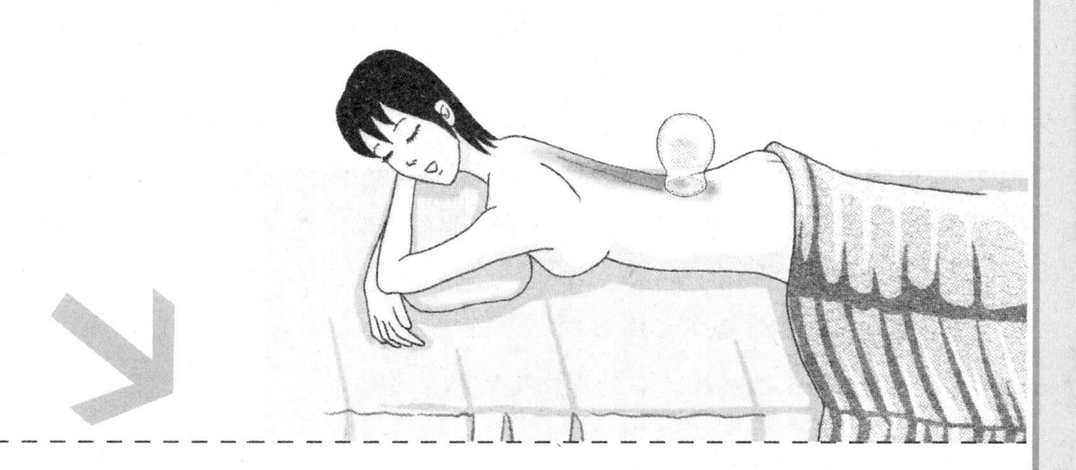

发热 → 偏头痛 → 感冒 → 支气管哮喘 → 腹泻 → 便秘

缺铁性贫血 → 高血压 → 低血压 → 高脂血症 → 糖尿病

冠心病 → 心绞痛 → 慢性风湿性心脏病 → 心脏神经官能症

胃炎 → 胃下垂 → 消化性溃疡 → 胃肠神经官能症

慢性胰腺炎 → 慢性胆囊炎 → 慢性肾炎 → 尿石症

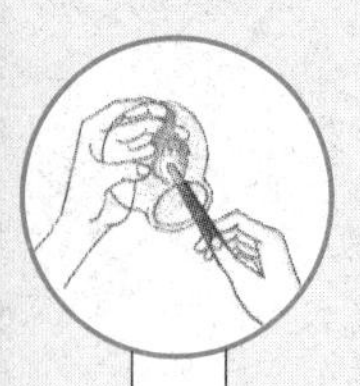

发热

诊　断 → 对症拔罐 → 健康贴士

发热是指体温升高超过正常范围。一般认为，正常健康人的体温保持在36.2℃～37.2℃，当口温超过37.3℃、肛温超过37.6℃、腋温超过37.2℃时，说明已有发热。根据发热的高低可分为以下几种：低热是指体温在37.4℃～38℃，中等热度是指体温在38.1℃～39℃之间，高热是指体温超过39.1℃；根据致热原的性质和来源不同，可分为感染性发热和非感染性发热两大类。

【诊断】

感染性发热：可以急性起病，也可以缓慢起病形成慢性感染。主要见于局部或全身性的各种病原体感染，如细菌、病毒、肺炎支原体、立克次体、螺旋体、真菌及寄生虫等感染。

非感染性发热：范围较广。变态反应性疾病如风湿热、血清病、药物热、结缔组织病及某些恶性肿瘤、内分泌与代谢疾病如甲状腺功能亢进等均可有发热表现。

此外，中暑、重度安眠药中毒、脑震荡、脑血管疾病等导致体温调节中枢功能失常也可出现发热。如果查不到原因，但依然有低热，可能是自主神经功能紊乱，影响了正常的体温调节而表现为发热，属于功能性发热，如夏季低热、精神紧张或剧烈运动后低热，月经前及妊娠初期的低热等。

【对症拔罐】

选穴

太阳（双侧）、大椎、曲泽、委中。

方法

一次取2～3处，三棱针点刺后，加拔火罐，留罐5分钟，待罐内血液部分凝结时取罐。用无菌干棉球擦净血液。

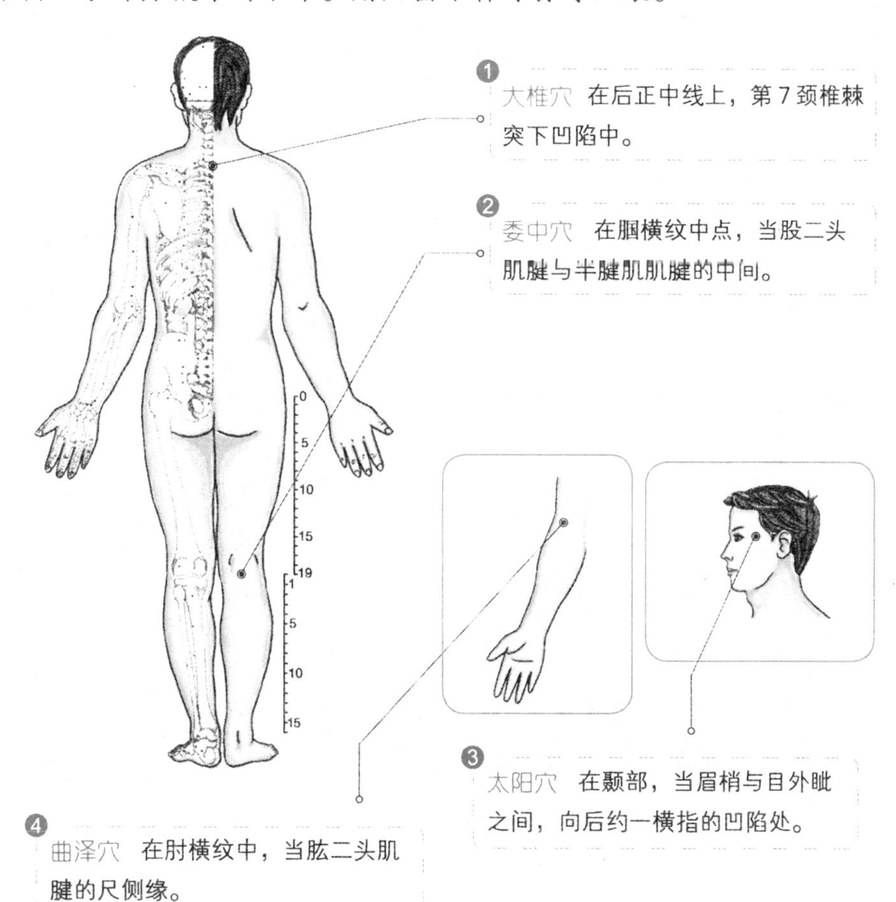

❶ 大椎穴　在后正中线上，第7颈椎棘突下凹陷中。

❷ 委中穴　在腘横纹中点，当股二头肌腱与半腱肌肌腱的中间。

❸ 太阳穴　在颞部，当眉梢与目外眦之间，向后约一横指的凹陷处。

❹ 曲泽穴　在肘横纹中，当肱二头肌腱的尺侧缘。

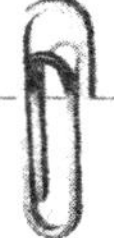

健康贴士

发热患者在饮食上宜选择清淡易于消化的流食或半流食，以补充人体消耗的水分，如汤汁、饮料、稀粥之类，宜多吃富含维生素及纤维素的蔬菜瓜果。忌吃黏糯滋腻、难以消化的食品以及高脂肪、油煎熏烤炸类食物。

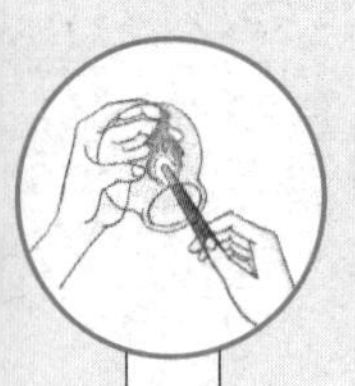

偏头痛

诊　断 → 对症拔罐 → 健康贴士

偏头痛是最常见的反复发作的一种头痛病。现代医学认为，本病与颅脑血管舒缩功能失调有关，常因体内的一些生化因素和激素变化而引起发作。本病多有家族史，多见于女性，往往在青春期发病，呈周期性发作，发作频度因人而异。本病归属于祖国医学的“头痛”范畴。其病因、病机为肝失疏泄，肝阳上亢，上扰清窍。

【诊断】

偏头痛约数分钟至 1 小时左右出现一侧头部一跳一跳的疼痛，并逐渐加剧，直到出现不断恶心、呕吐后，感觉才会有所好转。在安静、黑暗环境内或睡眠后头痛缓解。在头痛发生前或发作时可伴有神经、精神功能障碍。据研究显示，偏头痛患者比平常人更容易发生大脑局部损伤，进而引发中风。其偏头痛的次数越多，大脑受损伤的区域会越大。

【对症拔罐】

选穴

太阳、颊车、风池、风门、肝俞、胆俞、肾俞、阴陵泉。

方法

找出偏头痛的具体痛点或压痛点，据阳明、少阳、太阳各经脉所属而分别取颊车（阳明）、太阳和风池（少阳）、风门（太阳），刺络拔罐；其他各穴亦随病情择 1 ~ 2 处，留罐 5 ~ 10 分钟。

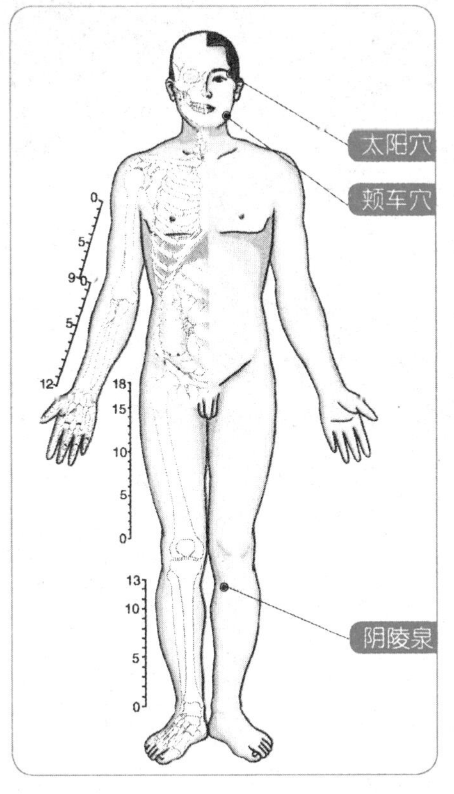

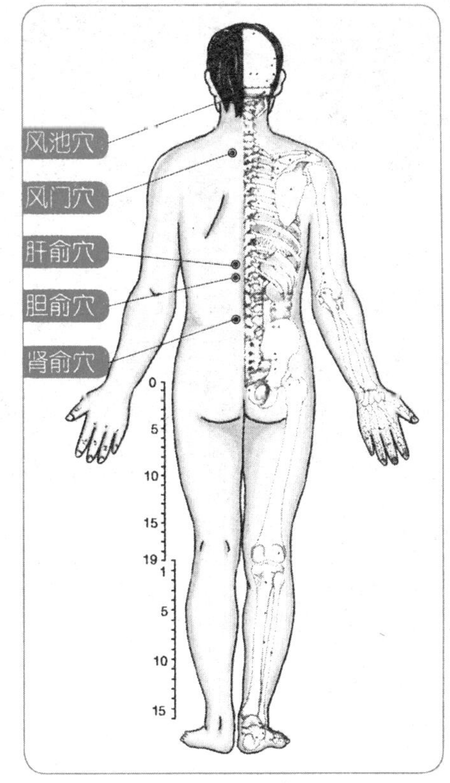

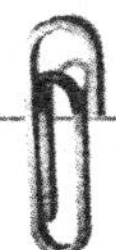

健康贴士

患者要注意调节情志，防止情绪紧张、焦虑和精神疲劳；饮食宜清淡；女性经期注意休息，避免引发头痛（可在经前进行治疗）；对头部进行力度适中的按摩，是缓解偏头痛的有效方法。太阳穴是偏头痛按摩的重要穴道，你可以用食指来按压，可以用拳头在太阳穴到发际处轻轻来回转动按摩；使用瑜伽和冥想是治疗偏头疼的新方法。你可以购买一盘此类的CD，在头疼发作时随着音乐闭目冥想一会儿，让大自然的和谐之音使你忘却病痛。

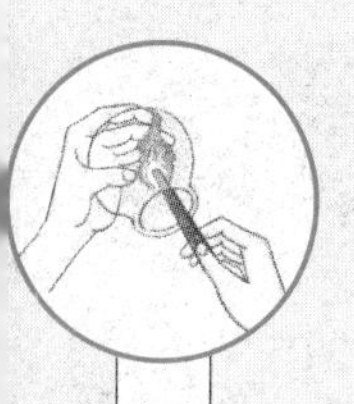

感冒

诊　断 → 对症拔罐 → 健康贴士

感冒，又称“伤风”，是一种常见的外感性疾病，一年四季均可发病，尤以人体抵抗力低下及冬春两季气候骤变时发病较多。临床表现为鼻塞、流涕、咽痛、打喷嚏、怕冷，继发头痛、发热、咳嗽、全身酸痛等。感冒患者因外感病邪的不同，有风寒感冒、风热感冒、暑湿感冒等，前两者患病较多。

【诊断】

风寒感冒和风热感冒秋冬发病较多。风寒感冒是因风吹受凉而引起的感冒。其症状主要表现为浑身酸痛、鼻塞流涕、咳嗽有痰、脉浮紧或浮缓、发热等;风热感冒是由风热之邪犯表、肺气失和所致。其症状表现为发热重、微恶风、头胀痛、有汗、咽喉红肿疼痛、咳嗽、痰粘或黄、鼻塞黄涕、口渴喜饮、舌尖边红、苔薄白微黄。

【对症拔罐】

1. 风寒型感冒

选穴　取大椎、风门、肺俞、曲池、印堂、太阳、合谷穴以及背部督脉、膀胱经循行部位。

方法　用火罐采取闪火法，对穴位施连续闪罐，以皮肤潮红为度，每日1次，或施以单纯火罐，留罐10～15分钟，每日1次。也可与贮水罐、药罐配合使用，留罐15～20分钟，每日1次。走罐法将润滑剂或药液涂在背部，在督脉及膀胱经循行部位连续走罐，至皮肤发红为度，每日施罐1次。

2. 风热型感冒

选穴　取大椎、肺俞、风池、尺泽穴。

方法　用刺络罐法，首先以三棱针在穴位上进行点刺，至出血为度，然后用罐立即吸拔在点刺的部位上，留罐20分钟，起罐后将吸部的血液用消毒棉球擦净，每日1次。亦可用银翘散、桑菊饮药水煮罐，对穴位施以药罐。

此外，对久病体虚的感冒患者，除辨别风寒、风热选穴外，如兼气虚者加拔气海穴、足三里穴；血虚者加拔血海、三阴交穴；阳虚者加拔关元、命门穴。

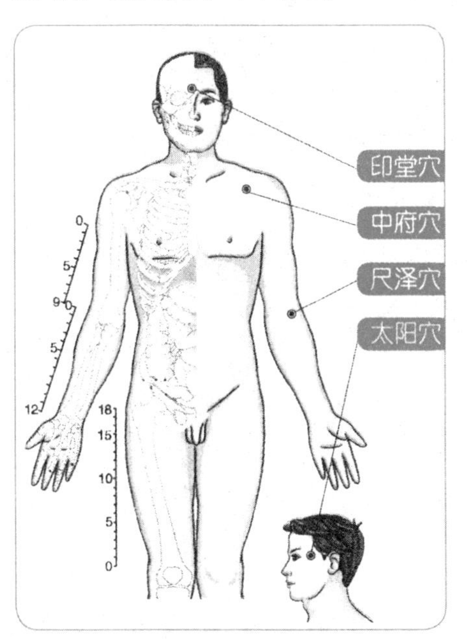

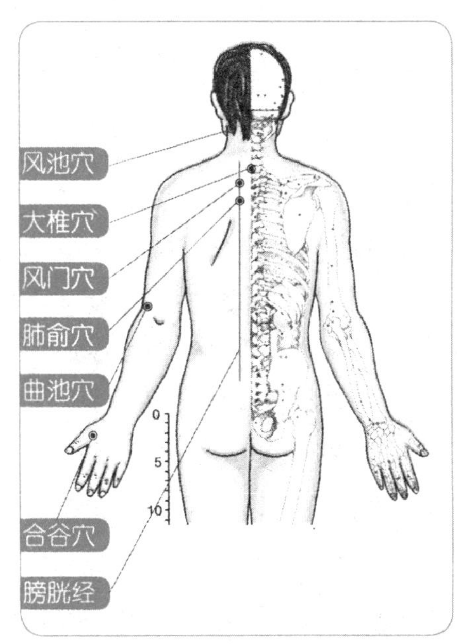

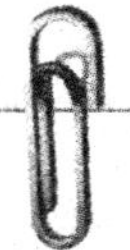

健康贴士

感冒患者要注意劳逸结合，每晚用热水泡脚15～20分钟，泡后双脚要发红，可预防感冒。另外，感冒刚发生时，可用电吹风对着太阳穴吹3～5分钟热风，每日数次，可减少感冒症状。

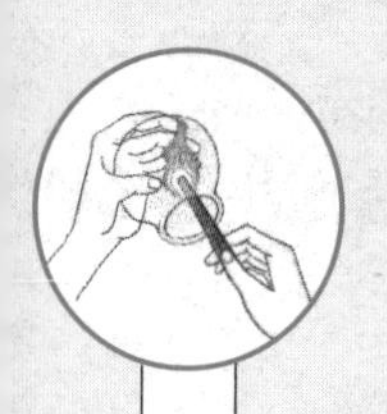

支气管哮喘

诊　断 → 对症拔罐

中医学认为，支气管哮喘属“哮喘”范畴，系由宿痰内伏于肺，每因外邪、饮食、情志、劳倦等诱因而引发，以致痰阻气道、肺失肃降、气道挛急所致。病位主要在肺，但亦与脾肾关系密切。肺失宣降、脾失健运、肾失摄纳为本病发病的根本原因。

【诊断】

本病是一种过敏性疾病，多数在年幼或青年时发病，并在春秋季或遇寒时发作。临床上表现为反复发作性伴有哮鸣音的呼气性呼吸困难、胸闷或咳嗽，可自行或在治疗后缓解。若长期反复发作可并发慢性支气管炎、阻塞性肺气肿、肺源性心脏病。

【对症拔罐】

1. 发作期

选穴　风门、肺俞、大椎、膻中、尺泽、定喘穴。

方法　在本病的发作期属寒饮者，取风门、肺俞、大椎、膻中穴，施以单纯火罐法、贮药罐法（方药用止嗽散:桔梗、甘草、白前、橘红、百部、紫菀煎煮取汁备用），留罐10分钟，每日1次。属痰热者，先以定喘穴行闪罐5～6次，以皮肤发红为度，然后取肺俞、膻中、尺泽穴施行刺络罐法，以三棱针在穴位点刺后，迅速用罐吸拔，留罐10分钟，各穴交替吸拔，每日1次。

2. 缓解期

选穴　大椎、风门、肺俞、身柱、膻中、中府、关元、肾俞、脾俞、足三里穴及背部督脉和膀胱经循行部位。

方法 缓解期可在背部督脉和膀胱经循行部位进行走罐，至皮肤紫红，亦可在上述穴位进行单纯火罐吸拔，或用贮水罐、水气罐留罐，每次10分钟，每日1次。亦可在单纯火罐吸拔后，在吸拔的穴位上涂抹参龙白芥膏；还可以采用刺络留罐，取大椎、肺俞、脾俞、肾俞穴或身柱、关元、膻中、中府穴，先以三棱针点刺穴位后，立即用罐吸拔，留罐10分钟，每次1组穴，每日1次。

此外，缓解期的患者可采用拔罐发疱疗法进行预防治疗。以投火法分别吸拔大椎以及肺俞穴，其火力要大，使吸力充足，待罐内皮肤起疱后方可起罐（要用玻璃罐以便于观察），在局部覆盖消毒纱布以保护创面，待水疱自行吸收。

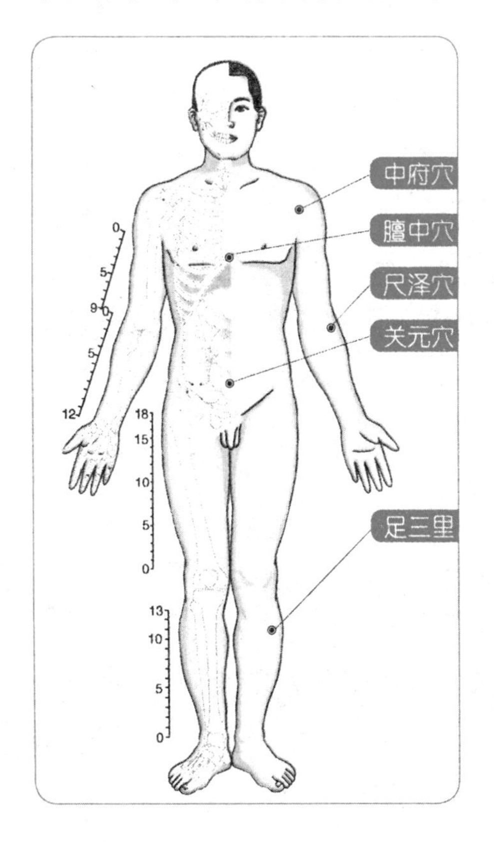

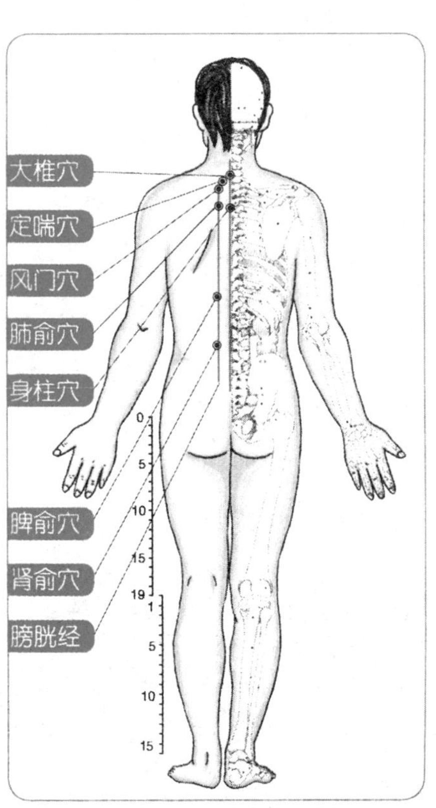

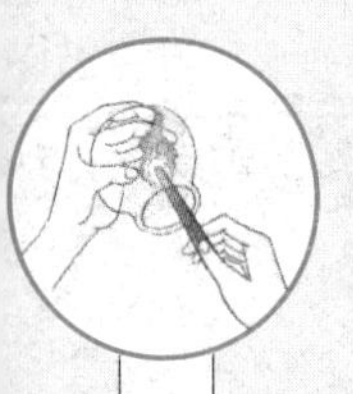

腹泻

诊　断 → 对症拔罐 → 健康贴士

腹泄是指排便次数明显超过平日习惯的频率，粪质稀薄，水分增加，每日排便量超过200克，或含未消化食物或脓血、粘液。本病属中医学“泄泻”范畴。外感风寒暑热湿等邪气，内伤饮食情志、脏腑失调皆可致泻。外邪之中湿邪最为重要，内伤中脾虚最为关键，脾虚湿盛乃泄泻发生的关键病机。泄泻的病位在肠，但关键病变脏腑在脾胃，与肝、肾亦有密切的关系。

【诊断】

腹泻可分为急性和慢性两种。主要症状为排便次数增多，大便稀薄，水样或带有不消化食物，伴有肠鸣、腹痛、食欲不振、面色无华、神疲乏力、消瘦等症。大便镜检可发现有血液、脓球、脂肪球或黏液以及未消化食物等。引起腹泻的原因很多，常见的有胃源性腹泻、肠源性腹泻、内分泌紊乱性腹泻及功能性腹泻等。

【对症拔罐】

选穴　①天枢、中脘、气海、合谷、足三里、上巨虚、三阴交。②脾俞、胃俞、肾俞、大肠俞。

方法　急性腹泻取第一组穴位，患者取仰卧位，选择大小合适的拔罐，将罐拔在所选的穴位上，留罐10～15分钟。每日1次，3次为1个疗程。

慢性腹泻两组穴位交替轮流使用，治疗时取适当的体位，选择大小合适的拔罐，将罐拔在所选的穴位上，留罐 10 ~ 15 分钟。每周 2 ~ 3 次，10 次为 1 个疗程，疗程间休息 1 周。

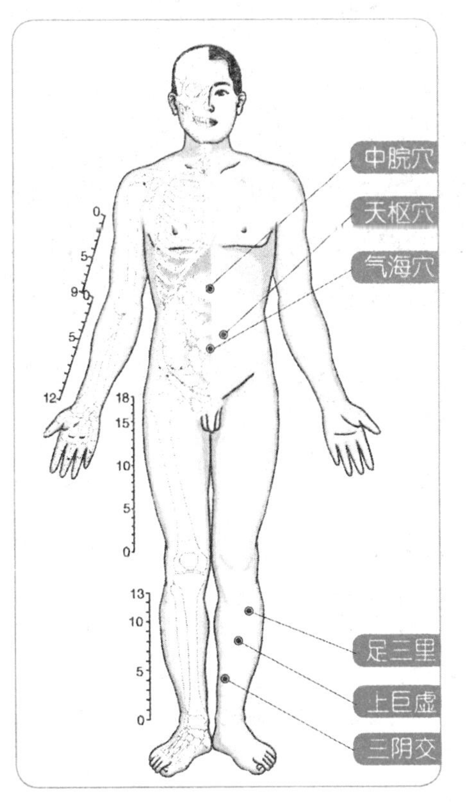

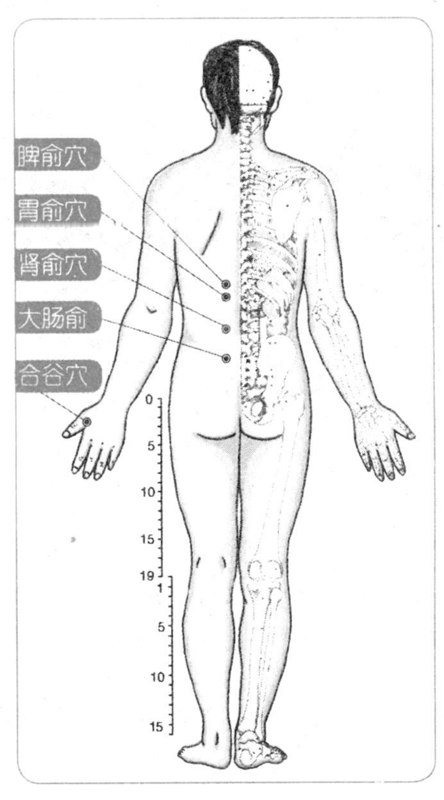

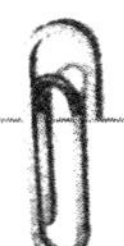

健康贴士

腹泄患者应注意饮食卫生，发病期间忌食生冷、油腻及不易消化的食物；若泄泻频繁，有严重脱水现象或由恶性病变所引起的腹泻，则应采取综合治疗；平时应注意饮食调养及精神调养，防止复发。

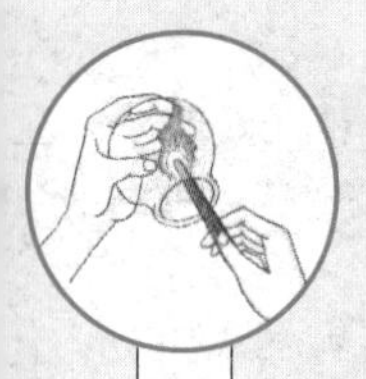

便秘

诊　断 → 对症拔罐 → 健康贴士

中医学认为，便秘系大肠传导功能失常所致，但常与脾胃肺肝肾等脏腑功能失调有关。外感寒热之邪、内伤饮食情志、阴阳气血不足等皆可形成便秘。概括说来，便秘的直接原因不外乎热、气、冷、虚四种，胃肠积热者发为热秘，气机瘀滞者发为气秘，阴寒积滞者发为冷秘，气血阴阳不足发为虚秘。

【诊断】

便秘是临床上的常见症状，以大便次数减少、粪便干燥难解为特征。在正常情况下，食物通过胃肠道，经过消化、吸收，剩余残渣的排泄常需 24 ~ 48 小时。若排便间隔 48 小时以上，一般可视为便秘。但也有人习惯于 2 ~ 3 天排便 1 次，而无便秘症状，不能视为便秘。反之，有时因排便困难，以致一日排便数次，但每次量少，部分粪便仍留滞肠内者，仍应视为便秘。

【对症拔罐】

选穴

天枢、支沟、上巨虚、脾俞、胃俞、大肠俞。

方法

患者首先取仰卧位，选择大小合适的拔罐，将罐拔在腹面所选的穴位上，留罐 10 ~ 15 分钟。然后患者取俯卧位，采用同样的方法在背面所选的穴位上进行治疗。每周 2 ~ 3 次。10 次为 1 个疗程，疗程间休息 1 周。

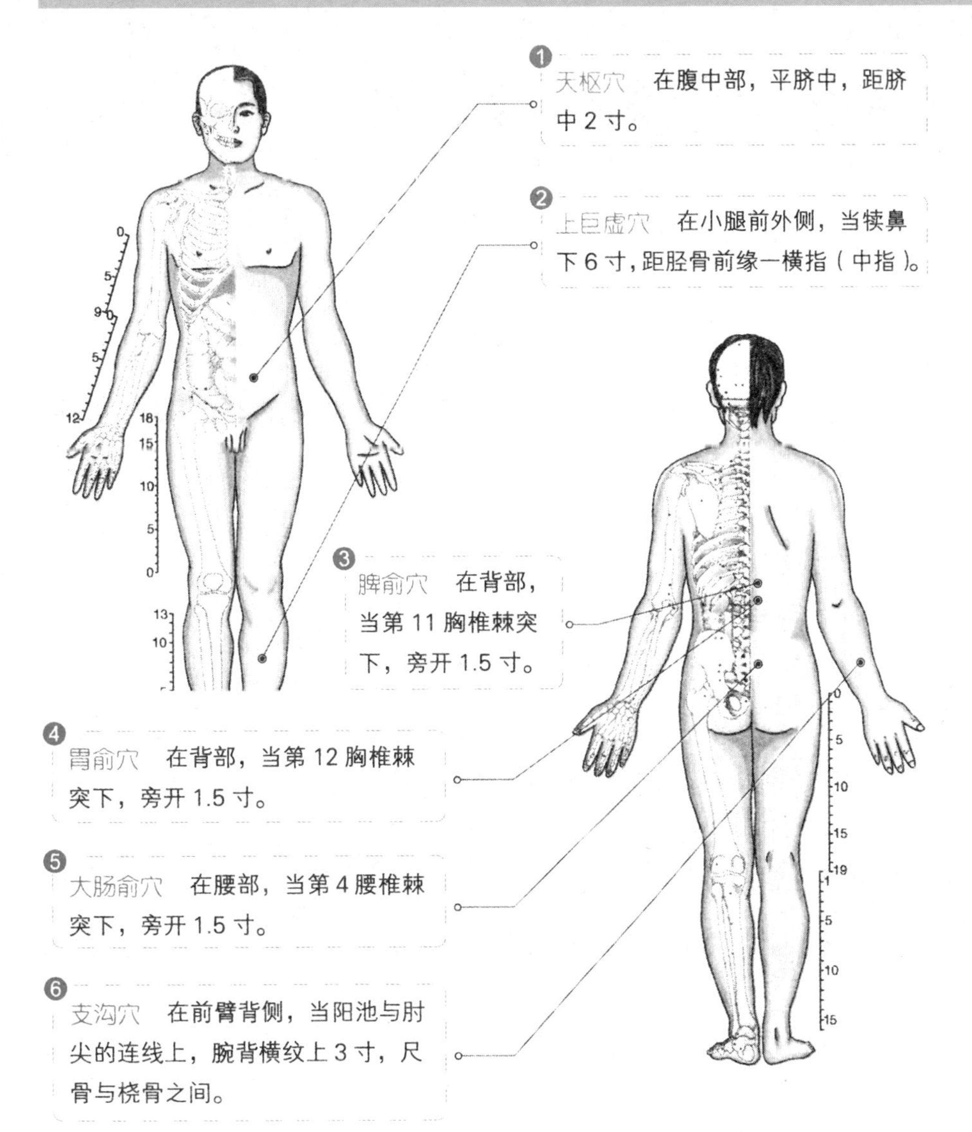

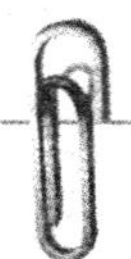

健康贴士

便秘患者应少吃油腻及辛辣刺激的食物，多吃水果及纤维较多的蔬菜；适当运动，加强腹肌锻炼，多做仰卧屈髋压腹动作；排便时可用拇指按于手臂支沟穴或腹部左侧天枢穴，以帮助排便；养成按时排便的习惯，大便时不宜久蹲。

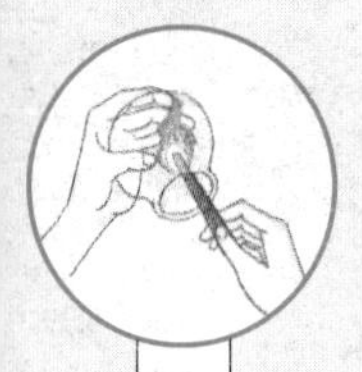

缺铁性贫血

诊　断 → 对症拔罐 → 健康贴士

缺铁性贫血是体内铁的储存不能满足正常红细胞生成的需要而发生的贫血。是由于铁摄入量不足、吸收量减少、需要量增加、铁利用障碍或丢失过多所致。

【诊断】

缺铁性贫血一般有疲乏、烦躁、心悸、气短、头晕、头疼等症。儿童表现生长发育迟缓，注意力不集中。部分病人有厌食、胃灼热、胀气、恶心及便秘等胃肠道症状。少数严重病人可出现吞咽困难、口角炎和舌炎。缺铁性贫血患者体检会发现，除贫血外貌外，有皮肤干燥皱缩，毛发干枯易脱落。指甲薄平、不光滑、易碎裂，甚至呈匙状甲（见于长期严重病人）。

【对症拔罐】

选穴

膏肓、膈俞、肝俞、脾俞、章门、关元、血海、三阴交、足三里、悬钟。

方法

取上穴，以单纯火罐法吸拔穴位，留罐10分钟，隔日1次。

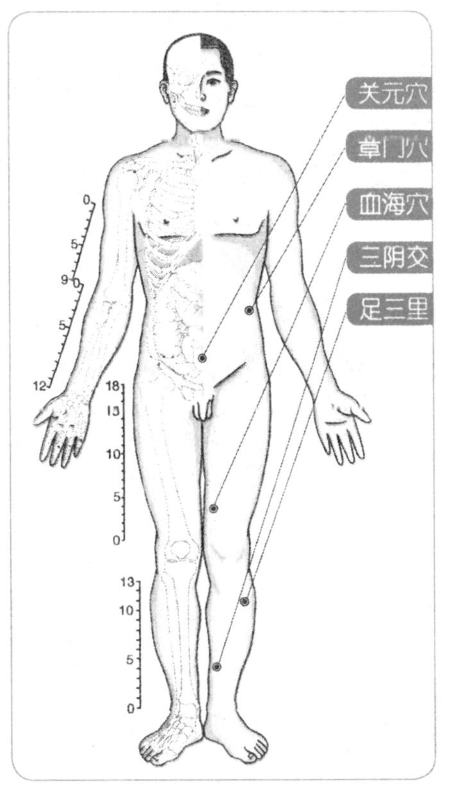

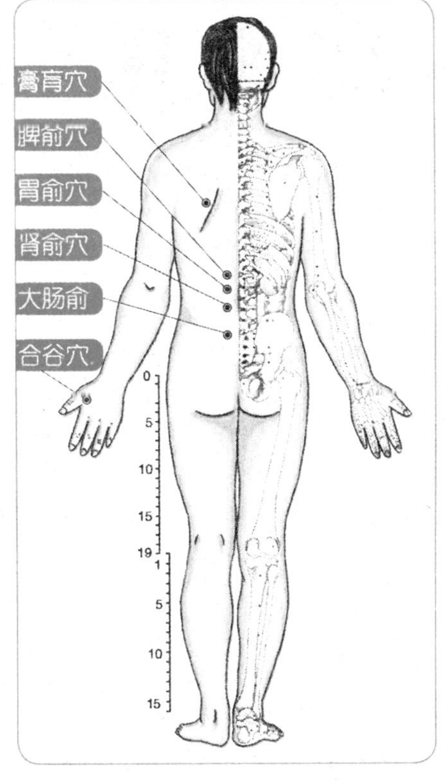

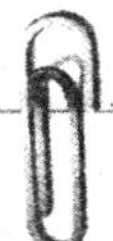

健康贴士

猪血菠菜汤：新鲜菠菜500克，猪血250克，盐、味精适量。菠菜洗净，用开水烫一下，切段。猪血洗净，切小块先放入锅内加水煮开，然后加入菠菜一起煮汤，熟后根据个人口味调味。每日或隔日一次，连服2～3次。猪血物美价廉，每100克含铁高达45毫克，堪称“养血之王”。中医认为菠菜性甘凉，能养血、止血、敛阴、润燥。因此，此汤具有补铁养血之功效。

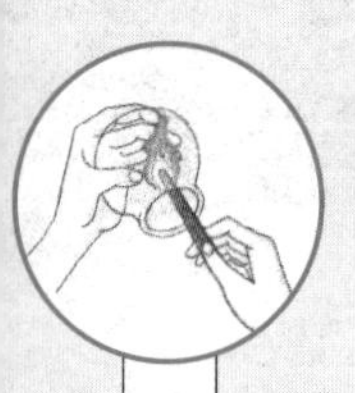

高血压

诊断 → 对症拔罐

动脉血压高于正常叫做高血压，本病起病隐匿、病程进展缓慢，早期仅在精神紧张、情绪波动或过度劳累之后出现暂时和轻度的血压升高，去除原因或休息后可以恢复，称为波动性高血压。患者可出现头痛、头晕、头胀、耳鸣、眼花、失眠、健忘、注意力不集中、胸闷、乏力、心悸等症状。长期的高血压易并发心、脑、肾的损害。

【诊断】

临床根据高血压的严重程度以及对心、脑、肾器官损害的程度，将本病分为轻、中、重三度或1、2、3级。

轻度高血压（1级）：血压在18.7～21.2/12.0～13.2千帕（140～159/90～99毫米汞柱），临床上没有心、脑、肾并发症。

中度高血压（2级）：血压在21.3～23.8/13.3～14.5千帕（160～179/100～109毫米汞柱），伴有1项或1项以上（心、脑、肾）的损伤，但其功能尚可代偿。

重度高血压（3级）：血压大于等于24.0/14.7千帕（180/110毫米汞柱），伴有1项或1项以上（心、脑、肾）的损伤，且功能丧失。

【对症拔罐】

选穴　①大椎、肝俞、心俞、灵台、脾俞、肾俞穴。②第7颈椎至骶尾部督脉及其两侧膀胱经内侧循行线、曲池、足三里或三阴交穴。

方法 取①组穴施以刺络罐法，先用三棱针点刺或皮肤针叩刺各穴，然后施用闪火法将罐具吸拔在叩刺的穴位上，留罐10～15分钟，每次1组穴，隔日1次。或取②组穴，先将润滑剂涂抹在背部，然后走罐至皮肤紫红，再在曲池、足三里穴或三阴交穴施以留针罐法吸拔穴位，留罐10～15分钟，每日或隔日1次。

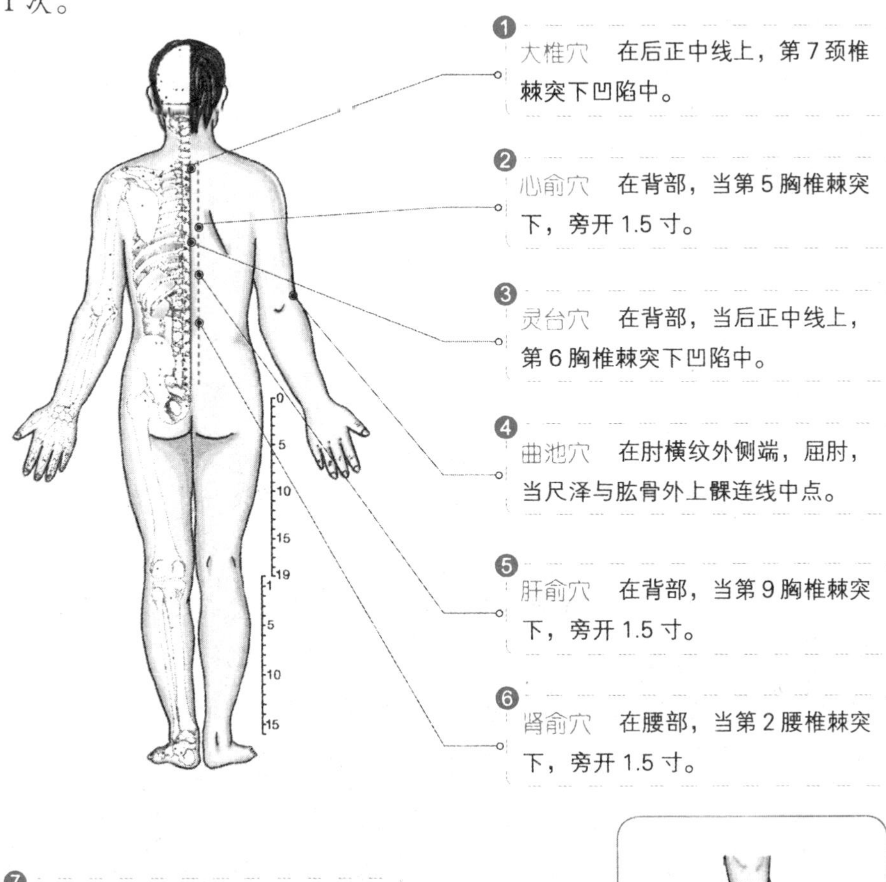

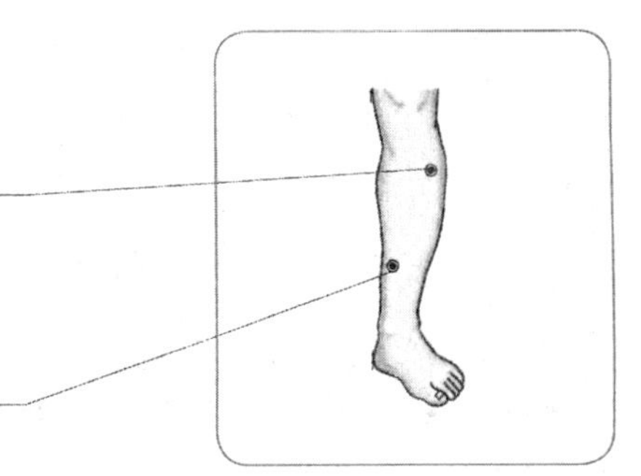

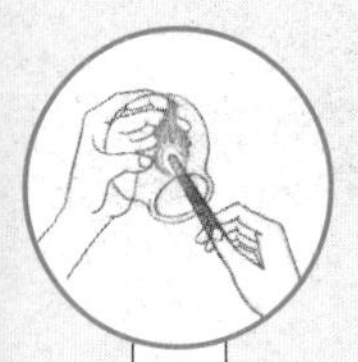

低血压

诊　断 → 对症拔罐 → 健康贴士

低血压主要是由于高级神经中枢调节血压功能紊乱所引起的以体循环动脉血压偏低为主要症状的一种疾病。本病大致可归属于祖国医学“眩晕”的范畴，其发病主要与体质虚弱、思虑劳倦、情志因素等有关，病机主要在于各种因素导致心阳不振、阳气不能达于四肢所致。

【诊断】

低血压可分为生理性低血压和病理性低血压两大类。

生理性低血压多无任何症状，亦不影响生存期。生理性低血压多见于年轻妇女，尤以体型瘦长者多见，特别是从事脑力劳动者或办公室工作的女性多见。

病理性低血压即我们所说的低血压病，又可分为急性与慢性两种。急性多见于各种休克和急性心力衰竭；慢性低血压发病原因较多，部分有遗传倾向，或可继发于某些神经性疾病、心血管疾病、慢性营养不良、内分泌紊乱等等。另外，还有原发性低血压和直立性低血压。原发性低血压又称为体质性低血压，多见于女性或体质虚弱者；直立性低血压多见于少年和老年人，表现为突然站立时的低血压或长时间站立后出现低血压。

低血压的临床表现有全身乏力、头晕、易疲倦、出汗、心悸等，或有手足发凉、失眠、健忘、胸闷等，重者可突发晕厥等。可因低血压出现的快慢、血压变化的程度等有所不同。

【对症拔罐】

选穴　膻中、中脘、气海、足三里、三阴交、涌泉、膈俞、脾俞、肾俞、关元俞。

方法　患者取坐位或卧位，在上述穴位上用真空罐或火罐吸拔，留罐 10 ~ 15 分钟，每日 1 次，7 ~ 10 次为 1 个疗程。

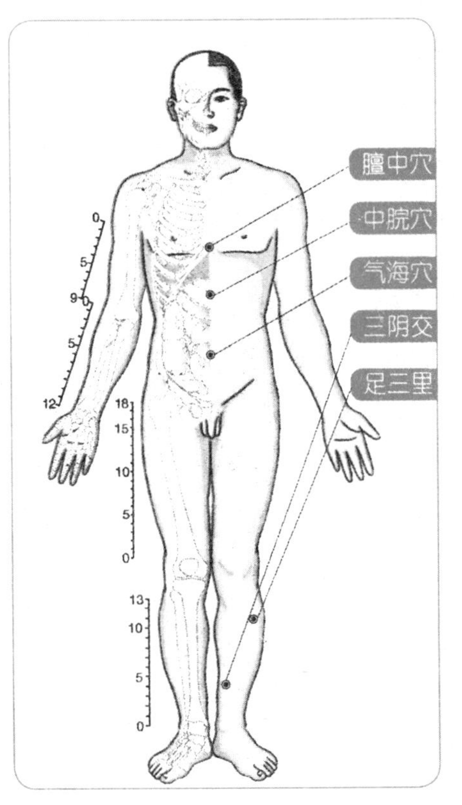

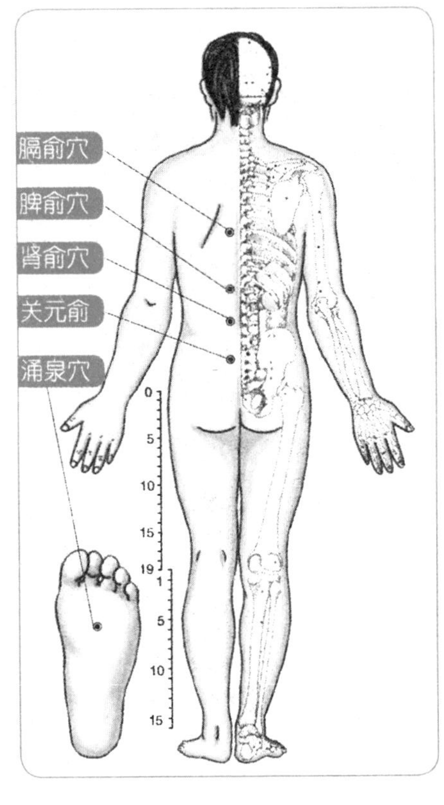

健康贴士

有生理性低血压状态的患者，如果没有明显症状，一般无需吃药。平时多吃高营养、易消化和富含纤维素的食物。

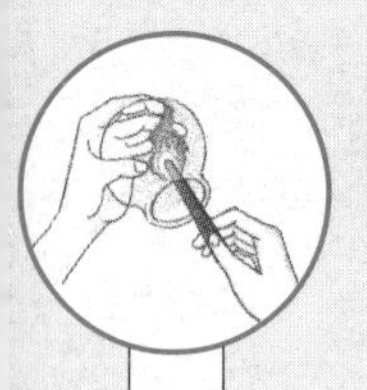

高脂血症

诊　断 → 对症拔罐 → 健康贴士

高脂血症是指由于脂肪代谢或运动异常使一种或多种血浆脂质浓度超过正常范围。在中医学中无此病名，但其症状可见于“眩晕、中风、脑痹”等病证中，属“痰浊”、“痰瘀”范畴。

【诊断】

高脂血症是一组以脏腑功能失调、膏脂输化不利而致以痰浊为主要致病因素的疾病。痰浊致病周身无处不到。在临床上的患者中有的因脾虚痰瘀阻络而肢麻；有的因肝肾不足聚痰生瘀而致头痛眩晕；有的因心脾不足痰瘀阻痹胸阳而致胸痹；有的因脾肾两虚痰瘀阻窍而成痴呆。这些病人通过化痰浊、行痰瘀治疗均可取得一定疗效。

【对症拔罐】

选穴

肺俞、厥阴俞、心俞、督俞、曲池、合谷、郄门、间使、内关、通里、足三里、三阴交、公孙、太冲。

方法

取上穴，以单纯火罐法吸拔穴位，留罐10分钟，每日1次。

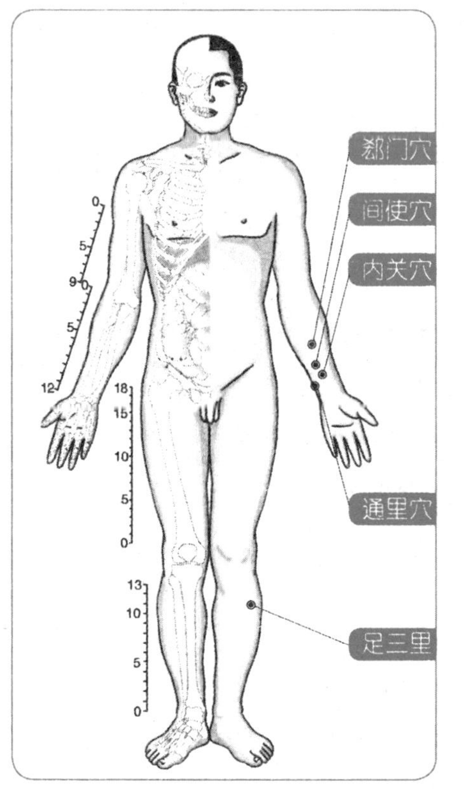

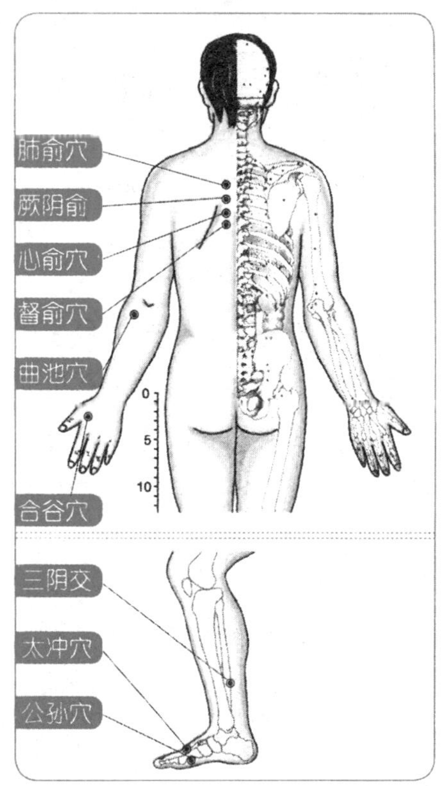

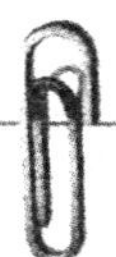

健康贴士

降脂治疗是一件长期的事情，患者不要期望能在短期内治愈，也不要见血脂降到正常水平就不再注意饮食，否则血脂又会反弹升高。高血脂导致的不良后果是缓慢产生的，不要因为目前没有明显的症状和不适而忽视对它的治疗，等到出现并发症时再进行治疗，就为时已晚了。高脂血症患者平时要建立良好的生活习惯，如戒烟、戒酒，加强体育锻炼，选择适合于本人的轻中度体育活动，劳逸结合，解除各种思想顾虑，心情舒畅，以静养生。

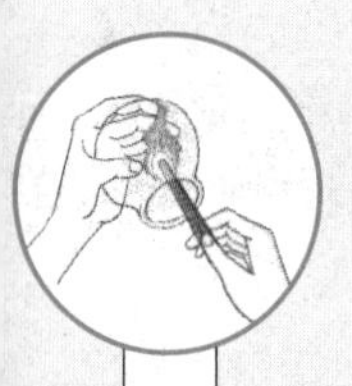

糖尿病

诊　断 → 对症拔罐

糖尿病是一种常见的代谢性内分泌疾病，病因大多未明，是胰岛素绝对或相对分泌不足所引起的包括糖、蛋白质、脂肪、水及电解质等代谢紊乱，病情严重时可导致酸碱平衡失常。其特点为血糖过高。糖尿、葡萄糖耐量减低及胰岛素释放试验异常。

【诊断】

临床上将糖尿病分为三型：即胰岛素依赖型，亦称1型（脆性或青幼年型糖尿病）；非胰岛素依赖型，亦称2型，（稳定性或老年型糖尿病）；还有其余型糖尿病，包括胰源性糖尿病，内分泌性糖尿病，药源性及化学性糖尿病等。临床上前两型占绝大多数，属原发性糖尿病，有明显遗传倾向。其余型则大部分属继发性糖尿病，受后天因素影响较大，如胰源性糖尿病，是由于胰腺切除、胰腺炎等引起的胰岛素分泌不足所致。

糖尿病患者的典型症状有多尿、多食、多饮。并伴有疲乏、消瘦、虚弱、面容憔悴、精神不振、劳动力减弱、皮肤瘙痒、四肢酸痛、麻木、腰痛、性欲降低、阳痿不育、月经失调、便秘、视力障碍等症状。

糖尿病晚期常出现严重并发症，如糖尿病酸中毒、昏迷、感染、心血管病变、肾脏病变、神经病变、眼病变等。

【对症拔罐】

选穴　肺俞、脾俞、三焦俞、肾俞、足三里、三阴交、太溪穴。

方法　取上穴，采用单纯火罐法吸拔穴位，留罐10分钟，每日1次。或采用背部俞穴走罐，先在肺俞至肾俞段涂抹润滑剂，然后走罐至皮肤潮红或皮肤出现痧点为止，隔日1次。

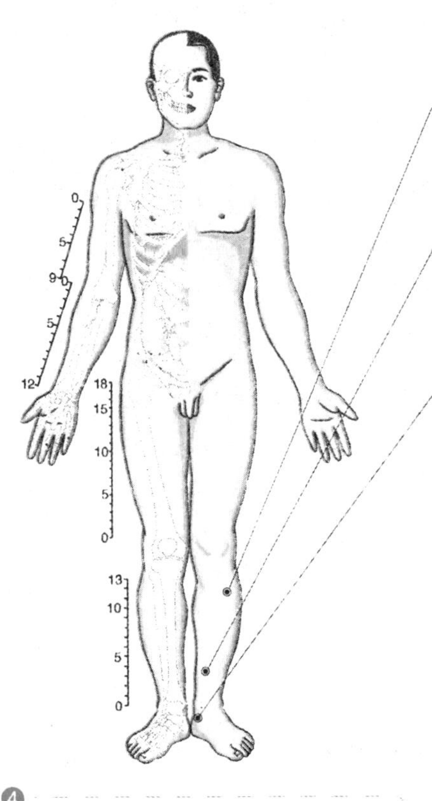

❶ 足三里穴　在小腿前外侧，当犊鼻下3寸，距胫骨前缘一横指（中指）。

❷ 三阴交穴　在小腿内侧，当足内踝尖上3寸，胫骨内侧缘后方。

❸ 太溪穴　在足内侧，内踝后方，当内踝尖与跟腱之间的凹陷处。

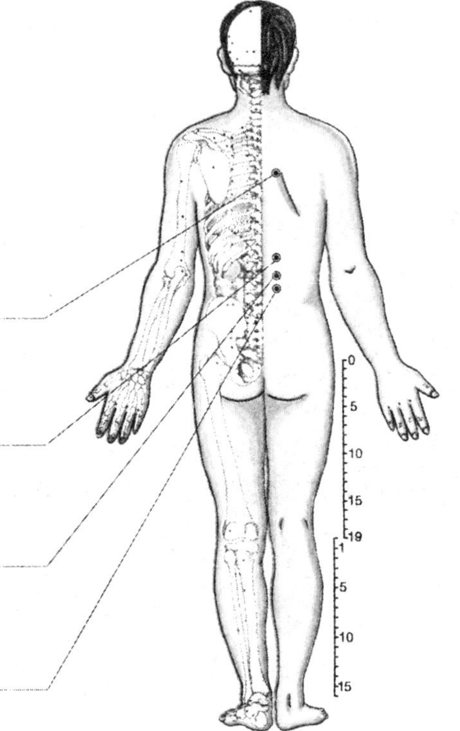

❹ 肺俞穴　在背部，当第3胸椎棘突下，旁开1.5寸。

❺ 脾俞穴　在背部，当第11胸椎棘突下，旁开1.5寸。

❻ 三焦俞穴　在腰部，当第1腰椎棘突下，旁开1.5寸。

❼ 肾俞穴　在腰部，当第2腰椎棘突下，旁开1.5寸。

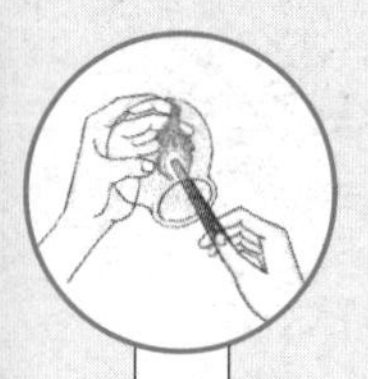

冠心病

诊　断 → 对症拔罐 → 健康贴士

冠状动脉性心脏病简称冠心病，是一种最常见的心脏病，是指因冠状动脉狭窄、供血不足而引起的心肌机能障碍或器质性病变，故又称为缺血性心肌病。

【诊断】

冠心病多发生于40岁以上的中老年人,其主要症状表现为胸闷、心悸，阵发性胸骨后、心前区疼痛，可放射至左肩、左前臂内侧达无名指与小指。可有濒死感,一般1～5分钟可自行缓解。常由劳累、情绪激动、受寒或饱餐诱发。病情发展可引起心肌梗死。

【对症拔罐】

选穴

天突、膻中、巨阙、中脘、曲泽、内关、神门、足三里、大杼、厥阴俞、心俞、膈俞、肝俞。

方法

（1）用闪火法将罐吸附于厥阴俞、心俞、内关、神门；或用抽气罐法。

（2）沿足太阳膀胱经的大杼至膈俞、任脉的天突至巨阙、手厥阴心包经的曲泽至内关来回走罐。

（3）取膻中、心俞、厥阴俞、中脘、足三里、内关，涂敷药膏（由川芎、红花、延胡索、冰片、麝香、硝酸甘油共研细末调糊）后，用闪火法拔罐。

注意：拔罐对缓解和减少心绞痛发作次数有一定疗效，但频发、加重或心肌梗死时应及时去医院治疗。

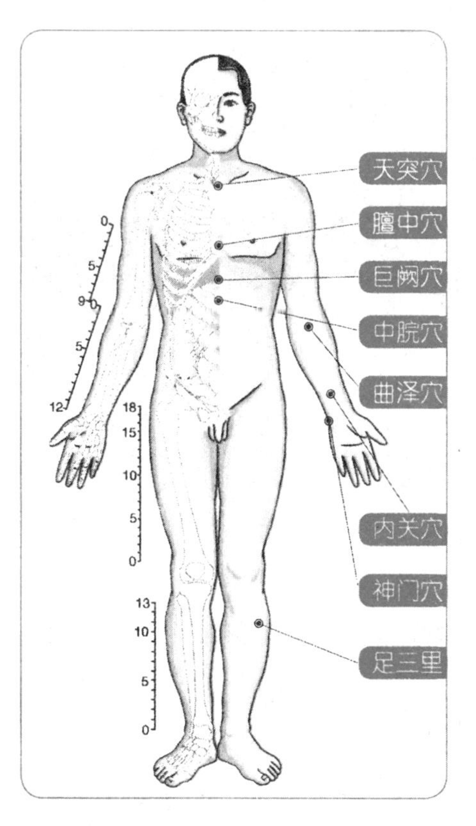

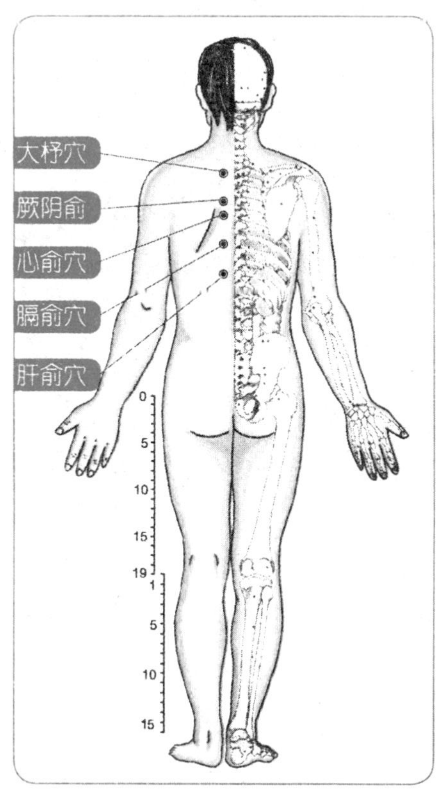

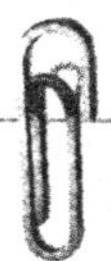

健康贴士

冠心病患者心绞痛或心肌梗死突发时，应立即舌下含服硝酸甘油或消心痛、速效救心丸等，病情不缓解可再次含药，及时去医院治疗；冠心病患者应随身携带并家中备有上述急救药物，以便发病时自己或家人能及时取到并服用，应定期到医院做健康检查。

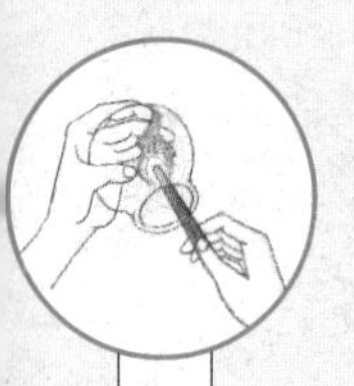

心绞痛

诊断 → 对症拔罐 → 健康贴士

心绞痛是由于冠状动脉供血不足，心肌急剧而短暂的缺血缺氧引起的，以阵发性胸前区压榨性闷痛不适为主要表现的临床综合征。

【诊断】

本病发病以 40 岁以上男性多见，常见诱因为劳累、情绪激动、饱食、天气变化、急性循环衰竭等。发病原因多见于冠状动脉粥样硬化，亦可见于主动脉瓣狭窄或关闭不全、梅毒性主动脉炎、肥厚性心肌病、先天性心脏病、风湿性心脏病等。

典型心绞痛发作有以下特点：突发胸痛，可放射至左肩、左背；疼痛多为钝性疼痛，呈压榨性、窒息性或伴严重的压迫感；常有一定的诱发因素，如精神紧张、情绪激动、饱餐、过度劳累等；历时短暂，常为 1 ~ 5 分钟；休息或含用硝酸甘油片后能迅速缓解。

根据心绞痛的特点，分为劳力性心绞痛和自发性心绞痛两类。劳力性心绞痛根据病情和病程长短，又分为三型。

1. 稳定型劳力性心绞痛：符合上述心绞痛的特点，病程持续 1 个月或 1 个月以上。

2. 初发型劳力性心绞痛：发作特征如上，但病程在 1 个月以内。

3. 恶化型劳力性心绞痛：原有稳定性心绞痛发作次数、严重程度及持续时间突然加重，含用硝酸甘油的疗效减退。自发性心绞痛可在休息或夜间发作，持续时间较长、程度较重，且不易为硝酸甘油所缓解。

【对症拔罐】

选穴　至阳、心俞、巨阙、膻中、膈俞穴。

方法　当心绞痛发作时取至阳穴，用三棱针速刺出血，然后用闪火法将罐吸拔在至阳穴上，留罐5分钟，疼痛可迅速缓解。亦可取上穴采用单纯火罐法吸拔穴位，留罐10分钟。

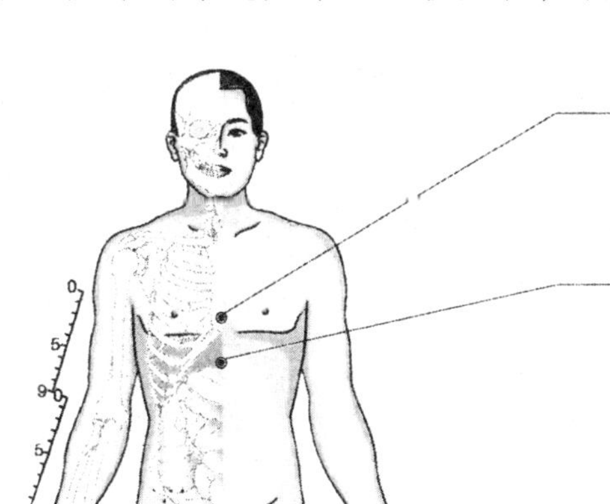

❶ 膻中穴　在胸部，当前正中线上，平第4肋间，两乳头连线的中点。

❷ 巨阙穴　在上腹部，前正中线上，当脐中上6寸。

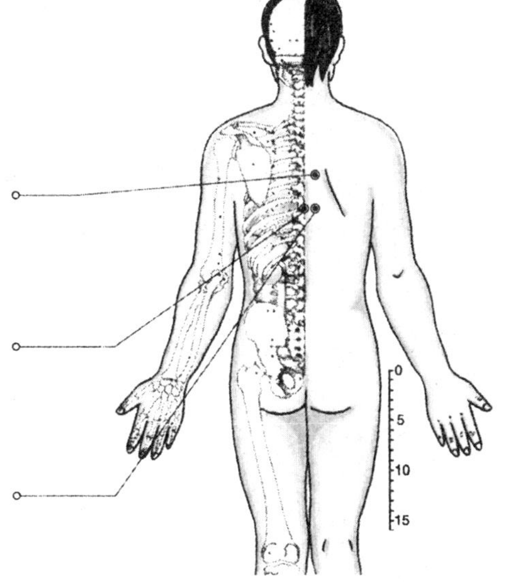

❸ 心俞穴　在背部，当第5胸椎棘突下，旁开1.5寸。

❹ 至阳穴　在背部，当后正中线上，第7胸椎棘突下凹陷中。

❺ 膈俞穴　在背部，当第7胸椎棘突下，旁开1.5寸。

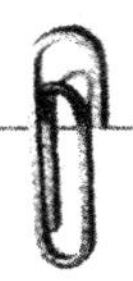

健康贴士

心绞痛患者应控制饮食。高脂及高盐的饮食可引发心绞痛，因为这些食物会突然提高你的血压。因此，应尽量改善高脂高胆固醇、高盐的饮食习惯。

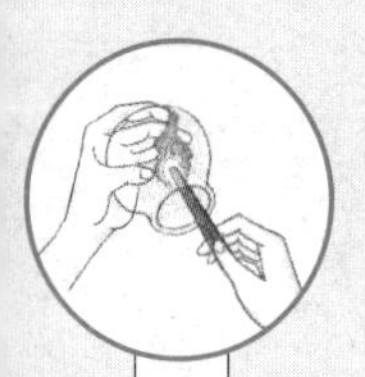

慢性风湿性心脏病

诊　断 → 对症拔罐 → 健康贴士

慢性风湿性心脏病又称为风湿性心瓣膜病，简称风心病，是指由于急性风湿性心肌炎引起心脏瓣膜发生炎症性损害，瓣膜增厚、粘连，复经多次发作（风湿活跃）使瓣膜病变加重，甚至纤维化和钙化，并可累及其支持结构如乳头肌、腱索，最后遗留心脏瓣膜狭窄或关闭不全的一种疾病。

【诊断】

慢性风湿性心脏病主要以心脏二尖瓣或二尖瓣合并主动脉瓣病变较为常见，表现为瓣膜狭窄或闭锁不全引起的一系列临床症状，如呼吸困难、咯血、胸痛、头晕、耳鸣、眩晕、昏厥、心绞痛及左心衰竭等，容易发生猝死，并常有活动性风湿病的反复发作，病程迁移多年。

【对症拔罐】

选穴

心俞、肺俞、膻中、水分、中极、曲泽、间使、通里、神门、阳陵泉、飞扬。

方法

用火罐法，取上穴单罐或多罐吸拔，留罐 10 分钟，每隔 1 ~ 2 日 1 次。

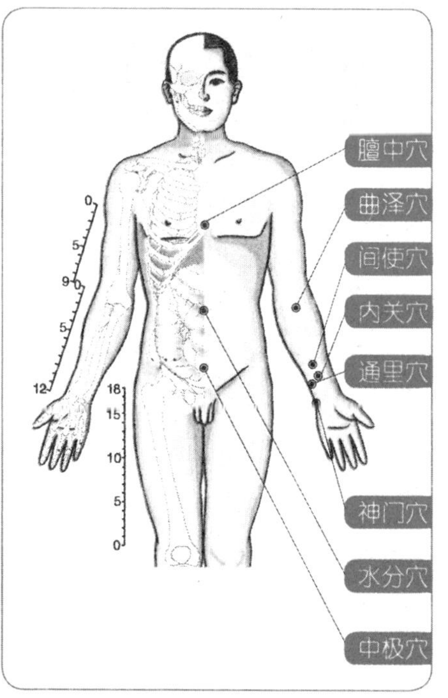

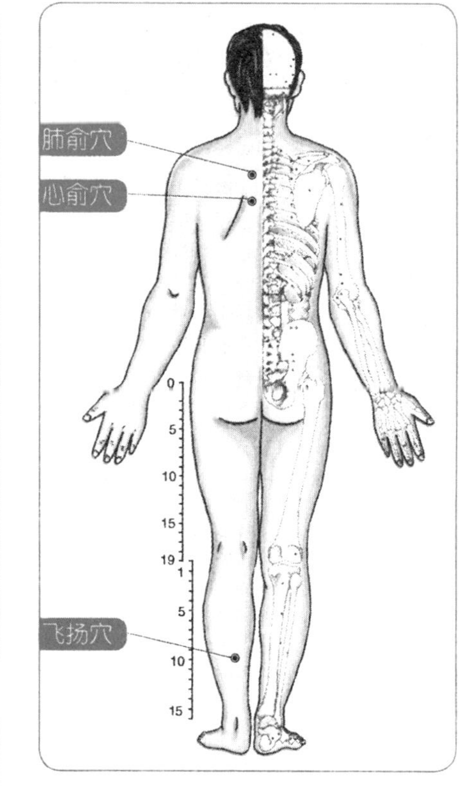

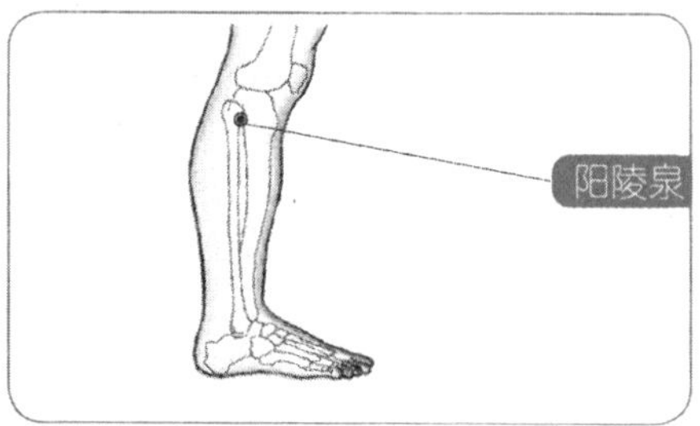

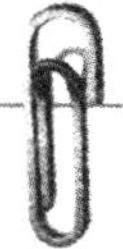

健康贴士

慢性风湿性心脏病患者应避免一切可能引起心衰的诱发因素，比如，在日常生活中，要注意保暖防寒，不去或少去空气不良、人多拥挤的公共场所，避免劳累、情绪激动、便秘等加重心脏负担，引起心衰的诱发因素，以减轻心衰发作程度和减少复发；合理饮食，适当限制盐、水的摄入。

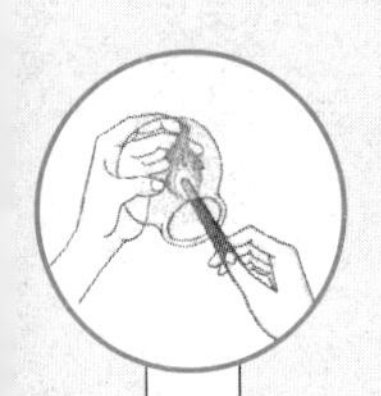

心脏神经官能症

诊　断 → 对症拔罐 → 健康贴士

心脏神经官能症是指中枢神经功能失调，影响自主神经功能，造成心脏神经功能活动暂时性失调的心脏病。本病多因精神刺激或思虑过度等因素引起，20 ~ 40 岁女性多见。

【诊断】

本病主要症状表现为心悸心烦、心前区不适或疼痛，多为持续性或短暂性刺痛，头晕目眩，气短汗出，失眠，易激动，记忆力减退。多见于青壮年女性，出现心血管系统的症状多种多样，时轻时重但多不严重，一般无器质性心脏病证据，但可与器质性心脏病同时存在或在后者的基础上发生。病史应详细询问有无焦虑、情绪激动、精神创伤或过度劳累等诱因，是否曾被诊断为“心脏病”，心慌、气短或心前区不适等感觉与活动、劳累和心情的相关关系，睡眠状况如何。既往的心脏检查结果、用药史及疗效有助于诊断。

【对症拔罐】

选穴　心俞、膈俞、肝俞、脾俞、胆俞、内关、神门、足三里、阳陵泉、丰隆、三阴交。

方法　1. 火罐法:用闪火法将罐吸附于心俞、肝俞、脾俞、膈俞、足三里、内关；或用抽气罐法吸附于上述穴位。

2. 针罐法:取肝俞、心俞、胆俞、阳陵泉、三阴交、内关、神门，局部常规消毒后，用毫针针刺，起针后，用闪火法拔罐。

3．刺络拔罐法：取心俞、膈俞、肝俞、胆俞、丰隆、三阴交、内关，局部常规消毒后，用三棱针点刺局部出血，立即用闪火法拔罐于点刺部位。

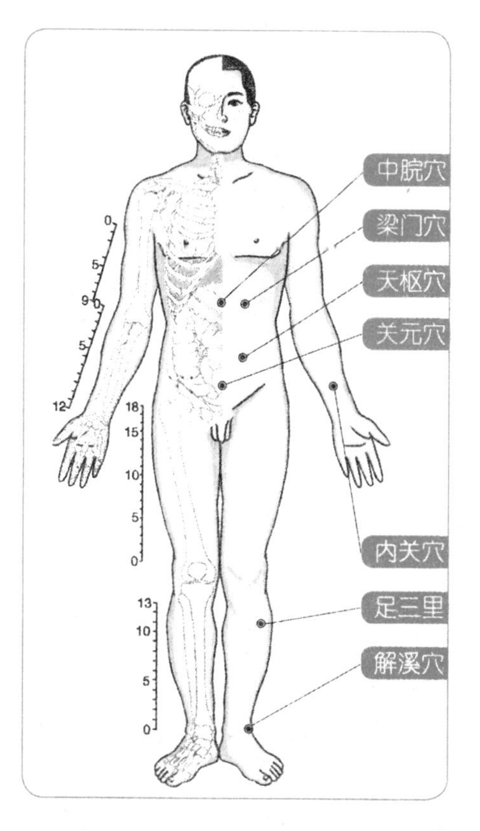

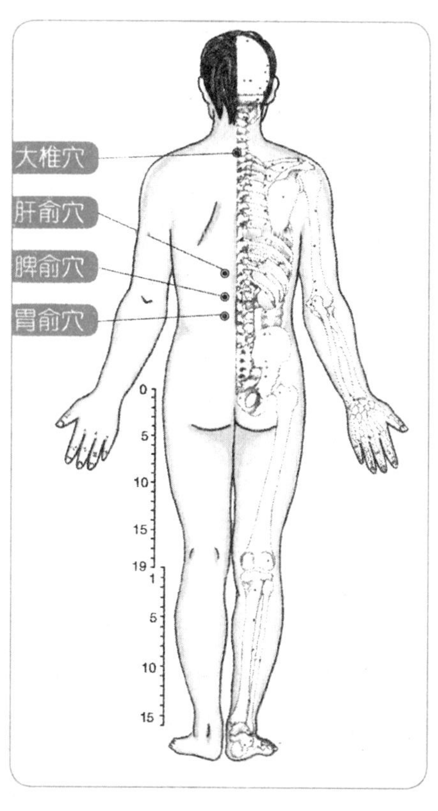

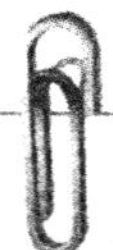

健康贴士

要正确认识该病。患者有必要对自己的疾病原因、性质及表现形式有一大概的认识，以解除不必要的思想顾虑，培养乐观开朗的情绪，树立战胜疾病的信心。医务人员要关心和同情患者，做好消除患者疑病心理和稳定病情的工作是十分重要的。

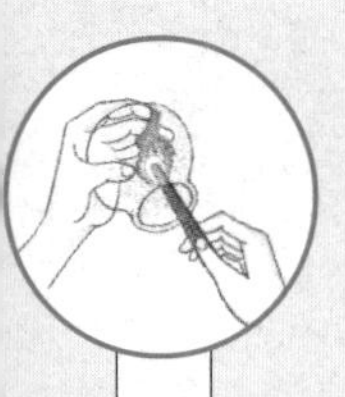

胃炎

诊 断 → 对症拔罐

胃炎系指各种原因所致的急性或慢性胃黏膜的炎性变化。本病属中医学“胃脘痛”范畴。胃为阳土，喜润恶燥，为五脏六腑之大源，乃多气多血之经，主受纳腐熟水谷，其气以和降为顺。所以感受外邪，内伤饮食，情志失调，劳倦过度，皆可伤及胃腑，致胃气失和、气机瘀滞、胃脘作痛。

【诊断】

胃炎有急性胃炎和慢性胃炎之分。急性胃炎起病较急，多因饮食不慎引起，多发生于夏秋季，主要表现为上腹部持续疼痛，并常伴有恶心、呕吐、腹泻、发热等。也可因饮食不节、长期食用刺激性食物而致。急性不愈，迁延日久，可转变为慢性胃炎。慢性胃炎临床表现多无特异性症状，一般有阵发性或持续性上腹部不适、胀痛或烧灼感及食欲不振、恶心、呕吐、泛酸等。按组织学可以分为浅表性胃炎、萎缩性胃炎、肥厚性胃炎三大类。X线检查有助于确诊。

【对症拔罐】

1. 急性胃炎

选穴　大椎、中脘、天枢、关元、内关、足三里、解溪。

方法　火罐法，取上穴单罐或多罐吸拔，留罐10～15分钟，每隔1～2日1次。

注意　要待其症状缓解后，方可用拔罐疗法配合治疗。

2. 慢性胃炎

选穴　中脘、梁门、足三里、肝俞、脾俞、胃俞。

方法　1. 留罐法：俯卧位，用真空罐或火罐吸拔于肝俞、脾俞、胃俞穴，留罐 10 ~ 15 分钟；再仰卧位，拔中脘、梁门、足三里穴，留罐 10 ~ 15 分钟。每日治疗 1 次，10 次为 1 个疗程。

2. 针罐法：先针刺中脘、梁门、足三里、肝俞、脾俞、胃俞穴，然后选择大小适中的火罐，再在上述的穴位拔罐，留罐 10 ~ 15 分钟。

3. 走罐法：俯卧位，在背部涂上适量的按摩乳或油膏，选择大小适宜的玻璃罐或竹罐，用闪火法将罐吸拔于背部，然后沿背部脊柱两侧的足太阳膀胱经循行，重点在肝俞、脾俞、胃俞，做上下来回走罐数次，直至局部皮肤潮红。再将火罐吸拔于肝俞、脾俞、胃俞穴，留罐 10 分钟。

上述方法同样适用于治疗胃痉挛。

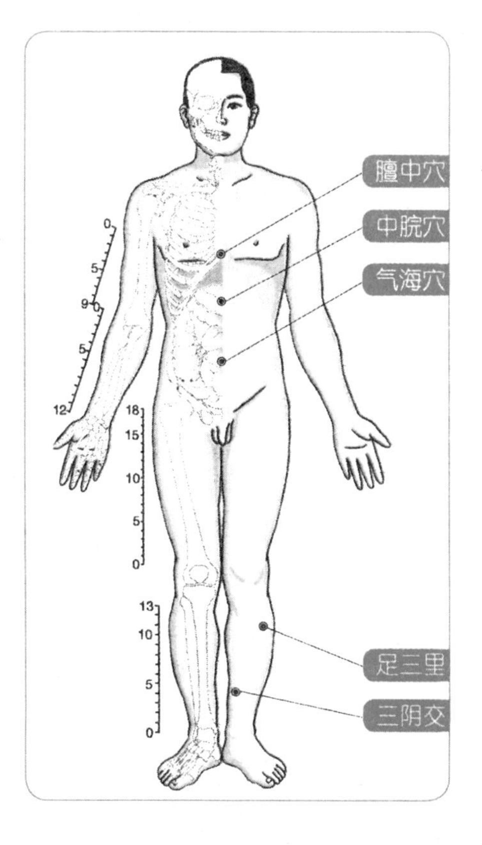

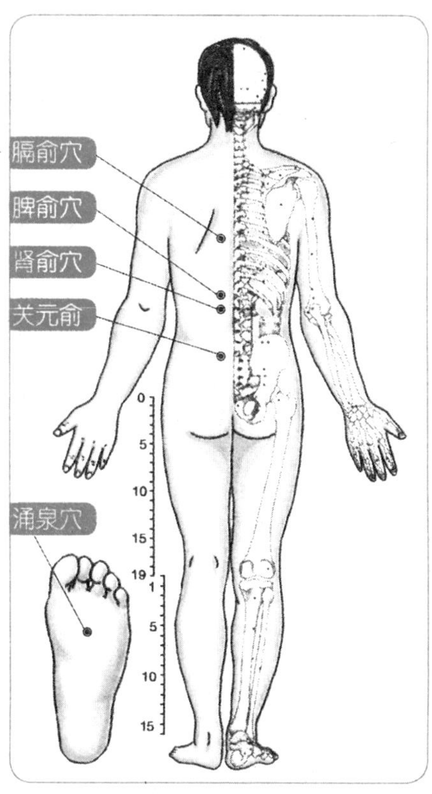

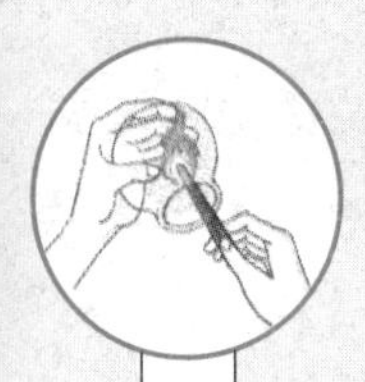

胃下垂

诊 断 → 对症拔罐 → 健康贴士

胃下垂是内脏下垂最常见的疾病。正常人的胃呈牛角形，位于腹腔上部。如果胃由牛角形变成鱼钩形垂向腹腔下部，出现食欲减退、饭后腹胀等消化系统症状，即患了胃下垂。

【诊断】

胃下垂是胃体下降至生理最低线以下的位置。多因长期饮食失节，或劳倦过度，致中气下降、升降失常所致。患者感到腹胀（食后加重，平卧减轻）、恶心、嗳气、胃痛（无周期性及节律性，疼痛性质与程度变化很大），偶有便秘、腹泻，或交替性腹泻及便秘。患此病者，多为瘦长体型，可伴有眩晕、乏力、直立性低血压、昏厥、体乏无力、食后胀满、食欲差、嗳气、恶心、头晕、心悸等症状。

依据患者病史及临床表现以及饮水超声波试验，X线检查表现较易确诊。胃下垂的程度一般以小弯切迹低于两髂嵴连线水平1～5厘米为中度，11厘米以上为重度。

【对症拔罐】

选穴　百会、大椎、脾俞、胃俞、中脘、气海穴。

方法　首先用艾条灸百会穴，灸5分钟，然后采用抽气罐法吸拔百会穴；再用单纯火罐法吸拔各穴，留罐15分钟，隔日1次。亦可采用刺络罐法，用三棱针点刺上述穴位，然后用闪火法将罐吸拔在点刺穴位上，留罐5～10分钟，隔日1次。

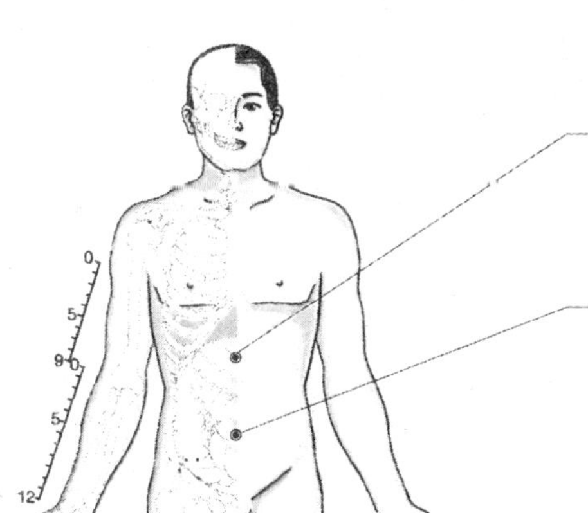

❶ 中脘穴　在上腹部，前正中线上，当脐中上4寸。

❷ 气海穴　在下腹部，前正中线上，当脐中下1.5寸。

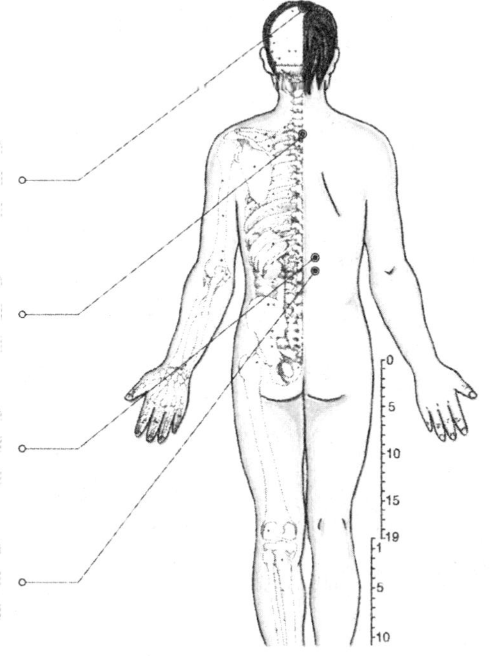

❸ 百会穴　在头部，当前发际正中直上5寸，或两耳尖连线中点处。

❹ 大椎穴　在后正中线上，第7颈椎棘突下凹陷中。

❺ 脾俞穴　在背部，当第11胸椎棘突下，旁开1.5寸。

❻ 胃俞穴　在背部，当第12胸椎棘突下，旁开1.5寸。

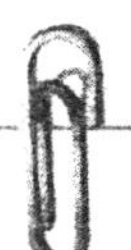

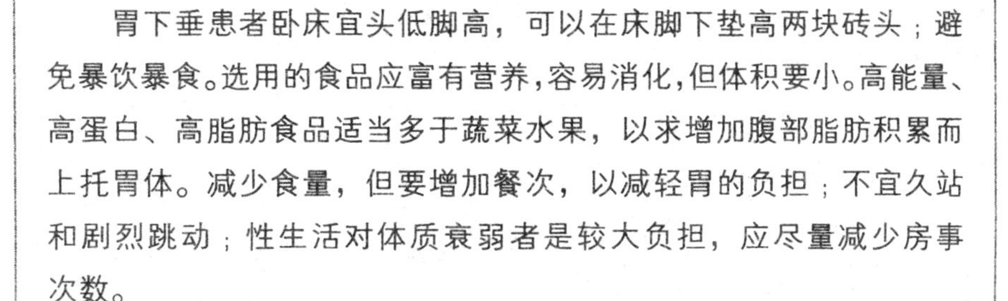

健康贴士

胃下垂患者卧床宜头低脚高，可以在床脚下垫高两块砖头；避免暴饮暴食。选用的食品应富有营养，容易消化，但体积要小。高能量、高蛋白、高脂肪食品适当多于蔬菜水果，以求增加腹部脂肪积累而上托胃体。减少食量，但要增加餐次，以减轻胃的负担；不宜久站和剧烈跳动；性生活对体质衰弱者是较大负担，应尽量减少房事次数。

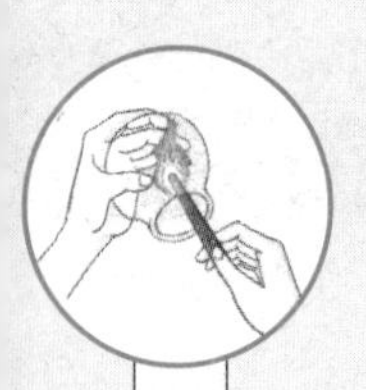

消化性溃疡

诊 断 → 对症拔罐 → 健康贴士

消化性溃疡是消化道黏膜发生溃疡而引起的疾病。消化性溃疡的发病与多种因素有关，如遗传因素、地理环境因素、精神因素（如长期焦虑、忧伤、怨恨、紧张等）、饮食因素（如暴饮暴食、不规则进食、常饮浓茶及浓咖啡、烈酒、常食用辛辣调料和泡菜、偏食、饮食过快等）、长期大量吸烟、幽门螺杆菌感染等。

【诊断】

消化性溃疡的症状轻重不一，轻者可无症状，重者以长期性、周期性和节律性中上腹痛为主，同时可伴有唾液分泌增多、反胃、吐酸水、嗳气、恶心、呕吐及失眠、缓脉、多汗等症状。腹痛具有长期反复发作的特点，整个病程平均6～7年，有的可长达一二十年，甚至更长。疼痛常受精神刺激、过度疲劳、饮食不慎、气候变化等因素诱发或加重；可因休息、进食、服抑酸药物、用手按压、呕吐而减轻。

【对症拔罐】

选穴　肝俞、脾俞、胃俞、中脘、梁丘、足三里穴。

方法　取上穴，采用单纯火罐法吸拔穴位，留罐10分钟。亦可在上述穴位施行刺络罐法，先以三棱针点刺穴位，然后将火罐吸拔在点刺穴位上，留罐5分钟，每日1次。

此外，也可在患者背部脊柱第七胸椎至第十二胸椎旁开1.5寸处，按压寻找压痛点，然后用闪火法将罐吸拔在压痛点处，留罐15分钟；或用药罐，即在罐内先盛贮生姜汁（约占罐的1/3），再紧扣在压痛点上，然后按抽气罐操作方法，抽去空气，使罐吸在皮肤上，留罐5～10分钟，隔日1次。

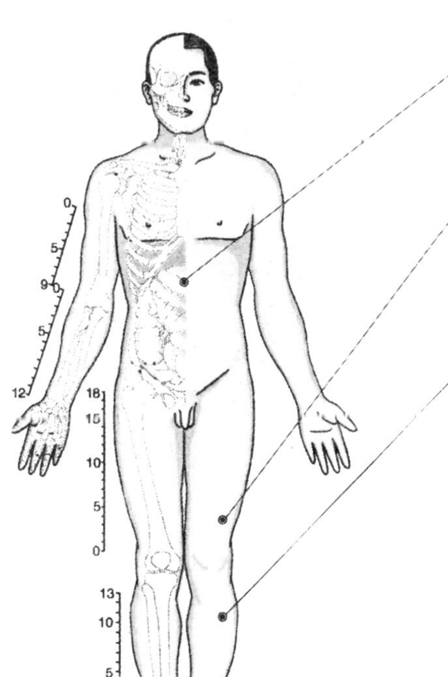

1 中脘穴　在上腹部，前正中线上，当脐中上 4 寸。

2 梁丘穴　屈膝，大腿前面，当髂前上棘与髌底外侧端的连线上，髌底上 2 寸。

3 足三里穴　在小腿前外侧，当犊鼻下 3 寸，距胫骨前缘一横指（中指）。

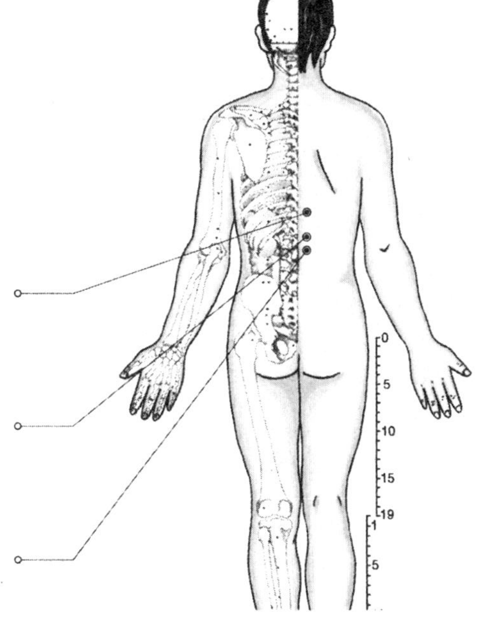

4 肝俞穴　在背部，当第 9 胸椎棘突下，旁开 1.5 寸。

5 脾俞穴　在背部，当第 11 胸椎棘突下，旁开 1.5 寸。

6 胃俞穴　在背部，当第 12 胸椎棘突下，旁开 1.5 寸。

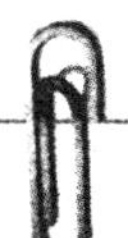

健康贴士

去除和避免诱发消化性溃疡发病的因素甚为重要，如精神刺激、过度劳累、生活无规律、饮食不调、吸烟与酗酒等。消化性溃疡经药物治疗后达到症状缓解、溃疡愈合，仍需要继续给予维持量的药物治疗 1 ~ 2 年，对预防溃疡复发有积极意义。

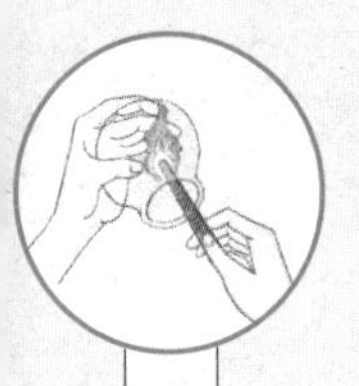

胃肠神经官能症

诊 断 → 对症拔罐 → 健康贴士

胃肠道功能紊乱，又称胃肠神经官能症，是一组胃肠综合征的总称，精神因素为本病发生的主要诱因，如情绪紧张、焦虑、生活与工作上的困难、烦恼、意外不幸等，均可干扰高级神经的正常活动，进而引起胃肠道的功能障碍。

【诊断】

该病多见于青壮年，且女性高于男性。临床胃部症状表现如出现呕吐、恶心、厌食、反酸、嗳气、食后饱胀、上腹不适或疼痛。肠部症状表现如腹痛或不适、腹胀、肠鸣、腹泻或便秘。但常伴见失眠、焦虑、精神涣散、精神失常、头痛等其他功能性症状。

【对症拔罐】

选穴

膻中、期门、中脘、肝俞、胃俞、内关、梁丘、足三里、丰隆、三阴交。

方法

（1）针罐法：取肝俞、胃俞、中脘、内关、梁丘、足三里、三阴交，消毒后，用毫针针刺，然后用闪火法拔罐于针上。

（2）刺络拔罐法：取膻中、期门、丰隆、三阴交及背部压痛点，局部常规消毒后，用三棱针点刺，然后用闪火法拔罐于点刺部位。

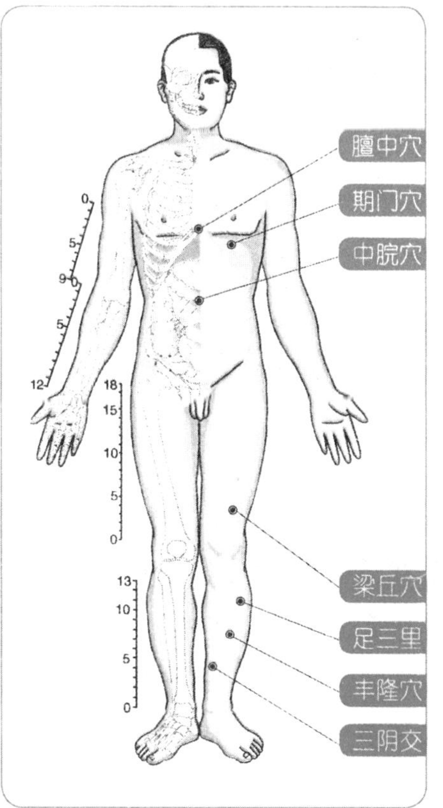

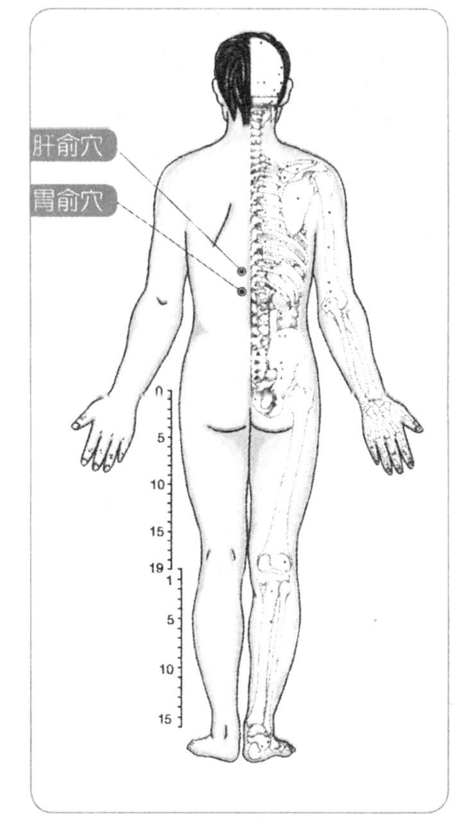

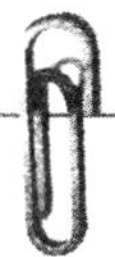

健康贴士

胃肠神经官能症患者要重视心理卫生，解除心理障碍，调整脏器功能；适当参加体育锻炼，参与娱乐活动，学会幽默可以减少心理上的挫折感，求得内心的安宁，增加愉快生活的体验；生活起居应有规律，少熬夜，不过分消耗体力、精力，主动适应社会及周围环境，注意季节气候变化及人际关系等因素对机体的不良影响，避免胃肠道功能紊乱的发生或发展。

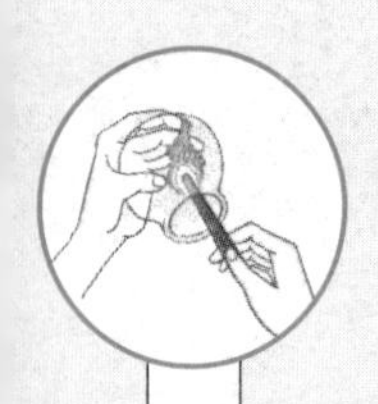

慢性胰腺炎

诊　断 → 对症拔罐 → 健康贴士

慢性胰腺炎是指胰腺的细胞被逐渐破坏，不可逆转的纤维化，胰腺变硬、变形，胰液通过的主胰管变窄或闭塞的疾病。

【诊断】

慢性胰腺炎早期仅见上腹部不适、食欲不振、阵发性上腹部疼痛，放射到上腰区，食后加重，身体坐位前屈时减轻。疼痛加剧且成持续性，常伴有恶心、呕吐、脂肪泻（大便量多、色灰黄，有奇臭，含大量脂肪），或有持续性、间歇性黄疸，或发热、或呕血，久病以后可有消瘦、衰弱及营养不良。本病男性发病多于女性。

【对症拔罐】

选穴　肝俞、脾俞、魂门、筋缩、意舍、脊中、中脘、天枢、足三里、丰隆、丘墟。

方法　取上穴，以单纯火罐法吸拔穴位，留罐10分钟，每日1次。

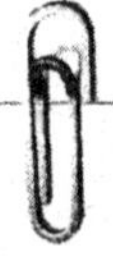

健康贴士

慢性胰腺炎急性发作时应绝对卧床休息，控制饮食；积极治疗胆道系统结石，预防胆道感染，忌过量饮酒，过度疲劳；积极治疗可以并发胰腺炎的其他疾病如甲亢、营养不良、高脂血症等。

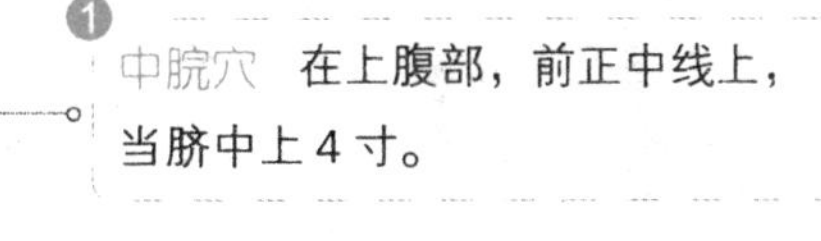

❶ 中脘穴　在上腹部，前正中线上，当脐中上 4 寸。

❷ 天枢穴　在腹中部，平脐中，距脐中 2 寸。

❸ 足三里穴　在小腿前外侧，当犊鼻下 3 寸,距胫骨前缘一横指(中指)。

❹ 丰隆穴　在小腿前外侧，当外踝尖上 8 寸，条口外，距胫骨前缘二横指 (中指)。

❺ 魂门穴　在背部，当第 9 胸椎棘突下，旁开 3 寸。

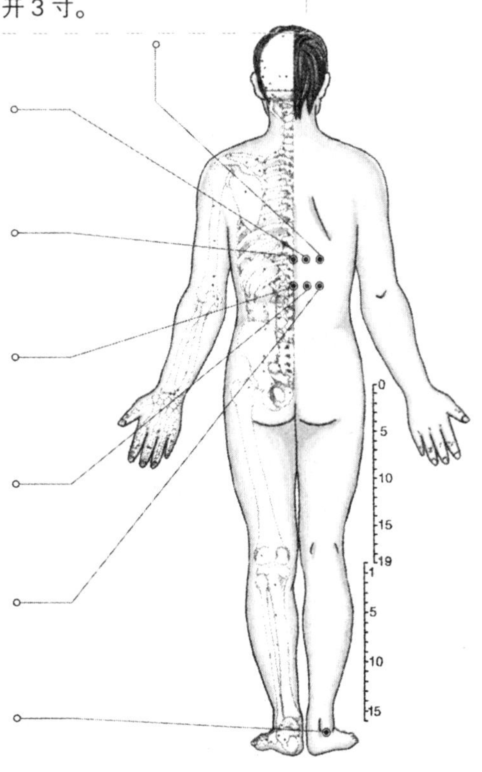

❻ 肝俞穴　在背部，当第 9 胸椎棘突下，旁开 1.5 寸。

❼ 筋缩穴　在背部，当后正中线上，第 9 胸椎棘突下凹陷中。

❽ 脊中穴　在背部，当后正中线上，第 11 胸椎棘突下凹陷中。

❾ 脾俞穴　在背部，当第 11 胸椎棘突下，旁开 1.5 寸。

❿ 意舍穴　在背部，当第 11 胸椎棘突下，旁开 3 寸。

⓫ 丘墟穴　在外踝的前下方，当趾长伸肌腱的外侧凹陷处。

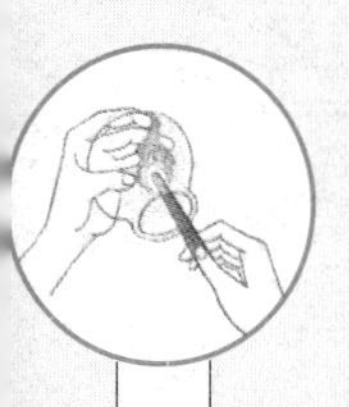

慢性胆囊炎

诊　断 → 对症拔罐 → 健康贴士

慢性胆囊炎是临床上胆囊疾病中最常见的一种，多与胆石症同时存在，女性较男性多见。慢性胆囊炎病因较复杂，胆液滞留、细菌感染、代谢紊乱、寄生虫等是发病的主要因素。本病归属祖国医学“胁痛”、“黄疸”等范畴。其病因、病机多与肝郁气滞、湿浊内生等有关。

【诊断】

慢性胆囊炎可有轻重不一的腹胀，反复发作性上腹部疼痛，多发生在右上腹或中上腹部，并向右肩胛下区放射。腹痛常发生于餐后，但亦可于饮食有关，疼痛常呈持续性。可伴有反射性恶心，少有呕吐及发热、黄疸等症状。可伴有反酸、嗳气等消化不良症状，并于进油腻食物后加重。在急性发作或结石嵌顿在胆管时可有急性胆囊炎或胆绞痛的典型症状。

【对症拔罐】

选穴　胆囊穴、肝俞、胆俞。

方法　1. 火罐法：俯卧位。用闪火法将大小适中的火罐吸拔于胆囊穴、肝俞、胆俞穴，留罐 15 ~ 20 分钟。每日治疗 1 次，10 次为 1 个疗程。

2. 针罐法：先针刺胆囊穴、肝俞、胆俞穴，然后选择大小适中的火罐，再在上述的穴位上拔罐，留罐 15 ~ 20 分钟。

本法同样适合治疗胆石症、胆绞痛。

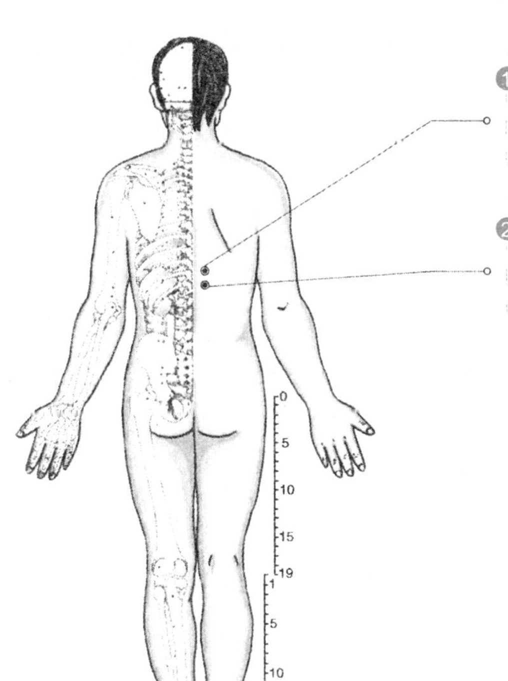

1 肝俞穴　在背部，当第 9 胸椎棘突下，旁开 1.5 寸。

2 胆俞穴　在背部，当第 10 胸椎棘突下，旁开 1.5 寸。

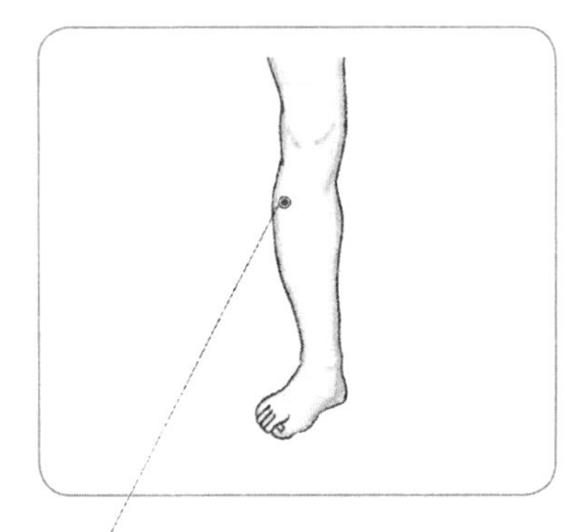

3 胆囊穴　位于小腿前外侧，当腓骨头前下方凹陷处（阳陵泉）直下 1 ~ 2 寸左右的压痛点处。

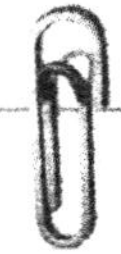

健康贴士

慢性胆囊炎患者日常应注意调节饮食，不要吃油腻及不易消化的食物，避免暴饮暴食；养成良好的排便习惯，保持胃肠道正常的生理功能活动；对伴有肝内胆管结石、胆结石的部分，患者虽通过拔罐能够止痛，但排石效果欠理想；必要时配合药物治疗。

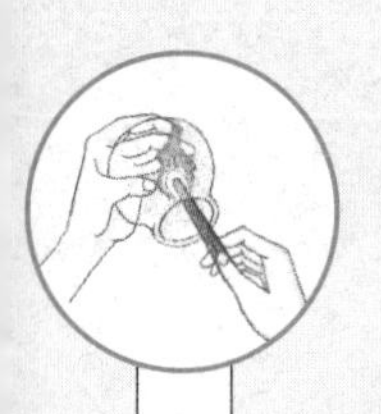

慢性肾炎

诊　断 → 对症拔罐 → 健康贴士

慢性肾炎也称慢性肾小球肾炎。本病多发生于青壮年，是机体对溶血性链球菌感染后发生的变态反应性疾病，病变常常是双侧肾脏弥漫性病变。病情发展较慢，病程在一年以上，初起患者可毫无症状，但随病情的发展逐渐出现蛋白尿及血尿，患者伴有疲乏无力、浮肿、贫血、抵抗力降低以及高血压等症。晚期患者可出现肾衰竭而致死亡。中医认为本病属“水肿”、“头风”、“虚劳”等范畴。

【诊断】

本病起病缓慢，早期可无自觉症状或有轻度浮肿、乏力、食欲不振等；另外，可有面色㿠白、头晕、头痛、全身虚弱、腰部酸痛等症状；由于病程长，长期尿中带有大量蛋白，故使血浆蛋白含量降低，而出现低蛋白血症，浮肿严重；高血压常很顽固，可导致高血压性心脏病、心力衰竭或脑出血；尿的比重始终一致，尿比重降低，尿量增强，夜尿增加明显，甚至超过日尿量；肾衰竭，血液中非蛋白氮升高、酸中毒、渐进加重的贫血等。

【对症拔罐】

选穴　①志室、胃仓、京门、大横穴。②天枢、气海、腰阳关、足三里、三阴交穴及第 11 ~ 12 胸椎棘突间、第 1 ~ 2 腰椎棘突间、十七椎下。

方法 取①组穴，采用单纯罐法或毫针罐、刺络罐、温水罐法，吸拔穴位，均留罐10分钟，每日1次。或取②组穴，采用单纯罐法或温水罐法，吸拔穴位，留罐10～15分钟，每日或隔日1次。亦可每次选2～3个穴位，先施行挑罐法，然后在其余穴位上再施以单纯罐法吸拔穴位，留罐10～15分钟，每隔2～3日1次。

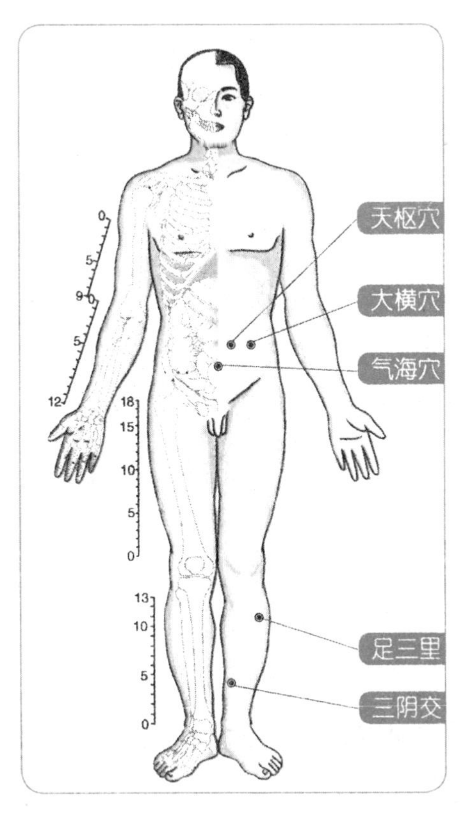

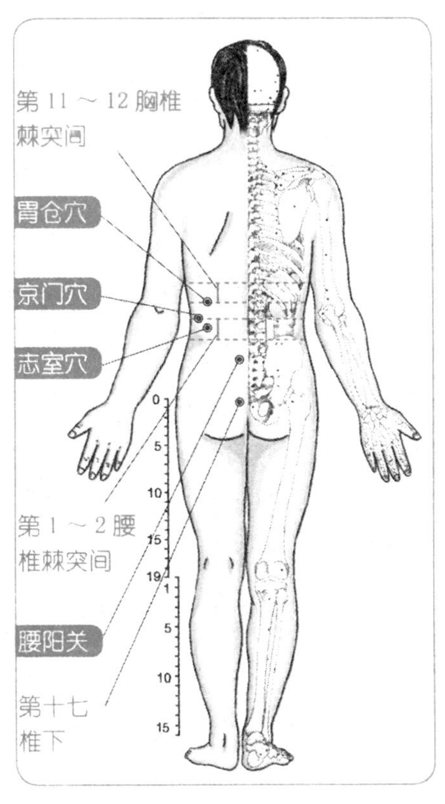

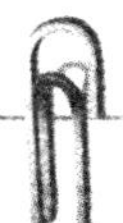

健康贴士

慢性肾炎患者常有水、盐调节障碍，为防治水和钠的滞留，不使水肿加重，忌盐很重要。当患者每天尿量少于500毫升，又有浮肿时，每日食盐应低于3克。当水肿消退、血压不高、尿量正常时可不必忌盐。

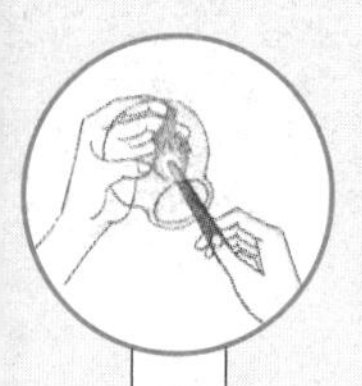

尿石症

诊　断 → 对症拔罐 → 健康贴士

尿石症是泌尿系统各部位结石病的总称，是泌尿系统的常见病。根据结石所在部位的不同，可分为肾结石、输尿管结石、膀胱结石、尿道结石。

【诊断】

本病的形成与环境因素、全身性病变及泌尿系统疾病有密切关系。尿石症的一般症状：结石本身引起的症状，肾、输尿管结石都先有程度不同的疼痛，其性质可为绞痛或胀痛。结石移动过程中，会引起黏膜的损伤，因而会产生血尿，多数为镜下血尿，但也可为肉眼血尿。膀胱结石和尿道结石则有排尿困难和终末血尿；许多结石患者伴有泌尿系统感染的症状，并无疼痛、血尿、脓尿；肾功能障碍可引起一侧肾积水和进行性肾功能减退。

尿石症的典型临床表现可见腰腹绞痛、血尿，或伴有尿频、尿急、尿痛等泌尿系统梗阻和感染的症状。

【对症拔罐】

选穴

三焦俞、肾俞、志室、膀胱俞、天枢、气海、内关、合谷、足三里。

方法

取上穴，用单纯火罐法吸拔穴位，留罐 10 ~ 15 分钟，每日或隔日 1 次。

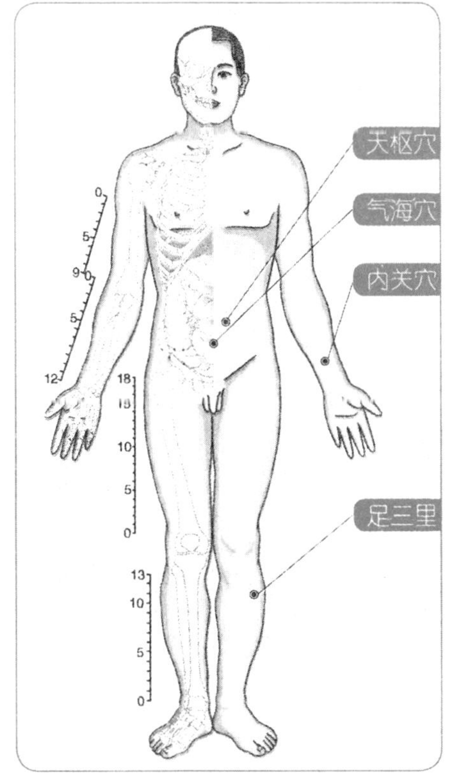

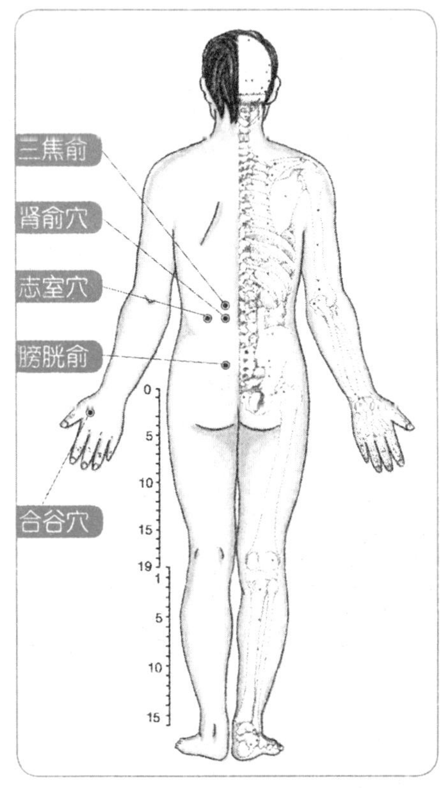

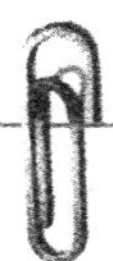

健康贴士

尿石症患者在饮食上要注意少吃菠菜、杨梅、番茄、可可、巧克力、胡椒、土豆、辣椒等容易酿生湿热、促使杂质在尿中沉积的食品，对含钙高的如牛奶、奶酪以及含磷高的肥肉、蛋黄等食品也应控制。因为钙磷在尿中浓度高，会形成草酸钙和磷酸盐类结石，总的原则是饮食宜清淡。若经化验检查，属于酸性结石，可多吃青菜、萝卜等蔬菜，使尿液酸化。若属草酸胺尿石，常吃核桃仁，可抑制结石的形成，且有利于结石的排出。

第5章 拔罐调治外科病

一提到外科疾病，我们就会想到严肃而又紧张的手术场面，进而想到手术刀，想到流血，于是就会心生恐惧，有的人还会倒吸一口冷气。实际上，拔罐治疗外科疾病，不开刀，不吃药，更不会流血，它会在轻松愉快中把落枕、颈椎病、脱肛、风湿性关节炎、慢性腰肌劳损、腰椎间盘突出症、痔疮这些外科疾病吸拔于无形中。

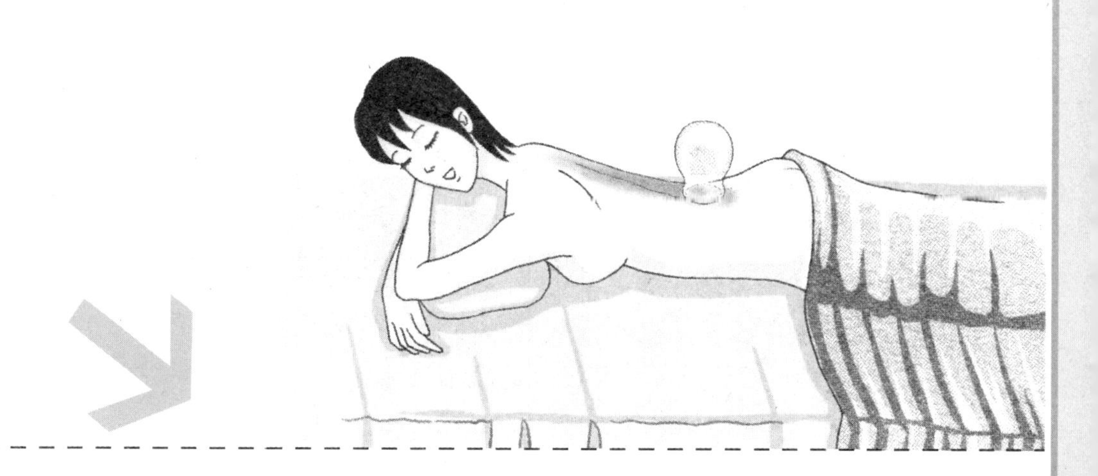

落枕 → 颈椎病 → 痔疮 → 脱肛 → 风湿性关节炎

慢性腰肌劳损 → 腰椎间盘突出症

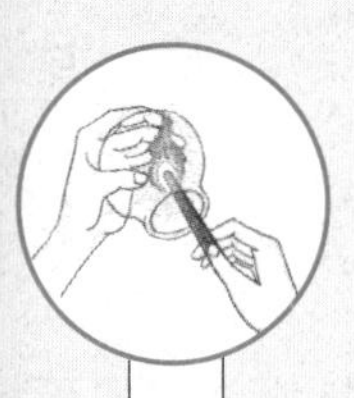

落枕

诊 断 → 对症拔罐 → 健康贴士

落枕又名“失枕”，是颈部软组织常见的损伤之一。落枕多因睡眠时枕头过高、过低或过硬或躺卧姿势不良等因素，使颈部一侧肌肉长时间受到牵拉，或者由于素体亏虚，气血不足，循行不畅，舒缩活动失调，又因夜寐肩部外露，遭受风寒侵袭，致使气血凝滞，经络痹阻，不通则痛。也有少数患者因颈部突然扭转或肩扛重物，致使部分肌肉扭伤，发生痉挛性疼痛而致本病。

【诊断】

落枕以颈部肌肉痉挛、强直、酸胀、疼痛以致转动失灵为主要症状，多见于青壮年，男性多于女性，冬春季节发病率较高。患者在熟睡醒后，自觉颈项强硬，颈部一侧肌肉紧张，酸楚疼痛，可牵涉到颈枕部、上背部及肩臂部，转头不便，动则更痛。轻者 4 ~ 5 天即可自愈，重者可迁延数周不愈。落枕为单纯的肌肉痉挛，成年人若经常发作，常系颈椎病的前驱症状。

【对症拔罐】

选穴

大椎、肩井、天宗、悬钟、昆仑、阿是穴。

方法

1. 火罐法：用闪火法将罐吸附于大椎、肩井、悬钟、局部压痛点（阿是穴）；或用抽气罐法吸附于上述穴位。

2. 针罐法：取大椎、肩井、天宗、昆仑、阿是穴，局部常规消毒后，用毫针针刺，起针后，局部再拔火罐。

3．刺络拔罐法：取阿是穴，局部常规消毒后，用皮肤针叩刺至微渗血，立即用闪火法拔罐。

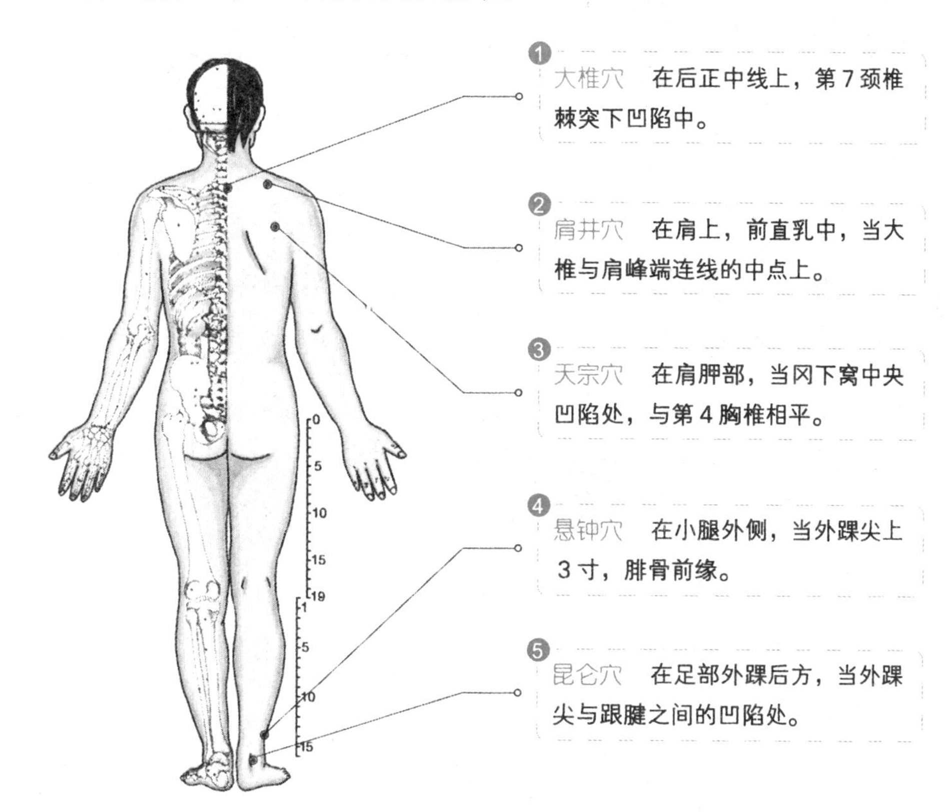

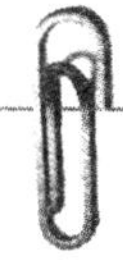

健康贴士

预防落枕，睡觉时枕头应软硬适当，高低适宜，侧卧时枕高约与肩宽相同，从而维持颈部的内外平衡；寒冷季节或在空调房间睡觉时，颈项部不宜裸露于外，避免受凉。对于短期内多次落枕的患者，应积极预防颈椎病的发生；若疼痛较剧烈，可配合应用止痛剂以缓解痛苦；平时经常做颈部自我按摩，以疏通颈部的经络，防止颈部软组织劳损。

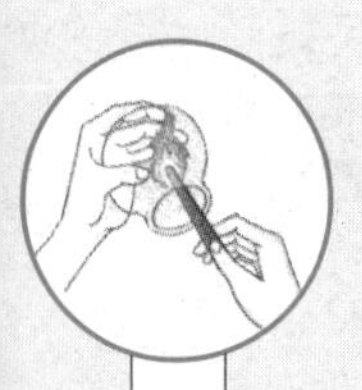

颈椎病

诊 断 → 对症拔罐

颈椎病又称颈椎综合征，是指颈椎及其周围软组织，如颈间盘、后纵韧带、黄韧带、脊髓鞘膜等发生病理改变而导致颈神经根、颈部脊髓、椎动脉及交感神经受到压迫或刺激而引起的综合征群。该病好发于40岁以上成年人，无论男女皆可发生，是临床常见多发病。

【诊断】

颈椎病多因身体虚弱、肾虚精亏、气血不足、濡养欠乏或气滞、痰浊、瘀血等病理产物积累，致经络瘀滞、风寒湿邪外袭，痹阻于太阳经脉，经隧不通、筋骨不利而发病。其临床症状多为头颈、肩臂麻木疼痛，重者肢体酸软乏力，甚则大小便失禁、瘫痪。

【对症拔罐】

选穴

颈部夹脊穴、压痛点、大椎、肩井、天宗、曲池、手三里、外关。

方法

1．留罐法:坐位或俯卧位,若颈痛拔颈部夹脊穴、大椎、压痛点;若肩背痛加拔肩井、天宗穴;若上肢麻痛加拔曲池、手三里、外关穴,留罐10～15分钟。每日治疗1次，10次为1个疗程。

2．针罐法：根据颈椎病类型及疼痛部位，先针刺上述穴位，然后选择大小适中的火罐，再在相应的麻木疼痛部位拔罐，留罐10～15分钟。

3．走罐法：坐位或俯卧位，在颈部涂上适量的按摩乳或油膏，选择大小适宜的火罐，用闪火法将罐吸拔于颈部夹脊穴，然后沿颈部脊柱两旁，做上下来回走罐数次，直至局部皮肤潮红。

4．刺络拔罐法：用梅花针叩刺大椎穴及压痛点，至皮肤点状出血，然后立即拔罐，使拔出少量血液，起罐后擦净皮肤上的血液，用碘伏棉球消毒即可。

5．药罐法：先取防风、木瓜、秦艽、桃仁、红花、川椒、葛根、桂枝等各20克，用纱布包好，放入锅中煎煮半小时，滤出药液；再将竹罐放入药中煮10分钟，用镊子夹出竹罐，甩去药液，迅速用干毛巾捂住罐口，趁热将竹罐扣于大椎、颈部夹脊穴、压痛点，留罐15～20分钟。每日治疗1次，10次为1个疗程。

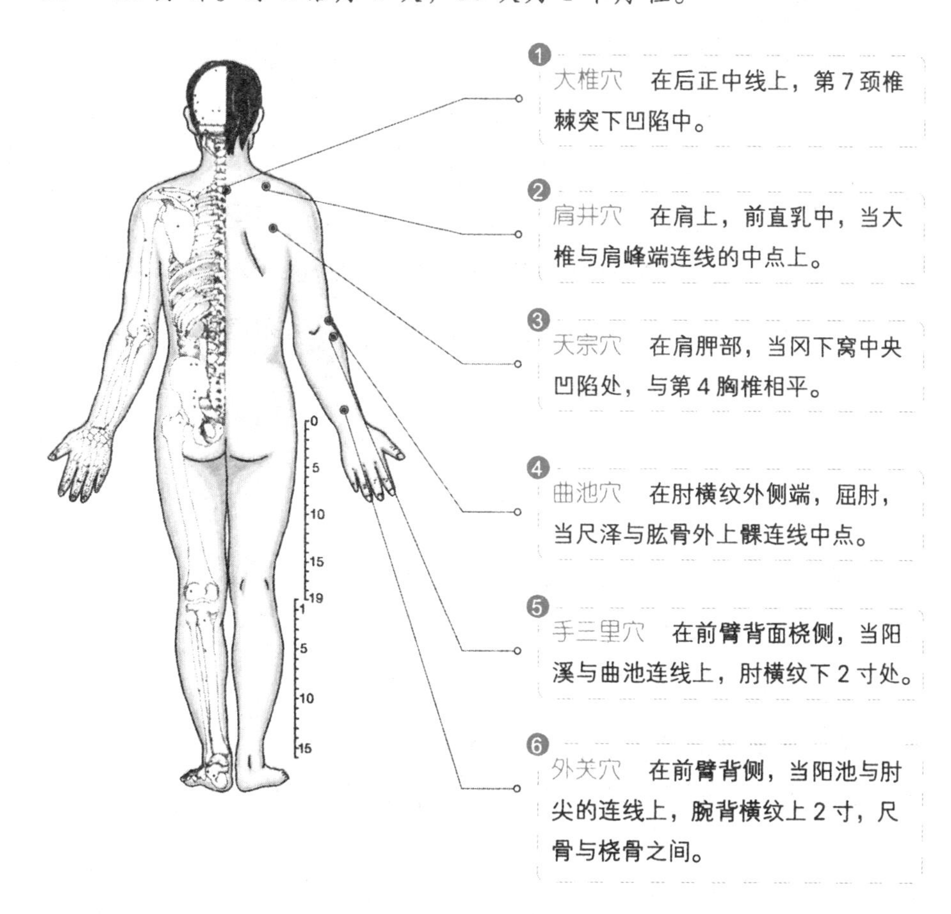

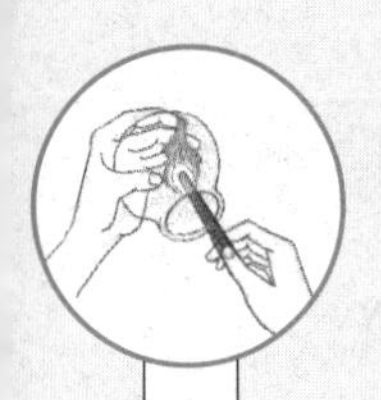

痔疮

诊　断 → 对症拔罐 → 健康贴士

痔疮是在肛门或肛门附近因为压力而伸出隆起的血管，这些由于扩大、曲张所形成的柔软静脉团，类似腿部的静脉曲张，但痔疮常常会出血、栓塞或团块脱出。本病是成年人极为常见的疾病，会随年龄增长而发病率增高。

【诊断】

得痔疮的原因很多，如习惯性便秘，妊娠和盆腔肿物，年老久病，体弱消瘦，长期站立或久坐，运动不足，劳累过度，食辛辣饮食过多，冬季缺乏蔬菜，肠道慢性炎症等。

痔疮一般表现为便时肛门部出血，或滴血，或射血；便时或劳累后，痔脱出肛外，能自行修复，或需手法复位；便时肛门部不适，伴坠痛。视诊可发现肛门缘痔红肿，增加腹压时痔核变大，部分患者内痔脱出肛外。

【对症拔罐】

选穴

会阳、白环俞、大肠俞、次髎、承山穴以及腰骶部皮肤特异点（特征为微红色或粉白色，稍隆起如针帽大小）。

方法

取以上各穴，施以毫针罐法，施罐前先在穴位上针刺，待得气后，立即用闪火法将罐吸拔在针刺部位，留罐 10 ~ 20 分钟，每日 1 次，

6 次为 1 个疗程。或每次选特异点 2 ~ 3 处，施以刺络罐法，留罐 10 ~ 15 分钟，隔日 1 次，6 次为 1 个疗程。

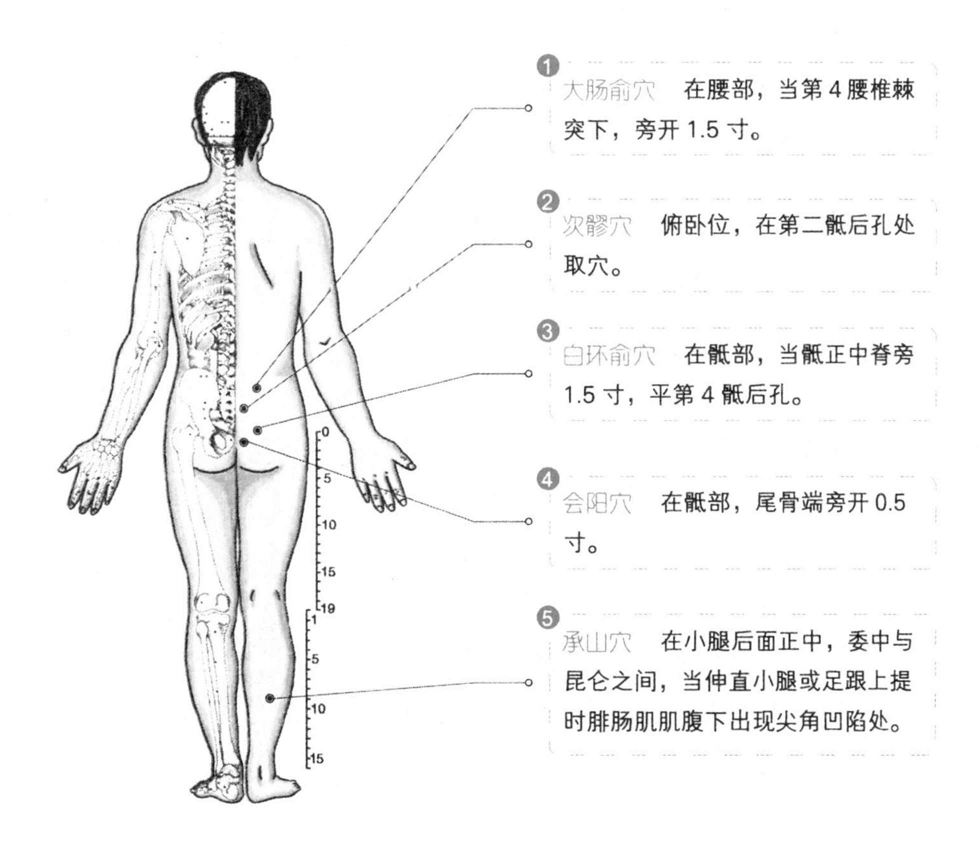

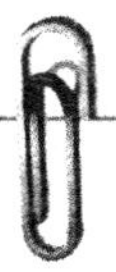

健康贴士

冬瓜绿豆汤：冬瓜 500 克，绿豆 150 克，食盐少许，猪油适量。冬瓜去皮，与绿豆同煮至烂熟，放入食盐、猪油便成。分三次服食绿豆、冬瓜，喝汤。方中绿豆、冬瓜均有清热解毒之功。适用于实热所致痔疮患者。

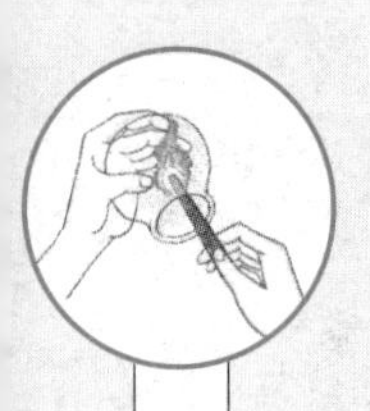

脱肛

诊　断 → 对症拔罐

脱肛又名直肠脱垂，是指肛管、直肠向下脱出于肛门之外。多见于老年人和1～3岁的儿童。本病可归属于祖国医学的“脱肛”范畴。其病因、病机为素体虚弱，中气不足或劳力耗气，产育过多，大病、久病而使气虚失摄所致。

【诊断】

1. 早期：便后有黏膜自肛门脱出，并可自行缩回；以后渐渐不能自行回复，需用手上托能复位，常有少许黏液自肛门流出，排便后有下坠感和排便不尽感，排便次数增多。

2. 晚期:脱肛在咳嗽、喷嚏、走路、久站或稍一用力即可脱出，脱出后局部有发胀感,也可感到腰骶部胀痛,脱出的黏膜有黏液分泌，黏膜常受刺激可发生充血、水肿、糜烂和溃疡,分泌可夹杂血性黏液，刺激肛周皮肤，可引起瘙痒。

3. 嵌顿：由于肛括约肌松弛，很少发生嵌顿，一旦嵌顿发生，病人即感到局部剧痛，肿物不能用手托复位，脱出肛管很快出现肿胀，充血，黏膜皱襞消失。如不及时治疗，可发生绞窄和坏死。

【对症拔罐】

选穴

百会、脾俞、大肠俞、次髎、白环俞、长强、中脘、神阙、气海、关元、足三里、承山、三阴交。

方法

1. 火罐法:取脾俞、大肠俞、次髎、长强、中脘、气海、关元、足三里、三阴交，先用艾条灸每穴3分钟左右，再拔罐。

2. 针罐法:取脾俞、大肠俞、白环俞、长强、气海、关元、足三里、承山，消毒后，毫针针刺，起针后拔罐。

3. 刺络拔罐法：取腰骶部阳性点以及大肠俞、长强、气海、百会等穴，用三棱针点刺出血或挑断阳性点皮肤下的白色纤维，然后拔罐。

4. 药罐法：取神阙穴，用闪火法拔罐，然后将升麻、蓖麻子等份研末，用醋调和做成药饼敷于神阙穴，于次日治疗前3小时取下。

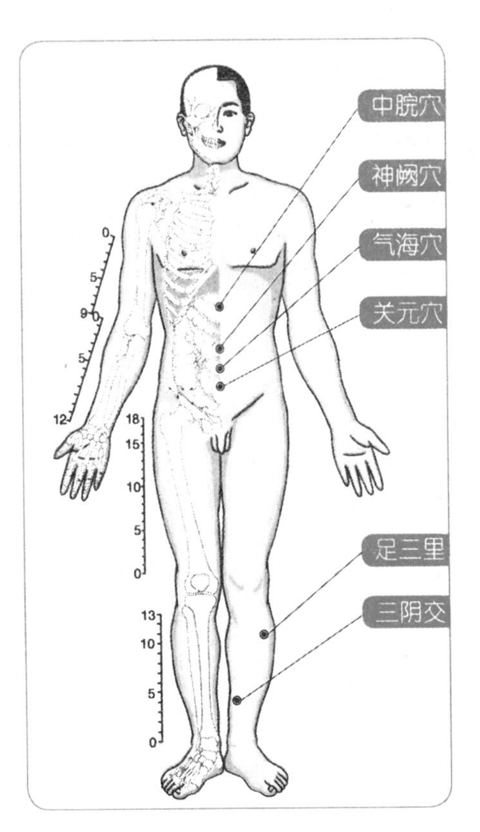

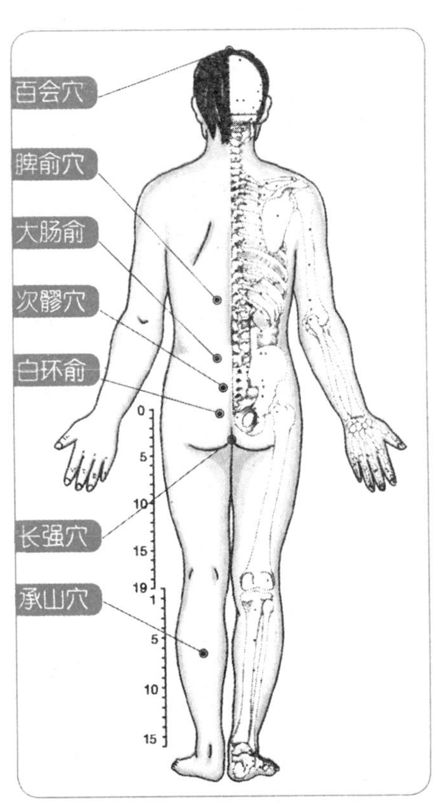

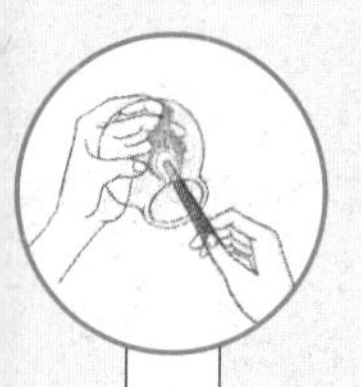

风湿性关节炎

诊　断 → 对症拔罐 → 健康贴士

风湿性关节炎是一种常见的急性或慢性结缔组织炎症，可反复发作并累及心脏。中医称本病为“三痹”，根据感邪不同及临床主要表现，有“行痹”、“痛痹”、“着痹”的区别，其病机主要为风寒湿邪三气杂至，导致气血运行不畅、经络阻滞所致。

【诊断】

风湿性关节炎有两个特点：一是关节红、肿、热、痛明显，不能活动，发病部位常常是膝、髋、踝等下肢大关节，其次是肩、肘、腕关节，手足的小关节少见；二是疼痛游走不定，一段时间是这个关节发作，一段时间是那个关节不适，但疼痛持续时间不长，几天就可消退。

【对症拔罐】

选穴　大椎、肩外俞、身柱、肩贞、天宗、膈俞、肝俞、脾俞、三焦俞、肾俞、志室、关元、曲泽、天井、曲池、手三里、外关、阳溪、阳池、委中、承山、昆仑、血海、梁丘、膝眼、阳陵泉、三阴交。

方法　1. 火罐法：腰上部位及上肢关节炎取大椎、身柱、膈俞以及病变局部穴位（肩关节选肩外俞、肩贞、天宗；肘关节选曲泽、曲池、天井、手三里；腕关节选阳池、外关、阳溪）；腰下部位及下肢关节炎取脾俞、三焦俞、志室、肾俞以及病变局部穴位（膝关节选血海、膝眼、梁丘、阳陵泉、委中；踝及跖关节选三阴交、承山、昆仑），用闪火法拔罐或用抽气罐法。

2. 针罐法：取大椎、肝俞、肾俞、关元、膝眼、阳陵泉、昆仑、局部压痛点（阿是穴），消毒后，用毫针针刺，再用闪火法拔罐。

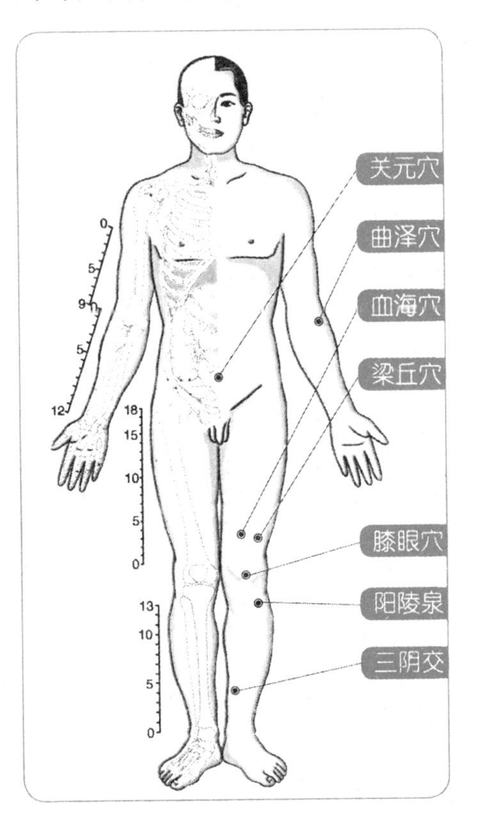

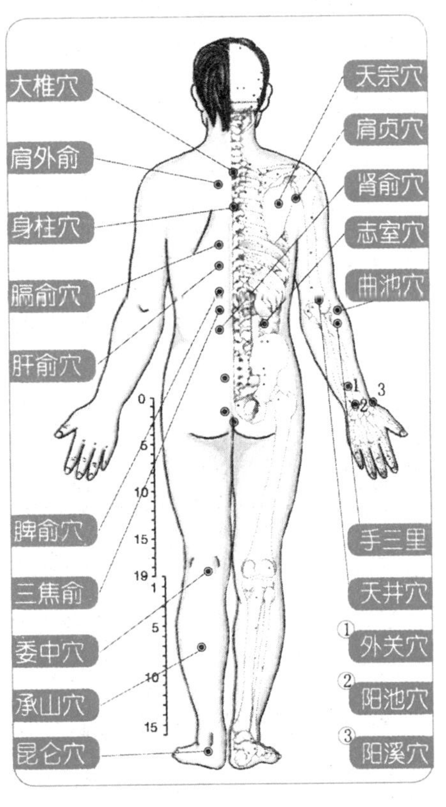

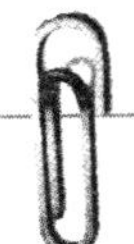

健康贴士

风湿性关节炎患者应进食高蛋白、高热量、易消化的食物，少吃生冷、油腻、辛辣刺激的食品；居住的房屋应向阳、通风、干燥，保持室内空气新鲜，床铺要平整，被褥轻暖干燥，常常洗晒。不要在风口处睡卧；注意气候变化，天气剧变寒冷时，及时添加衣服。注意保暖，预防感冒；保持良好的精神状态，正确对待疾病，不可焦虑急躁，情绪低落。要善于克制，努力学习，积极工作，愉快生活，保持心胸宽广；坚持锻炼身体，增强体质，提高自己的抗病能力。

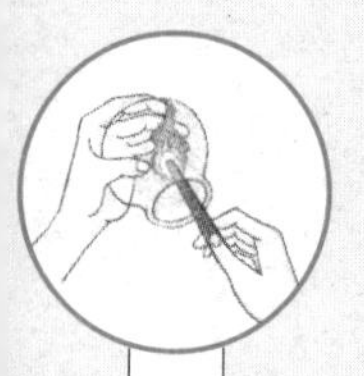

慢性腰肌劳损

诊　断 → 对症拔罐 → 健康贴士

慢性腰肌劳损是指腰背部肌肉、筋膜、韧带等软组织的慢性损伤，导致局部无菌性炎症，从而引起腰背部一侧或两侧的弥漫性疼痛，是慢性腰腿痛中常见的疾病之一。

【诊断】

中医学认为，本病多由劳逸不当，气血筋骨活动失调；或汗出受风，露卧贪凉，寒湿侵袭；或年老体弱，肝肾亏虚，骨髓不足等引起。慢性腰肌劳损的症状主要表现在以下三方面：

腰部疼痛：长期反复发作的腰背部疼痛，呈钝性胀痛或酸痛不适，时轻时重，迁延难愈。休息、适当活动或经常改变体位姿势可使症状减轻。劳累、阴雨天气、受风寒湿影响则症状加重。

腰部活动：腰部活动基本正常，一般无明显障碍，但有时有牵掣不适感。不耐久坐久站，不能胜任弯腰工作。弯腰稍久，便直腰困难。常喜双手捶击，以减轻疼痛。

急性发作时，诸症明显加重，可有明显的肌痉挛，甚至出现腰脊柱侧弯、下肢牵掣作痛等症状。

【对症拔罐】

选穴　肾俞、气海俞、腰阳关、关元俞、白环俞、次髎、居髎、阳陵泉、委中、承山、飞扬。

方法　(1) 火罐法：用闪火法将罐吸附于肾俞、关元俞、腰阳关、次髎、委中、承山、腰部压痛点（阿是穴）；或用抽气罐法。

（2）针罐法：取肾俞、气海俞、居髎、次髎、白环俞、阳陵泉、飞扬，消毒后，用毫针针刺，起针后，用闪火法拔罐。

（3）刺络拔罐法：取肾俞、阿是穴、委中，消毒后用皮肤针重叩或三棱针点刺出血，后拔罐。

（4）药罐法：用麻黄、艾叶、木瓜、川椒、秦艽、透骨草各 10 克，煎煮取汁适量，涂抹于疼痛部位。然后拔罐。

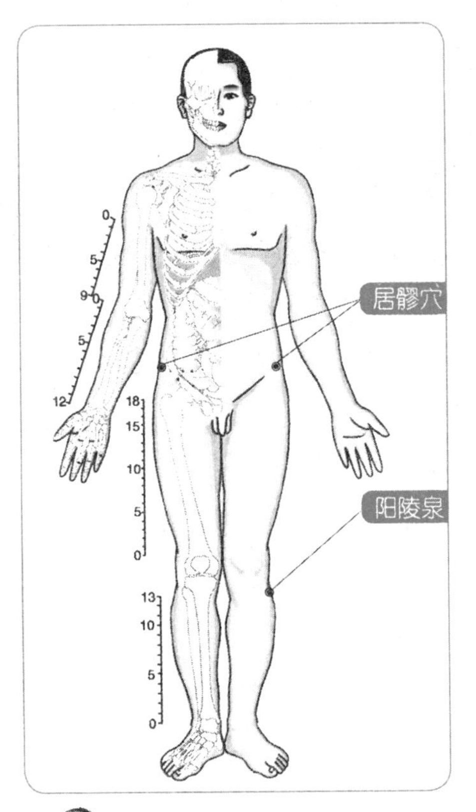

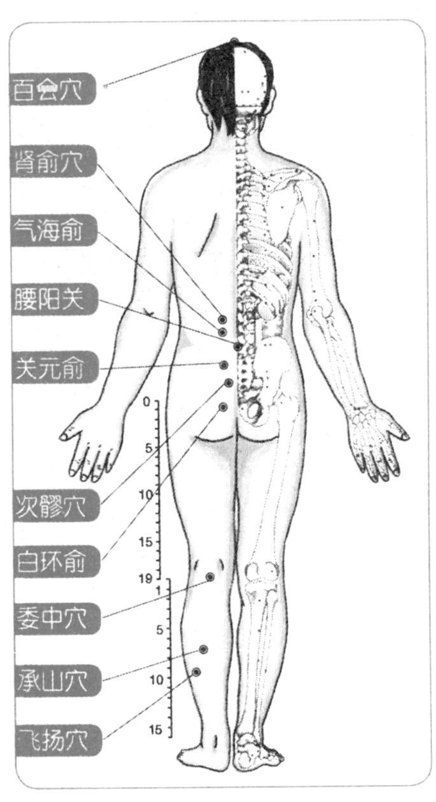

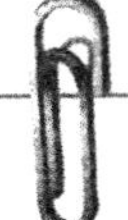

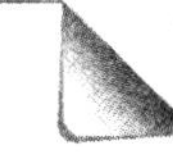

健康贴士

慢性腰肌劳损患者晚上宜睡板床，白天可以宽皮带束腰。在劳动中要注意尽可能变换姿势，纠正习惯性姿势不良。患者还应加强腰肌锻炼，以增强腰肌力量，减少腰肌损伤。

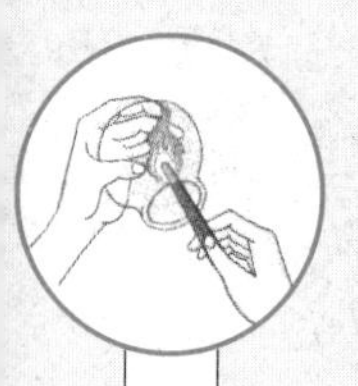

腰椎间盘突出症

诊　断 → 对症拔罐

腰椎间盘突出症是指腰椎间盘受到挤压、牵拉、扭转等因素的作用，致使腰椎间盘的纤维环破裂，髓核突出，刺激或压迫相应的神经根，引起以单侧或双侧腰腿痛为表现的综合征。以腰椎 4 ~ 5 和腰 5 骶 1 椎间盘突出发病率最高，好发于 20 ~ 50 岁的男性。

【诊断】

临床表现为腰部疼痛，严重者可影响翻身和坐立。一般休息后症状减轻，咳嗽、喷嚏或大便时用力，均可使疼痛加剧。下肢放射痛，凡腰 4 ~腰 5 或腰 5 ~骶 1 椎间盘突出者，一侧下肢坐骨神经区域放射痛。腰部活动障碍，以后伸障碍为明显。脊柱侧弯、侧凸的方向表明突出物的位置和神经根的关系。有主观麻木感，患肢温度下降等。

【对症拔罐】

选穴

肾俞、大肠俞、八髎、环跳、居髎、承扶、压痛点、委中、承山。

方法

1. 留罐法：患者俯卧位，选择大小适中的火罐或真空罐，吸拔于腰部压痛点、肾俞、大肠俞、八髎、环跳、居髎、承扶、委中、承山穴，留罐 15 ~ 20 分钟。每日治疗 1 次，10 次为 1 个疗程。

2. 针罐法：患者俯卧位，先针刺患侧肾俞、大肠俞、八髎、环跳、居髎，承扶、腰部压痛点及委中、承山穴，然后选择大小适中的火罐，再在上述穴位拔罐，留罐 10 ~ 15 分钟。

3．走罐法：患者俯卧位，在患侧腰部涂上适量的按摩乳或油膏，选择大小适宜的火罐，用闪火法将罐吸拔于腰部疼痛处，然后沿患侧腰部压痛点上下，做来回推拉走罐数次，直至局部皮肤潮红。

4．刺络拔罐法：患者俯卧位，用梅花针叩刺腰部压痛点，到皮肤点状出血，然后立即拔罐，使拔出少量瘀血，起罐后擦净皮肤上的血液，用碘伏棉球消毒即可。

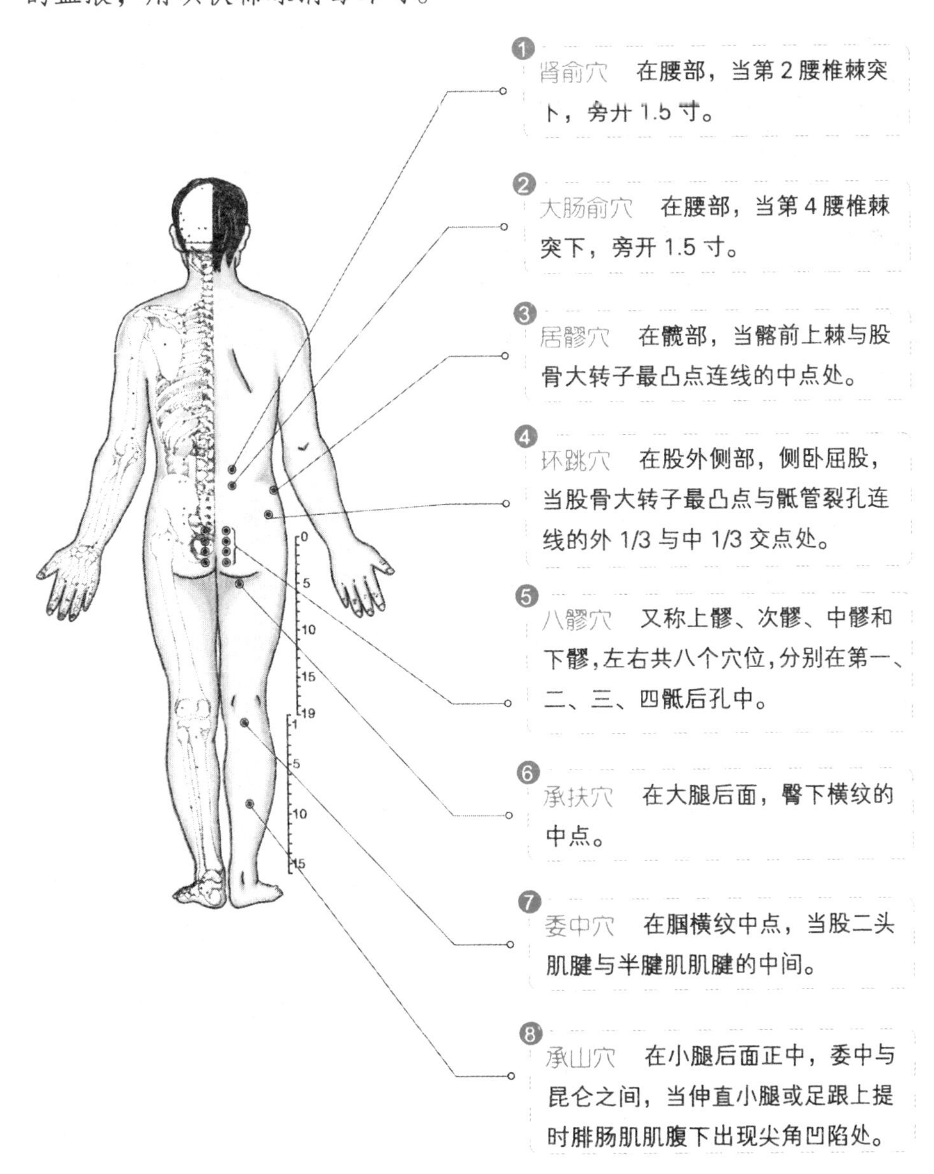

第6章 拔罐调治妇科病

健康的女人最美丽。超凡脱俗的气质，源于健康的身体。一个病歪歪的女人，会有什么魅力可言呢？而妇科病向来就是女性的天敌，尤其是痛经、功能性子宫出血、外阴瘙痒、盆腔炎等妇科疾病往往让女人苦不堪言，但又欲罢不能。神奇的拔罐术会让患有妇科病的女性朋友快快凳上健康快车，让健康的阳光还女人轻松、愉快。

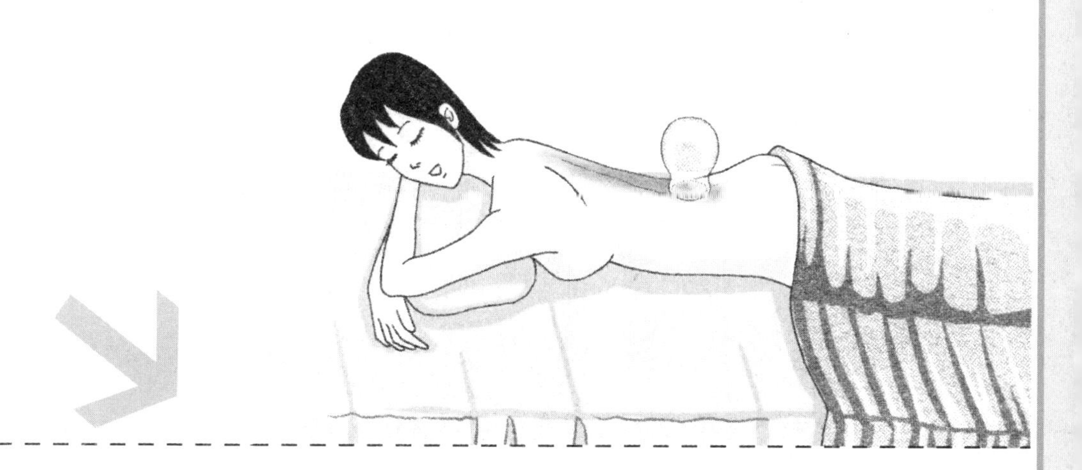

妊娠呕吐 → 产后缺乳 → 产后宫缩痛

痛经 → 月经不调 → 功能性子宫出血

闭经 → 带下病 → 盆腔炎 → 子宫脱垂

乳腺增生 → 外阴瘙痒 → 更年期综合征

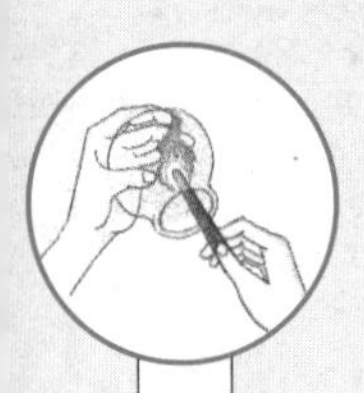

妊娠呕吐

诊　断 → 对症拔罐 → 健康贴士

妊娠呕吐是指妇女在怀孕6周左右出现不同程度的恶心呕吐症状。本病属于中医学“妊娠恶阻”“子病”“阻病”“病儿”等范畴。

【诊断】

妇女在怀孕初期，出现食欲不振，有轻度恶心、呕吐等现象，不影响饮食和工作，则属于正常生理反应，到妊娠第三个月能自然消失，故无需治疗。但有些孕妇呈持续性或剧烈呕吐，甚至不能进饮食、全身乏力、明显消瘦、小便少、皮肤粘膜干燥、眼球凹陷等，必须及时治疗，以免影响母体健康和胎儿发育。

【对症拔罐】

选穴

①大椎、肝俞、脾俞、身柱、胃俞穴。②中脘穴。

方法

取①组穴，施以刺络罐法，以三棱针轻刺穴位，然后用闪火法将罐吸拔在穴位上，留罐10分钟，每日1次。或于进食前采用单纯罐吸拔中脘穴（吸力不宜过强），上罐后即可进食，食后15～20分钟起罐。连续使用本法数天后，若疗效有所降低，可用棉球蘸75％酒精或白酒塞入双耳孔，或于足三里穴施行单纯罐法或敷姜罐法。

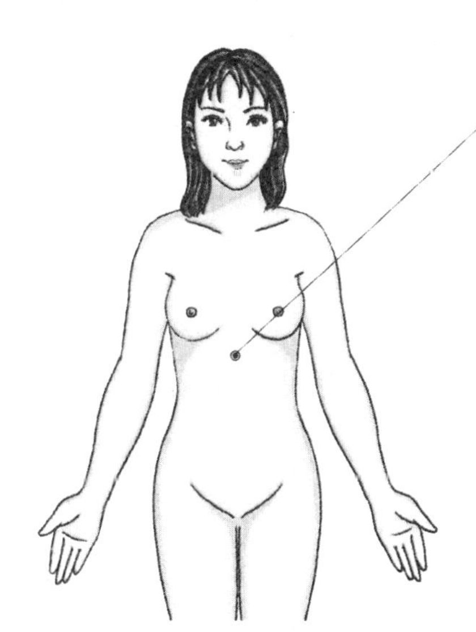

❶ 中脘穴　在上腹部，前正中线上，当脐中上 4 寸。

❷ 大椎穴　在后正中线上，第 7 颈椎棘突下凹陷中。

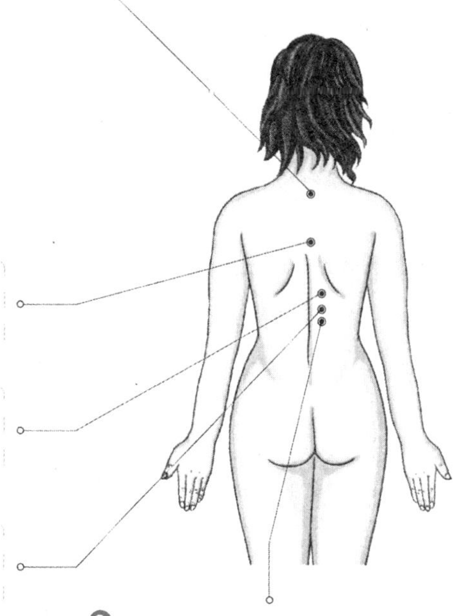

❸ 身柱穴　在背部，当后正中线上，第 3 胸椎棘突下凹陷中。

❹ 肝俞穴　在背部，当第 9 胸椎棘突下，旁开 1.5 寸。

❺ 脾俞穴　在背部，当第 11 胸椎棘突下，旁开 1.5 寸。

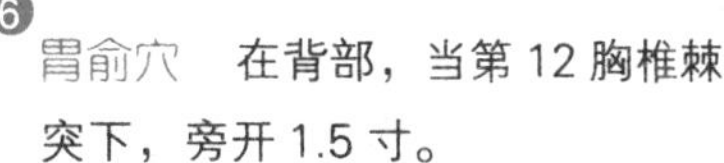

❻ 胃俞穴　在背部，当第 12 胸椎棘突下，旁开 1.5 寸。

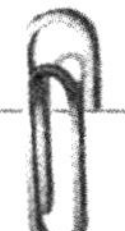

健康贴士

1. 姜汁牛奶：鲜牛奶 200 毫升，生姜汁 10 毫升，白糖 20 克。将鲜牛奶、生姜汁、白糖混匀，煮沸后即可。温热服，每日 2 次。益胃，降逆，止呕。适用于妊娠呕吐不能进食者。

2. 山药炒肉片：鲜山药 100 克，生姜丝 5 克，瘦肉 50 克。将山药切片与肉片一起炒至将熟，然后加入姜丝，熟后即可服食。健脾和胃，温中止呕。山药健脾补气，瘦肉大补气血，生姜温中止呕。

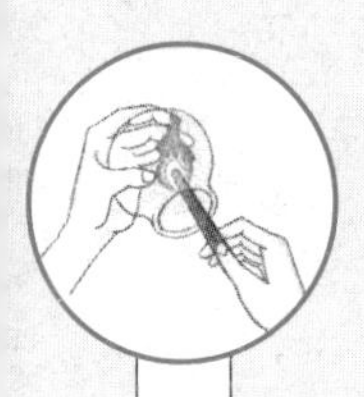

产后缺乳

诊　断 → 对症拔罐 → 健康贴士

产后缺乳是指产后乳汁分泌量少，甚至全无，不能满足婴儿需要。多因产妇身体虚弱、产期出血过多、乳腺发育不良、内分泌失调等因素所致。本病可归属于中医学的“缺乳”、“乳汁不行”范畴，其病因、病机为气血虚弱，不能化生乳汁，或肝郁气滞、经脉涩滞不通。

【诊断】

产后缺乳系指排出的乳汁量少，甚或全无，不够喂养婴儿，可伴有胸胁、乳房胀满而痛，情绪抑郁不舒、烦躁易怒等，或乳房柔软无胀痛感，伴有面色口唇苍白、心悸气短、疲乏困倦等。

【对症拔罐】

选穴　肩井、天宗、肝俞、脾俞、肾俞、膏肓、膻中、乳根、期门、中脘、气海、关元、少泽、太冲、三阴交、太溪。

方法　1. 火罐法：用闪火法将罐吸附于脾俞、肾俞、中脘、关元、膻中、三阴交、太溪，或用抽气罐法；或选天宗、膏肓、乳根、足三里指压按揉穴位10分钟，然后拔罐。

2. 针罐法：取乳根、膻中、肩井、气海、关元、少泽、太冲，消毒后，先用三棱针点刺少泽，其余用毫针针刺，起针后拔罐。

3. 刺络拔罐法：取肝俞、期门、膻中、乳根、少泽，消毒后用三棱针点刺或皮肤针叩刺，然后用闪火法拔罐于针刺部位。

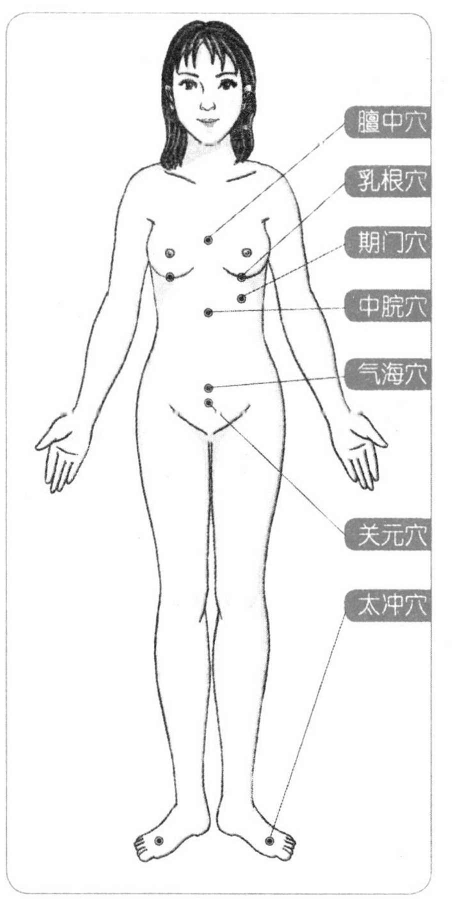

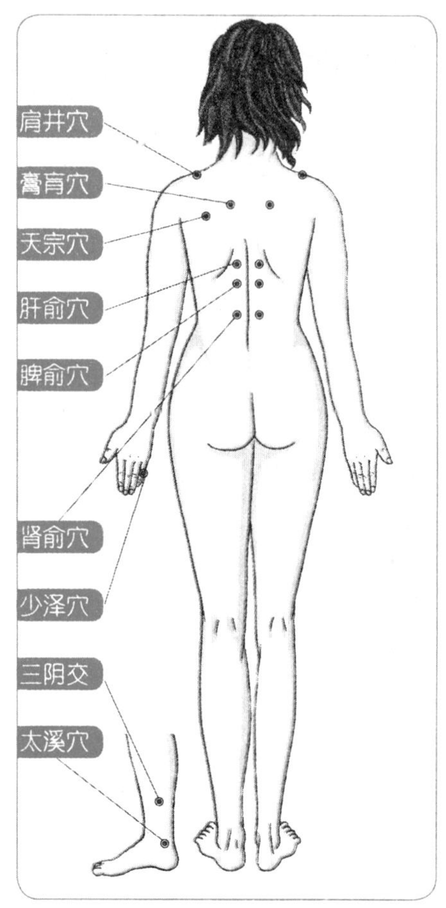

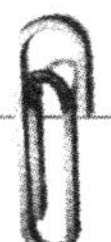

健康贴士

乌鸡白凤尾菇汤：乌鸡500克，白凤尾菇50克，料酒、大葱、食盐、生姜片各适量。乌鸡宰杀后，去毛，去内脏及爪，洗净。沙锅添入清水，加生姜片煮沸，放入已剔好的乌鸡，加料酒、大葱，用文火炖煮至酥，放入白凤尾菇，加食盐调味后煮沸3分钟即可起锅。补益肝肾，生精养血，养益精髓，下乳。适用于产后缺乳、无乳或女子乳房扁小不丰、发育不良等。

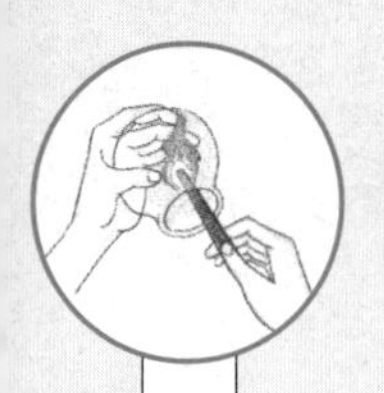

产后宫缩痛

诊　断 → 对症拔罐 → 健康贴士

产后宫缩痛又称儿枕痛、产后子宫神经痛，是指分娩后子宫收缩引起的下腹部疼痛。产后宫缩痛的主要原因是由于产妇精神紧张、自主神经功能紊乱、内分泌失调等因素，导致分娩后子宫过度收缩引起。

【诊断】

产后宫缩痛一般在产后1～2日出现，持续2～3日后自然消失，多见于经产妇。哺乳时反射性催产素分泌增多会使疼痛加重。产后宫缩痛主要表现为：产后1～2天内出现下腹疼痛拒按，同时伴子宫变硬、恶露增加；严重者疼痛剧烈，经久不止，同时可伴大量出汗、恶心呕吐、食欲不振、睡眠不安等症状。

【对症拔罐】

选穴

肾俞、腰阳关、八髎、章门、气海、关元、中极、子宫、血海、足三里、三阴交。

方法

1. 火罐法：用闪火法将罐吸附于肾俞、腰阳关、子宫、八髎、气海、关元、足三里、三阴交；或用抽气罐法吸附于上述穴位。

2. 针罐法：取肾俞、章门、中极、关元、血海、足三里、三阴交，消毒后用毫针针刺，然后用闪火法拔罐于针刺部位。

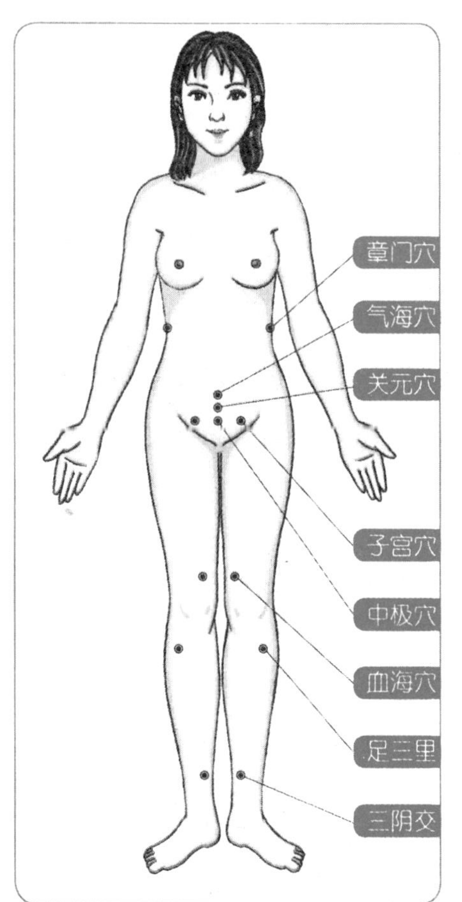

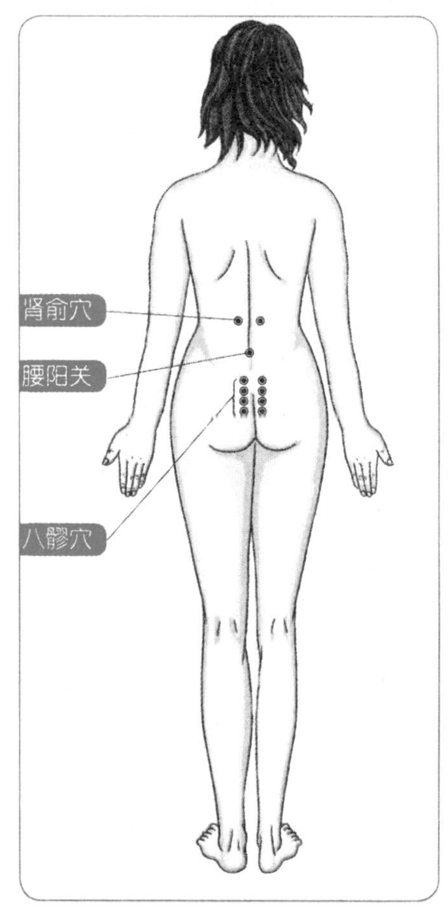

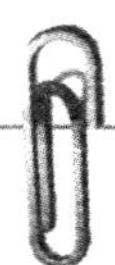

健康贴士

产后宫缩痛患者应避免精神紧张，保持心情舒畅。下腹应防止受凉，饮食宜清淡。疼痛剧烈者可暂停哺乳。另外，新妈妈如果在产后14天后仍然可以在腹部摸到子宫，而且还伴有腰痛、下腹部胀感、血性恶露量大、腹部有压痛等症状，就有可能是子宫复位不全，应及时到医院诊治。

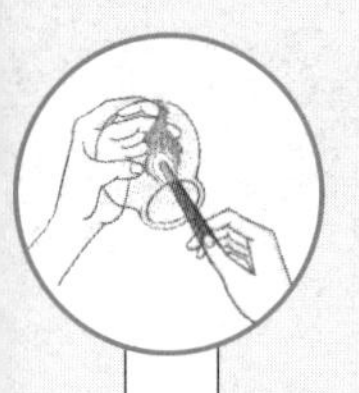

痛经

诊　断 → 对症拔罐 → 健康贴士

痛经是针对月经来潮及行经前后出现下腹部疼痛而言。它属月经病范畴，是妇科常见病症。痛经多因气滞血瘀、寒湿凝滞、气血虚损等因所致。气血瘀阻、冲任失调，“不通则痛”故发生痛经。

【诊断】

痛经的症状一般在行经前开始，有痛感，逐渐加剧，历时数小时或两三天不等，疼痛多为下腹部绞痛、胀痛或坠痛。有小腹凉、得热痛减轻的感觉。还常伴有消化系统症状，如恶心呕吐、腹泻、尿频等。还可伴头痛、冷汗、虚脱等。痛经可分为原发性痛经和继发性痛经。

1. 原发性痛经：指经妇科检查，生殖器官无明显器质性病变者，多发生于月经初潮后 2 ~ 3 年的青春期少女或未生育的年轻女性。

2. 继发性痛经：指经妇科检查、B 超检查、腹腔镜检查、生殖器官有明显的器质性病变者，如患有盆腔炎、子宫肌瘤、子宫内膜异症等。

【对症拔罐】

选穴　肝俞、脾俞、三焦俞、肾俞、命门、关元俞、次髎、腰俞、气海、关元、归来、子宫、中极、足三里、地机、三阴交。

方法　1. 火罐法：用闪火法将罐吸附于肾俞、三焦俞、气海、关元、中极、归来、足三里、三阴交。

2. 针罐法：取肝俞、脾俞、肾俞、关元、归来、足三里、三阴交、地机，消毒后，毫针针刺，然后用闪火法拔罐于针上。

3. 走罐法：取适当大小火罐，沿督脉的命门至腰俞、足太阳膀胱经的肾俞至次髎来回走罐，直至皮肤出现红色瘀血为止。

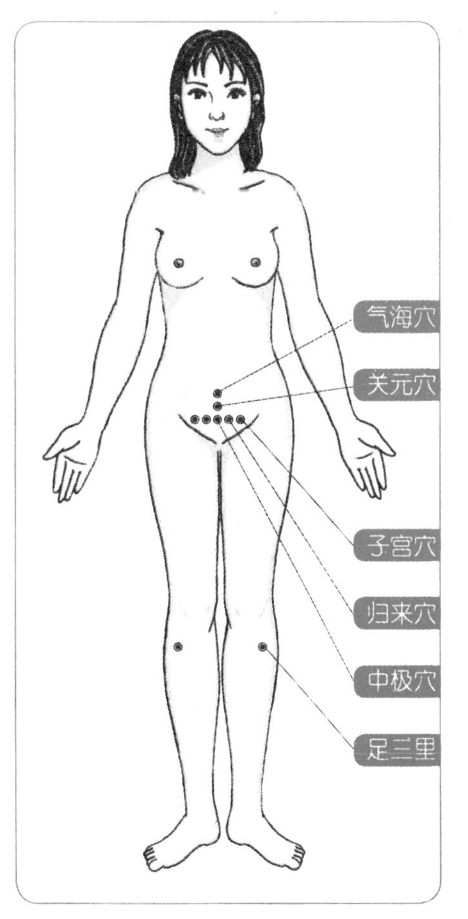

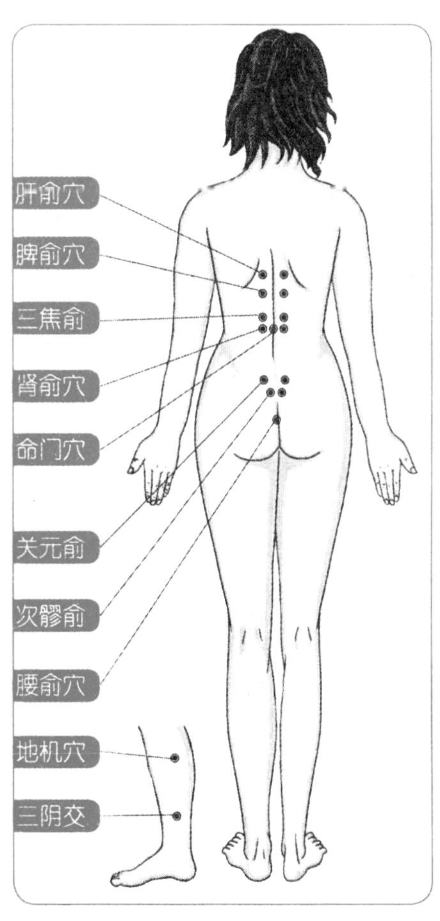

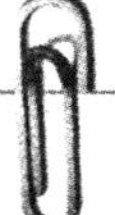

健康贴士

韭菜月季红糖饮：鲜韭菜30克，月季花3～5朵，红糖10克，黄酒10毫升。将韭菜和月季花洗净压汁，加入红糖，对入黄酒冲服，服后俯卧半小时。理气活血止痛。

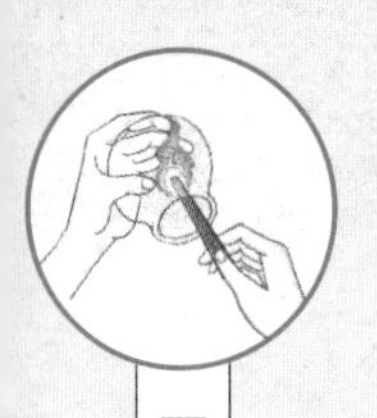

月经不调

诊　断 → 对症拔罐

月经不调是妇科最常见的疾病之一，月经的期、量、色、质的任何一方面发生改变，均称为月经不调。中医认为经水出诸肾，意思是月经病和肾功能有关，和脾、肝、气血、冲脉、任脉、子宫也相关。

【诊断】

1．经期提前：月经提前指月经周期缩短，短于 21 天，而且连续出现 2 个周期以上，属于排卵型功血。基础体温双相，增生期短，仅 7 ~ 8 天；或黄体期短于 10 天，或体温上升不足 0.5℃。

2．经期延迟：月经错后 7 天以上，甚至 40 ~ 50 天一行，并连续出现 2 个月经周期以上。有排卵者，基础体温双相，但增生期长，高温相偏低；无排卵者，基础体温单相。

3．经期延长：月经周期正常，经期延长，经期超过 7 天以上，甚至 2 周方净。有炎症者平时小腹疼痛，经期加重，平时白带量多，色黄或黄白、质稠、有味。黄体萎缩不全者同时伴有月经量多；子宫内膜修复延长者在正常月经期后，仍有少量持续性阴道出血。

4．月经先后不定期：月经提前或延迟，周期或短于 21 天，或长于 35 天。

【对症拔罐】

选穴　肝俞、脾俞、命门、肾俞、气海俞、关元俞、次髎、腰俞、气海、关元、归来、血海、足三里、三阴交。

方法　1. 火罐法：取脾俞、肾俞、关元、足三里、三阴交，用闪火法拔罐或用闪罐法。

2. 针罐法:取肝俞、脾俞、肾俞、气海、关元、三阴交，消毒后，毫针针刺，并在针刺部位拔罐。

3. 刺络拔罐法:取命门、腰俞、气海俞、关元俞、关元、血海，消毒后用三棱针点刺穴位3～5下，然后拔罐。

4. 走罐法：沿督脉的命门至腰俞、足太阳膀胱经的肾俞到次髎来回走罐，直至皮肤出现红色瘀血为止，然后再针刺关元、归来、足三里、三阴交并拔罐于针上。

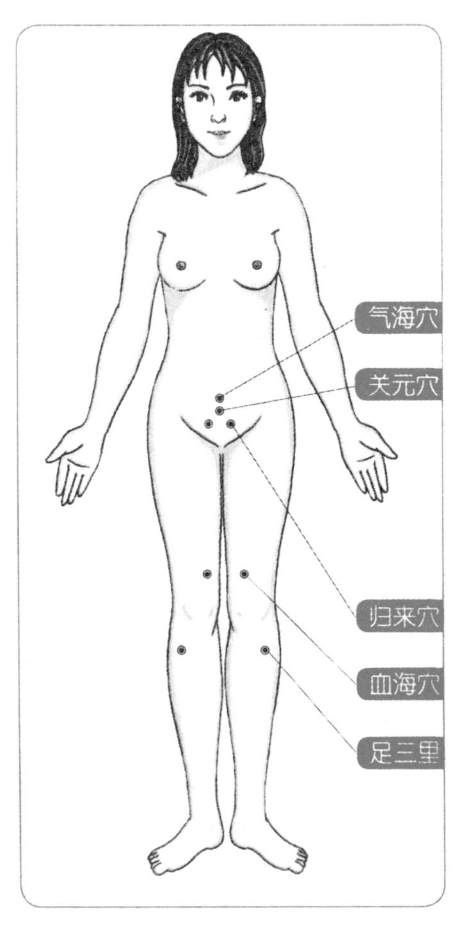

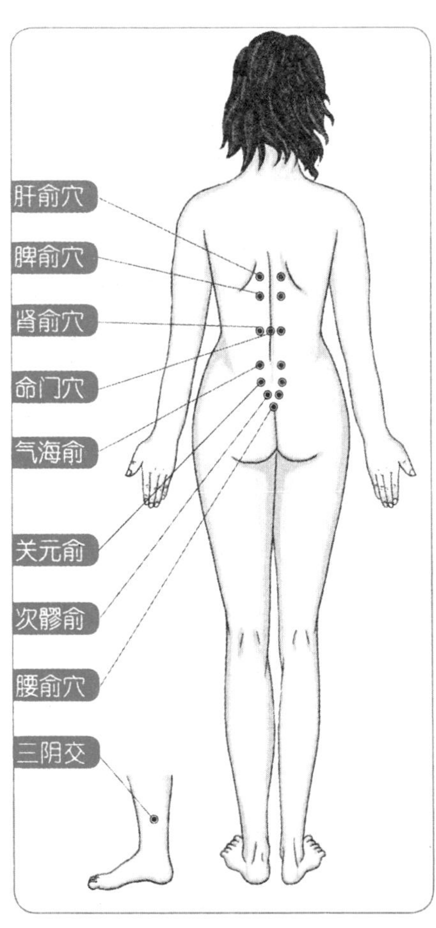

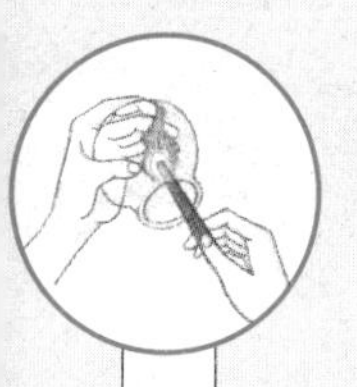

功能性子宫出血

诊　断 → 对症拔罐 → 健康贴士

功能性子宫出血简称“功血”，系指无周身性疾病及生殖器官器质性病变，而是由于神经内分泌系统功能障碍所引起的子宫异常出血。

【诊断】

“功血”多见于更年期，约占50%，而育龄期约占30%，青春期约占20%。“功血”又可分为无排卵型和排卵型两类。无排卵型“功血”可见于子宫内膜增生或萎缩。排卵型“功血”可见于黄体不健及黄体萎缩不全。

功能性子宫出血的主要症状是子宫不规则出血，月经提前或错后，完全失去了规律性；或月经周期缩短，一般小于21天，但出血量和出血天数正常；也可以是月经周期正常，但是每次出血量极多，可达数百毫升；有的人虽然月经周期正常，但在月经来潮之前已有数天少量出血，颜色往往发暗，月经来潮数天后又淋漓不净，月经前后可持续出血十几天，或者在月经干净10天左右，阴道又流出少量血，有时一两天即干净，称为排卵型出血。无排卵型功血主要表现为子宫不规则出血，月经周期紊乱，经期长短不一，出血量时多时少，甚至大量出血。有时先有数周或数月停经，然后发生子宫不规则出血，不易自止；有时周期尚准，但经量增多，经期延长。

【对症拔罐】

选穴　①关元、中极、天枢、脾俞、胃俞、肾俞、足三里穴。②气海、大巨、肝俞、腰阳关、血海、三阴交穴。

方法　每次取1组穴位，采用单纯罐法或留针罐法、皮肤针罐法等。若属虚寒体质者选用气海、关元、中极、肾俞、腰阳关、足三里穴等，施行艾灸或隔姜灸罐法（先在穴位上施灸5～10分钟，然后将罐吸拔在被灸的穴位上），留罐10～15分钟，每日1次，症状改善后，改为隔日1次。若出血量多或持续时间较长。宜加灸隐白穴30分钟。

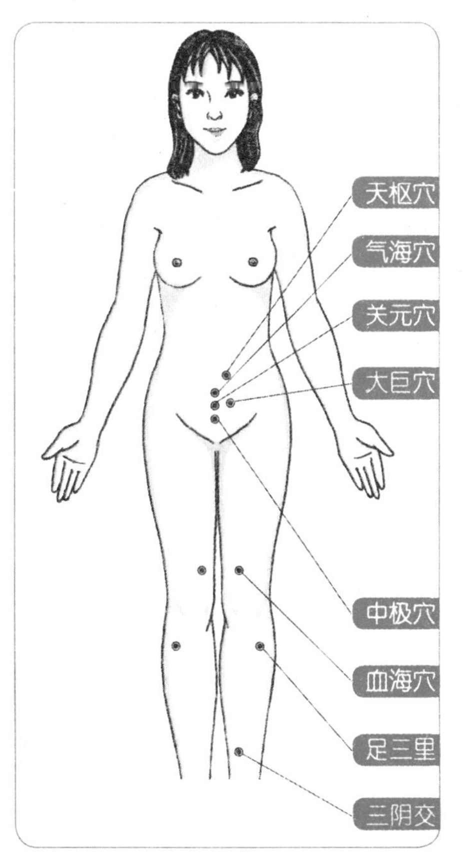

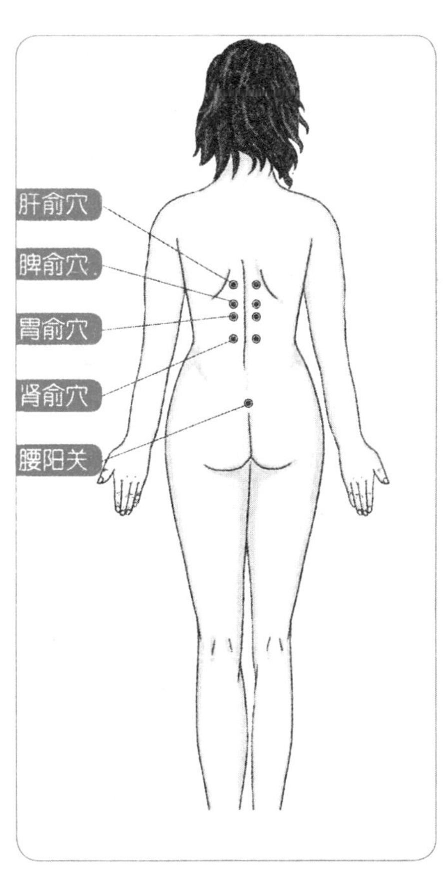

健康贴士

功能性子宫出血患者出血量多，服止血药无效，且患者出现脉搏快、血压下降时，应去医院就诊。

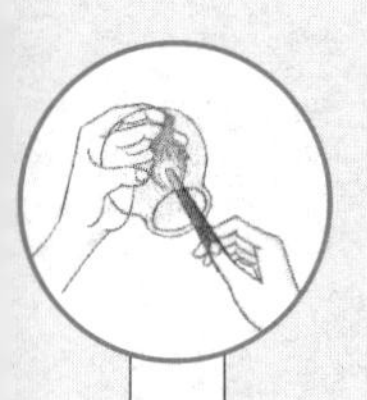

闭经

诊　断 → 对症拔罐 → 健康贴士

闭经即不来月经，是妇女常见的一种症状。通常分为原发性和继发性两类。医学认为，经闭多由先天不足、体弱多病，或多产房劳、肾气不足、精亏血少，大病、久病、产后失血，或脾虚生化不足、冲任血少，情志失调，精神过度紧张所致，或受刺激、气血郁滞不行，肥胖之人、多痰多湿、痰湿阻滞冲任等引起。

【诊断】

妇女超过 18 岁仍不来月经叫原发性闭经；已经建立了正常月经周期后，连续 3 个月以上不来月经叫继发性闭经。青春期前、妊娠后、哺乳期及绝经期后的闭经是正常的，不属于病态。子宫发育异常，如先天性无子宫、刮宫过深、子宫内膜结核以及先天性无卵巢、放疗破坏了卵巢组织，或患有严重贫血、慢性肾炎、糖尿病、甲状腺及肾上腺功能亢进或减退；环境改变、惊吓、恐惧、过度紧张、劳累等原因均可引起闭经的发生。

【对症拔罐】

选穴

①大椎、肝俞、脾俞穴。②身柱、肾俞、气海、三阴交穴。③命门、关元穴。

方法

取以上各组穴，均施以单纯罐法或刺络罐法，首先用三棱针在穴位上点刺，然后用闪火法将罐吸拔在穴位上，留罐 15 分钟，每次 1 组穴，每日 1 次。

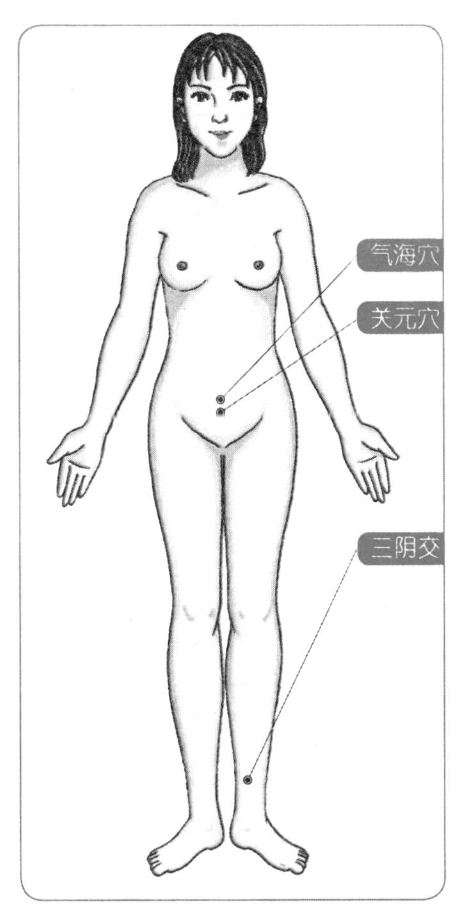

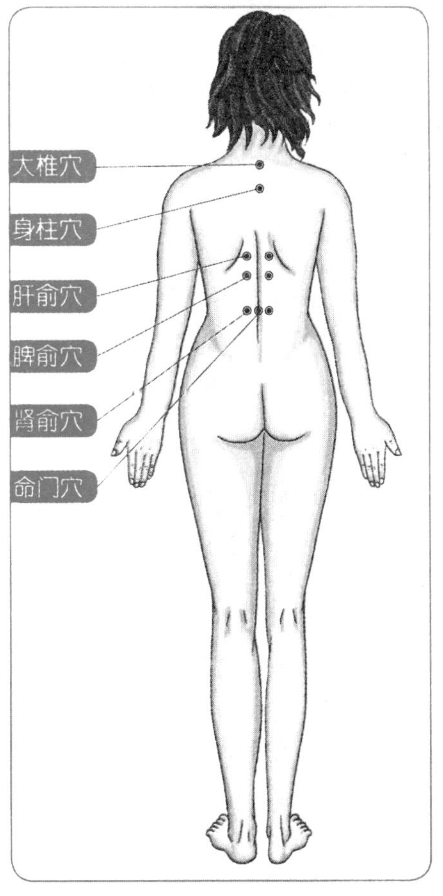

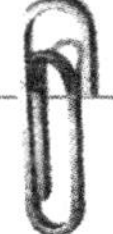

健康贴士

闭经患者需要加强锻炼，增强体质，提高健康水平；保持心情舒畅，避免过度紧张，减少精神刺激；调节饮食，注意蛋白质等的摄入，避免过度节食或减肥，以免造成营养不良引发本病；注意经期及产褥期卫生。

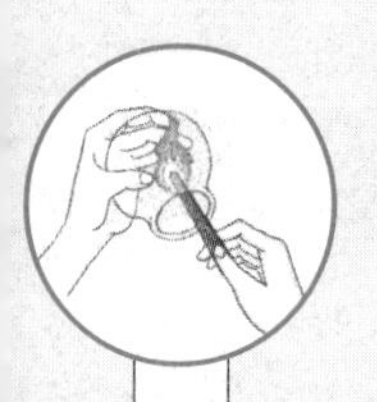

带下病

诊断 → 对症拔罐 → 健康贴士

带下病是女性生殖系统疾病中的一种常见病症。产生带下病的原因有很多，如生殖系统炎症、肿瘤、子宫后屈、肺结核、糖尿病、贫血、精神刺激和阴道异物等都可引起带下病。

【诊断】

白带是指妇女阴道分泌的一种白色液体，有生理性白带和病理性白带之分。月经前期或妊娠期，因生殖器充血所致的分泌物增加者，属于生理性白带；如果量多，持续不断，或颜色、性质、气味等见异常变化，并伴有面色萎黄、精神疲倦、乏力、腰酸腹冷、小腹坠胀、阴部瘙痒、小便短黄等症状，属于病理性白带，即为带下病。中医学认为，带下病多是因为脾虚，运化失常，肾气不足，任、带两脉失于固约及湿毒下注所致。治疗时尤以调脾最为重要，古代有五色带之名，临床上多以白带、黄带、赤白带为多见。

【对症拔罐】

选穴　脾俞、命门、肾俞、八髎、白环俞、腰俞、次髎、带脉、气海、地机、三阴交。

方法　1. 火罐法：用闪火法将罐吸附于带脉、脾俞、肾俞、白环俞、八髎、气海、三阴交；或用抽气罐法吸附于上述穴位。

2. 针罐法：取带脉、白环俞、次髎、气海、地机、三阴交，消毒后，用毫针针刺，起针后用闪火法拔罐。

3．走罐法：沿督脉的命门至腰俞、足太阳膀胱经的肾俞至次髎来回走罐，至皮肤出现红色瘀血，然后留罐于脾俞、肾俞、次髎。

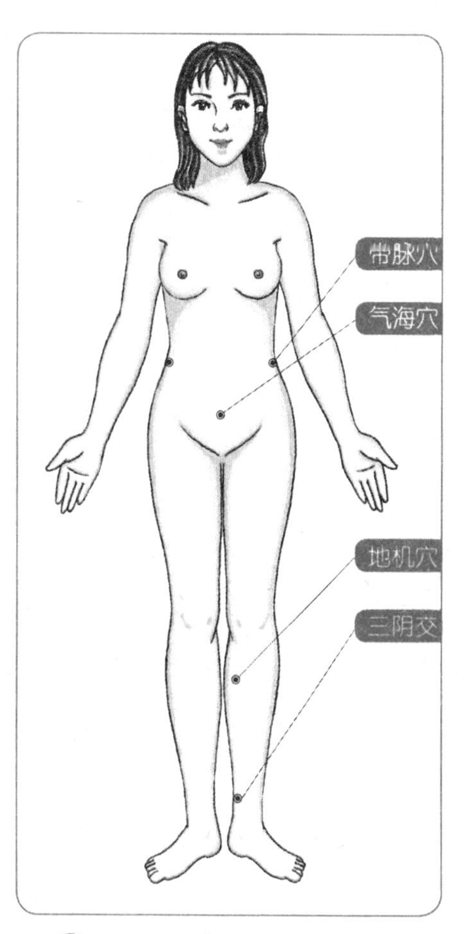

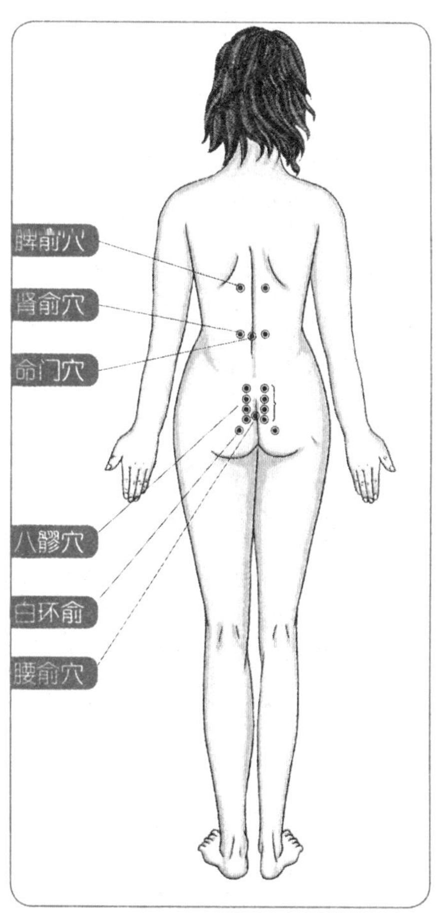

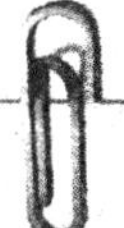

健康贴士

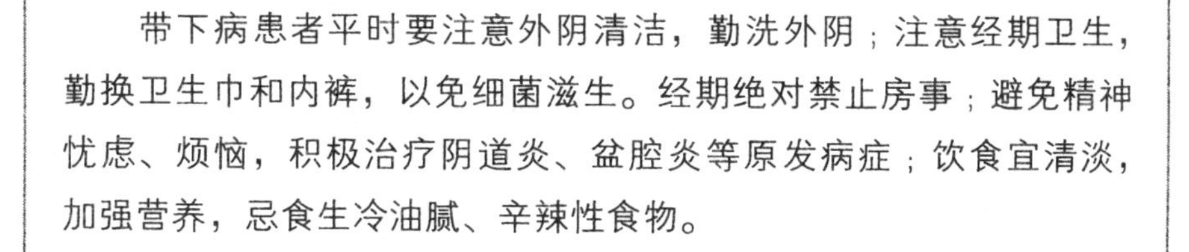

带下病患者平时要注意外阴清洁，勤洗外阴；注意经期卫生，勤换卫生巾和内裤，以免细菌滋生。经期绝对禁止房事；避免精神忧虑、烦恼，积极治疗阴道炎、盆腔炎等原发病症；饮食宜清淡，加强营养，忌食生冷油腻、辛辣性食物。

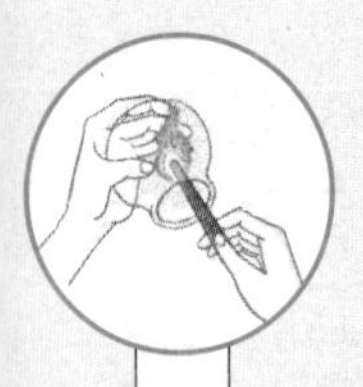

盆腔炎

诊　断 → 对症拔罐

盆腔炎是指妇女盆腔内生殖器官的炎症，包括子宫肌炎、子宫内膜炎、输卵管炎、卵巢炎、盆腔结缔组织炎和盆腔腹膜炎。一般分为急慢性两种。

【诊断】

1. 急性盆腔炎

症状可因炎症的轻重及范围大小而有所不同。常见的症状有高烧、寒战、头痛、食欲不振和下腹部疼痛。有腹膜炎时可出现恶心、呕吐、腹胀、腹泻的症状。炎症刺激泌尿道可出现排尿困难、尿频、尿痛的症状，如刺激直肠可出现腹泻和排便困难症状。体检时可发现下腹部肌肉紧张、有压痛，阴道内有大量脓性分泌物、子宫颈充血，子宫两侧可摸到肿块并有压痛。

2. 慢性盆腔炎

全身症状不明显。有时可有低烧、易感疲乏、精神不振、周身不适、失眠等。当患者抵抗力下降时，可急性发作。由于慢性炎症形成的疤痕、粘连及盆腔充血，可引起下腹部坠胀、疼痛及腰骶部酸痛。常在劳累、性交后、排便时及月经期前后加重。由于盆腔瘀血，患者出现月经和白带增多；卵巢功能受损时可有月经失调；输卵管阻塞可造成不孕。检查子宫的位置后倾，活动受限或粘连固定，在子宫一侧或两侧可摸到条索状增粗的输卵管并有轻度压痛。

【对症拔罐】

选穴　肾俞、腰眼、腰阳关、八髎（即上、次、中、下髎之合称）、关元、曲骨、气海、归来、三阴交、足三里为主穴。月经多者，加血海穴；痛经者，加地机穴；白带多者，加阴陵泉穴；发热恶寒、低热者，加大椎、曲池穴。

方法 取上穴，采用单纯罐法或温水罐法、敷姜罐法，通常在腰骶部穴上置8～10个罐。若发热者，在大椎或曲池穴上施行刺络罐法，起罐后再于腹部及下肢穴位上置罐6～8个，均留罐10～30分钟，每日或隔日1次，10次为1个疗程。亦可每次选2～4个穴位，先施行挑罐法，然后再在其他穴位上施行单纯罐法，留罐10～15分钟，每周1～2次。挑完以上所有穴位为1个疗程，2个疗程间隔10天。

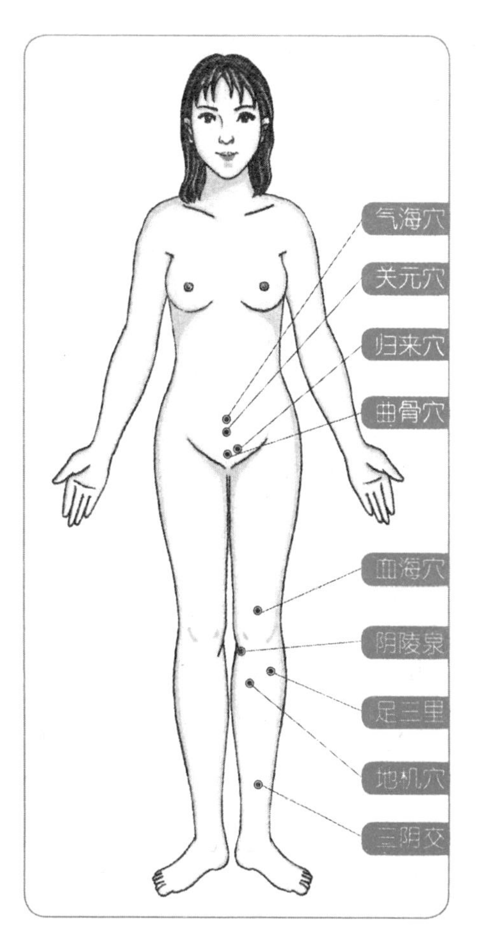

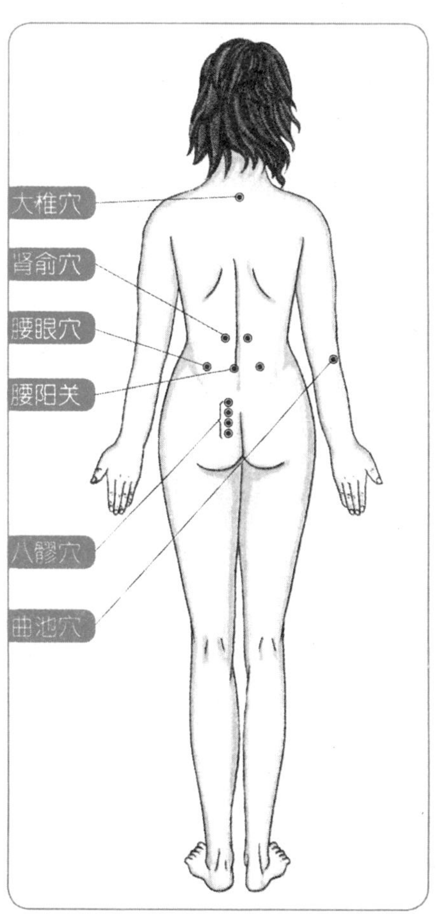

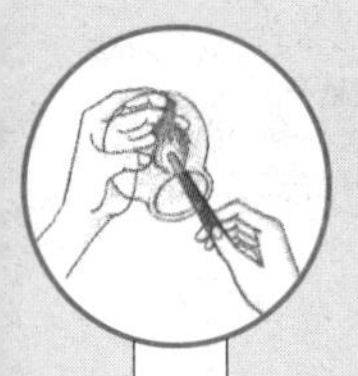

子宫脱垂

诊 断 → 对症拔罐 → 健康贴士

子宫脱垂系子宫从正常位置沿阴道下降，至子宫颈外口达坐骨棘水平以下，甚至全部脱出阴道外口。多因分娩造成宫颈、宫颈主韧带及子宫骶韧带损伤，或因分娩后支持组织未能恢复正常，导致子宫沿阴道向下移位。

【诊断】

子宫脱垂主要表现为下腹、阴道、会阴部有下坠感，伴有腰背酸痛，劳动后更加明显，自觉有块状物自阴道脱出，行走或体力劳动时更加明显。严重时不能自行还纳。子宫下垂还可导致尿失禁。本病归属于中医学的“阴挺”、“阴脱”等病症范畴。多因体弱消瘦、中气虚陷、孕育过多、房劳伤肾所致。

【对症拔罐】

选穴

天枢、肺俞、心俞、灵台、肝俞、脾俞、胃俞穴和第十二胸椎至骶尾段脊柱中线及两旁的膀胱经内侧循行线。

方法

取上穴，采用单纯罐法。十二胸椎以下督脉及两侧膀胱经采用密排罐法，其中骶区的上、次、中、下髎先行三棱针点刺，再将罐吸拔在穴位上，留罐20分钟，2～3日1次，12次为1个疗程。

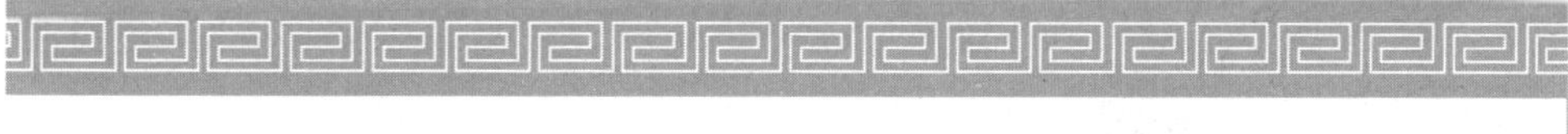

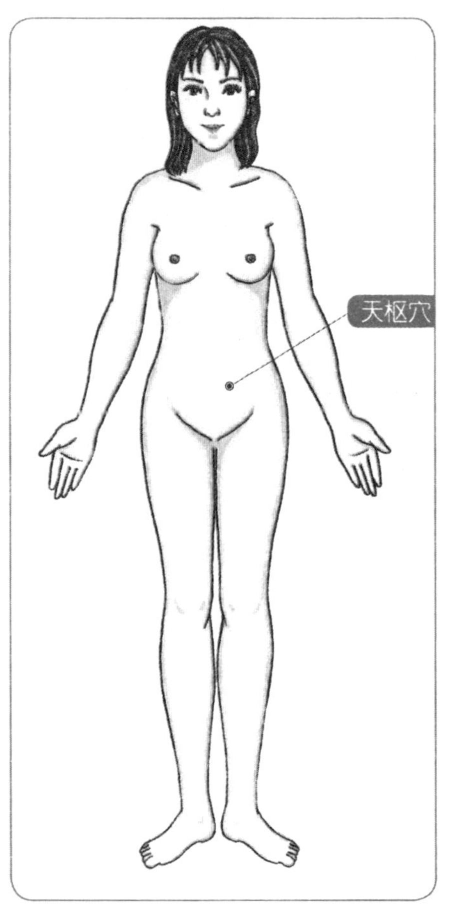

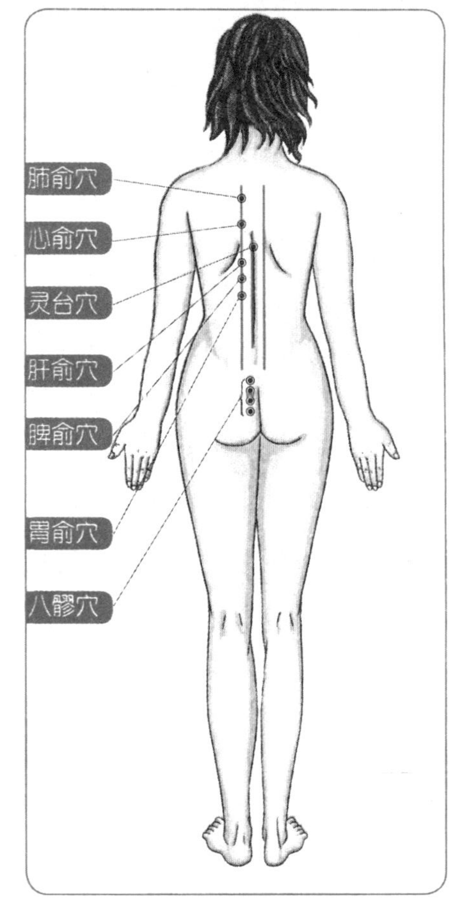

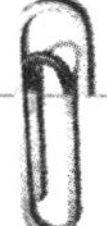

健康贴士

产后需多卧床，防止子宫后倾；分娩后1个月内应避免增加腹压的劳动。哺乳时间不宜过长。平时保持大便通畅。坚持做骨盆肌肉锻炼，其锻炼方法是取坐位，做忍大便的动作，继而缓慢放松，如此一紧一松连续地做，每天2～3次，每次3～10分钟。

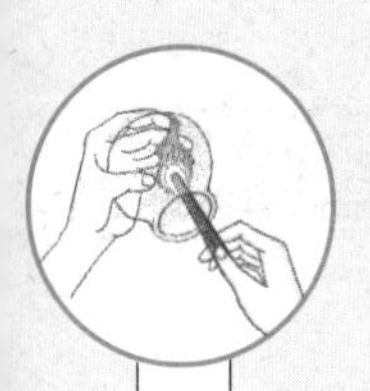

乳腺增生

诊　断 → 对症拔罐 → 健康贴士

乳腺增生是女性最常见的乳房疾病，其发病率占乳腺疾病的首位。近些年来该病发病率呈逐年上升的趋势，年龄也越来越低龄化。

【诊断】

乳腺增生是指乳腺上皮和纤维组织增生，乳腺组织导管和乳小叶在结构上的退行性病变及进行性结缔组织的生长，其发病原因主要是由于内分泌激素失调。临床表现为乳房胀痛，具有周期性，常发生或加重于月经前期或月经期。乳房肿块，常为多发性，扁平性，或呈串珠状结节，大小不一，质韧不硬，周界不清，推之可动，经前增大，经后缩小，病程长，发展缓慢，此病多发于30～40岁妇女。

【对症拔罐】

选穴　肩井、天宗、肝俞、库房、膺窗、膻中、乳根、期门、外关、阳陵泉、丰隆。

方法　1. 火罐法：用闪火法将罐吸附于肝俞、膻中、天宗、肩井、外关；或用抽气罐法。

2. 针罐法：取肝俞、期门、乳根、膺窗、阳陵泉、丰隆，消毒后用毫针针刺，并用艾条灸15分钟后起针，然后每穴闪罐5～10下。

3. 刺络拔罐法：取膻中、乳根、膺窗，三棱针点刺3～5下，用闪火法拔罐于针刺部位。

4. 药罐法：取患侧乳房相对应的背部压痛点，以及天宗、库房、膺窗、膻中、乳根，涂姜汁后拔罐。

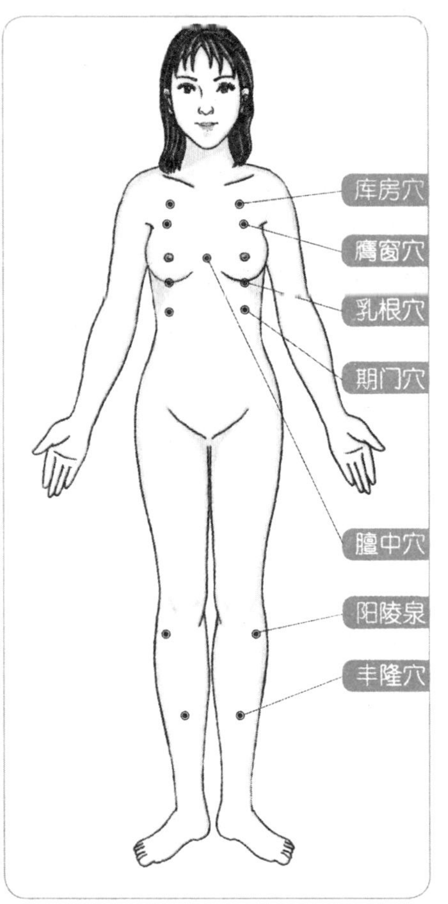

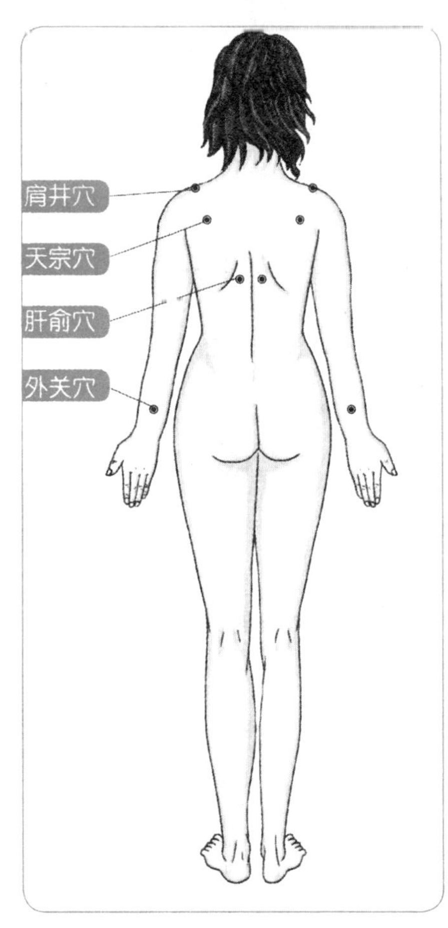

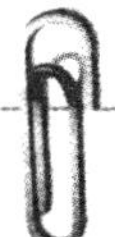

健康贴士

乳腺增生对人体的危害莫过于心理的损害，因缺乏对此病的正确认识，不良的心理因素过度紧张刺激忧虑悲伤，造成神经衰弱，会加重内分泌失调，促使增生症的加重，故应解除各种不良的心理刺激。对心理承受差的人更应注意。

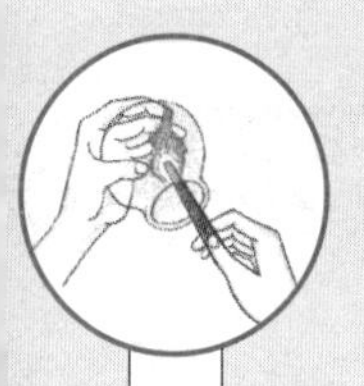

外阴瘙痒

诊　断 → 对症拔罐 → 健康贴士

外阴瘙痒是外阴各种不同病变所引起的一种症状，但也可发生于外阴完全正常者，当瘙痒加重时，患者多坐卧不安，以致影响生活和工作。

【诊断】

本病主要症状表现为外阴及阴道瘙痒不适，有的可波及整个外阴，有的可局限于某部或单侧外阴，有时可累及肛周，常呈阵发性发作，也可为持续性，一般夜间加剧，痒痛难忍，坐卧不安，有的伴有白带，带黄、质稠、有味。久治不愈者可转变为苔藓样硬化。

外阴瘙痒的发生是由多种因素造成的，可分为全身性和局部性原因。前者多由于糖尿病、黄疸、白血病、精神因素、过度疲劳、条件反射等原因所致。后者常因滴虫性或真菌性阴道炎、老年妇女外阴干燥、尿失禁、肛裂、肛瘘使外阴皮肤受尿粪浸渍；阴道内使用避孕药等药物；穿化学纤维内裤，使用橡皮、塑料月经带，经期不注意清洁卫生，过多使用强碱性肥皂，蛲虫病，湿疹等因素。直接或间接刺激外阴皮肤所致。本病属于中医“阴痒”范畴，治疗以外治为主。

【对症拔罐】

选穴　中极、足三里、阴廉、三阴交、太冲。

方法　取上穴，以单纯火罐法吸拔穴位，留罐10～15分钟，每隔1～2日1次。

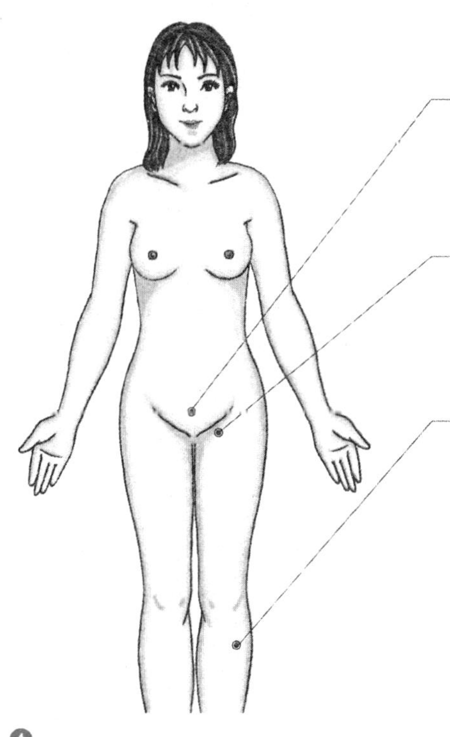

❶ 中极穴　在下腹部，前正中线上，当脐中下4寸。

❷ 阴廉穴　在大腿内侧，当气冲直下2寸，大腿根部，耻骨结节的下方，长收肌的外缘。

❸ 足三里穴　在小腿前外侧，当犊鼻下3寸，距胫骨前缘一横指（中指）。

❹ 三阴交穴　在小腿内侧，当足内踝尖上3寸，胫骨内侧缘后方。

❺ 太冲穴　在足背侧，当第1跖骨间隙的后方凹陷处。

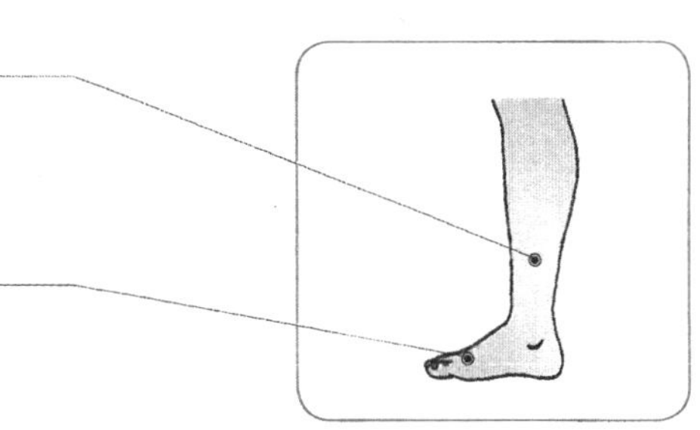

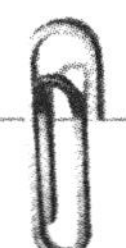

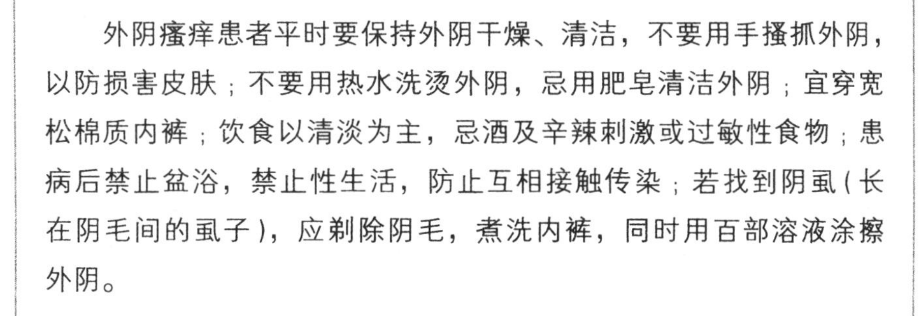

健康贴士

外阴瘙痒患者平时要保持外阴干燥、清洁，不要用手搔抓外阴，以防损害皮肤；不要用热水洗烫外阴，忌用肥皂清洁外阴；宜穿宽松棉质内裤；饮食以清淡为主，忌酒及辛辣刺激或过敏性食物；患病后禁止盆浴，禁止性生活，防止互相接触传染；若找到阴虱（长在阴毛间的虱子），应剃除阴毛，煮洗内裤，同时用百部溶液涂擦外阴。

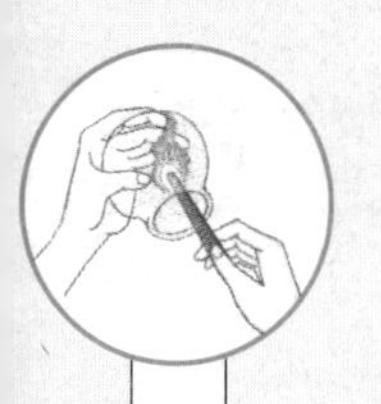

更年期综合征

诊　断 → 对症拔罐

更年期是妇女生殖功能由旺盛时期过渡到完全停止的一个过渡时期。在此过渡时期中，女性所出现的一系列因激素减少及机体衰老所引起的以自主神经系统功能紊乱为主的身体不适，如烘热、出汗、心慌及失眠，统称为更年期综合征。

【诊断】

更年期综合征主要因卵巢功能衰退，卵泡发育不全，丧失排卵功能，雌激素分泌减少，而致月经紊乱直至绝经。更年期综合征主要有以下症状。

1. 生理症状

早期症状有闭经、月经不规则、萎缩性阴道炎、潮热伴出汗、血压增高；晚期有外阴阴道萎缩、干燥、性交痛、外阴痛痒、膀胱及尿道出现尿凿、尿急、尿失禁、子宫盆底松弛、子宫及阴道脱垂及皮肤、毛发黏膜干燥且失去弹性；心血管出现心绞痛、冠心病；易发生骨折、腰痛、乳房松弛、下垂。

2. 精神、神经症状

易疲劳、头痛、头晕、易激动、忧虑、抑郁、失眠、思想不集中或淡漠、紧张或不安，情绪激动。

3. 出现新陈代谢性障碍

肥胖，体重增加，脂肪堆积部位多在腹部、臀、乳房、颈下及上肢等处；部分患者有关节痛，骨质疏松，以累及脊椎为主，故常有腰背痛。

【对症拔罐】

选穴　新设穴、胸至骶段脊柱两旁全程膀胱经内侧循行线。

方法　取上穴和部位施以单纯疏排罐法，或经皮肤针轻叩潮红后，再施行疏排罐法，将罐吸拔于穴位上，留罐 15 ~ 20 分钟。对头面焮热、心烦、失眠严重、多汗者，加涌泉、劳宫穴，施行单纯罐法；头痛、头晕甚者，加太阳穴，施行单纯罐法。

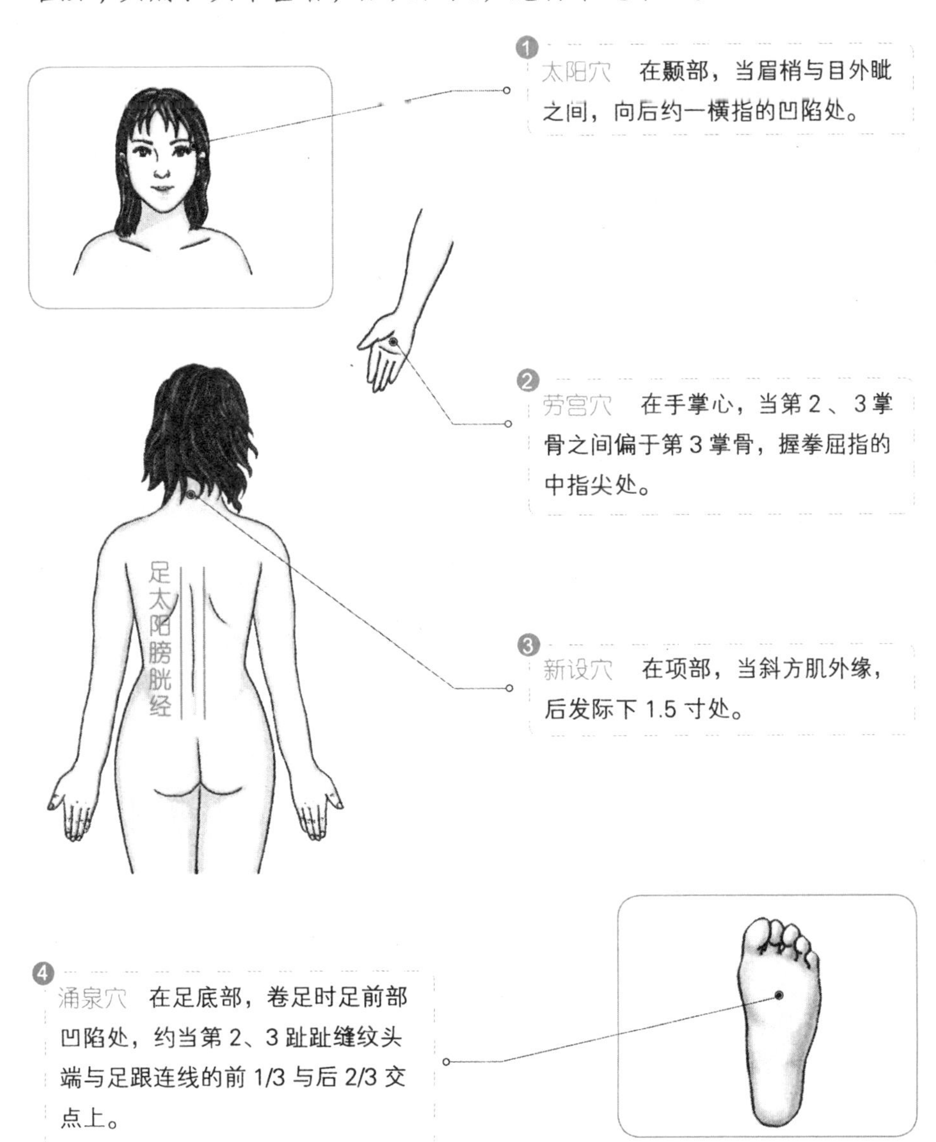

第7章 拔罐调治男科病

健康是构成男性魅力最重要的条件，然而，有些疾病似乎特别嫉妒男人，比如遗精、早泄、阳痿、前列腺炎、前列腺增生等，男人一旦沾上这些疾病，其魅力就会大减，甚至羞于启齿，尤其是在爱人面前很没面子。利用拔罐打通男人的经络，把男科疾病消灭于无形中，将是男人健康＋魅力的最佳选择。

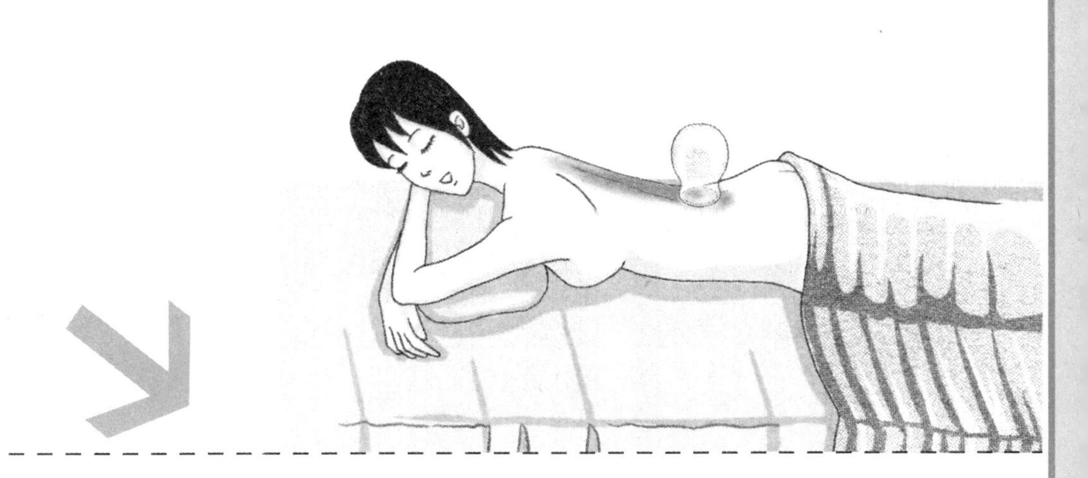

遗精 → 早泄 → 阳痿 → 前列腺炎 → 前列腺增生

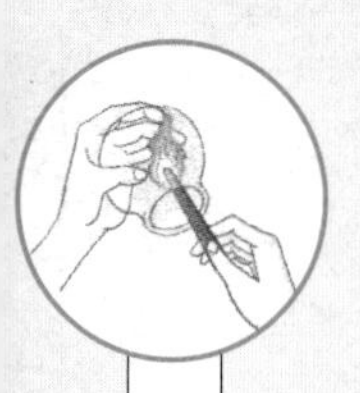

遗精

诊　断 → 对症拔罐 → 健康贴士

遗精是指不因性交而精液自行外泄的一种男性性功能障碍性疾病，如果有梦而遗精者称为“梦遗”；无梦而遗精者，甚至清醒的时候精液自行流出称为“滑精”。但是如果发育成熟的男子，每月偶有1～2次遗精，且次日无任何不适者，属生理现象，不是病态。若遗精次数过频，每周2次以上或一夜数次，且有头昏眼花、腰腿酸软、两耳鸣响等症状者，则应及时治疗。

【诊断】

1. 阴虚火旺型：多为有梦遗精，阳事易举，或易早泄。伴两颧潮红，头昏心慌，心烦少寐，神疲乏力。舌质偏红，苔少，脉细数。宜食滋阴降火之清淡饮食。

2. 肾精不固型：多见滑精不禁，精液清冷，精神萎靡，腰腿酸冷，面色苍白，头晕耳鸣；或见囊缩湿冷，舌淡，苔白滑，脉沉溺无力。宜食温肾固涩饮食。

3. 湿热下注型：遗精频作，茎中涩痛，小便热赤，口苦或渴，舌苔黄腻，脉滑数。宜食清热利湿饮食。

【对症拔罐】

选穴　肾俞、八髎、关元、大赫、内关、神门、足三里、三阴交、太溪。

方法　取上穴，以单纯火罐法吸拔穴位，留罐10分钟，每日1次。

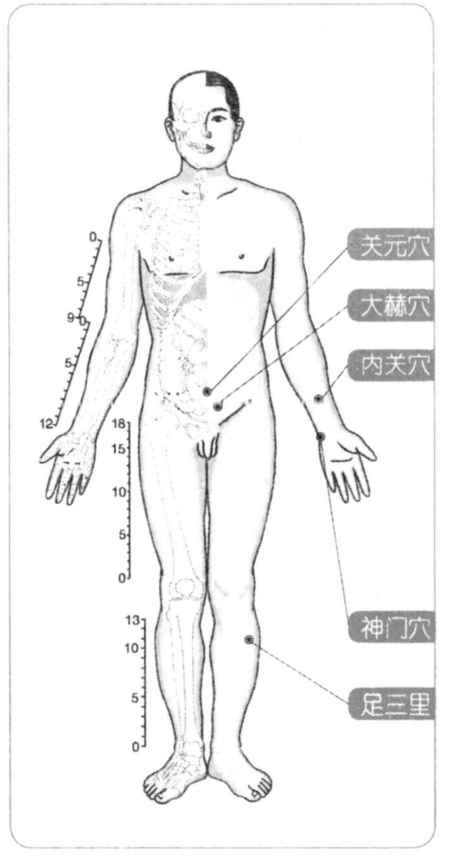

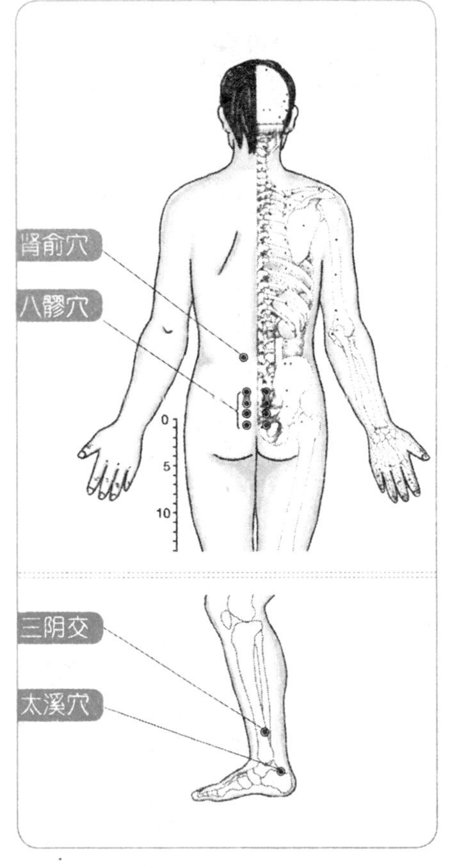

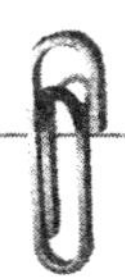

健康贴士

白果莲子粥：白果10枚，莲子50克。莲子加水煮熟，加入炒熟白果（去壳）共煮粥，加白糖调味食用。补肾固精。白果补肾收涩，莲子补肾固精，且能清心安神。二者性味甘平，常作晚餐，有益肾固精作用。

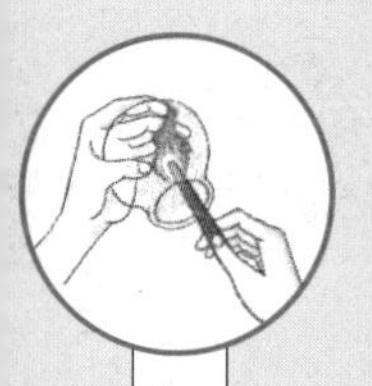

早泄

诊　断 → 对症拔罐 → 健康贴士

早泄是指在性交时阴茎尚未插入阴道或刚接触阴道即行射精，不能进行正常性交活动的性功能障碍性疾病。性交中射精时间的迟早，个体差异较大，一般阴茎插入阴道后 2 ~ 6 分钟即可射精。

【诊断】

早泄轻者当阴茎插入阴道内半分钟到 2 分钟，双方均没有达到性满足时即射出精液；重者则表现为男女身体刚刚接触，阴茎还没插入阴道，或刚进入或进入阴道仅抽送数次即射精，而不能进行正常性生活，并伴有头晕耳鸣、腰膝酸软、精神萎靡、失眠多梦，或口苦胁痛、烦闷纳呆等症状。若因新婚激动、疲劳、酒后偶尔发生早泄，不属病态。不能以女方是否在性交中达到性欲高潮来判断是否早泄。

【对症拔罐】

选穴

命门、肾俞、关元、中极、足三里、三阴交、太溪。

方法

取上穴、以单纯火罐法吸拔穴位，留罐 10 ~ 15 分钟。每日或隔日 1 次。

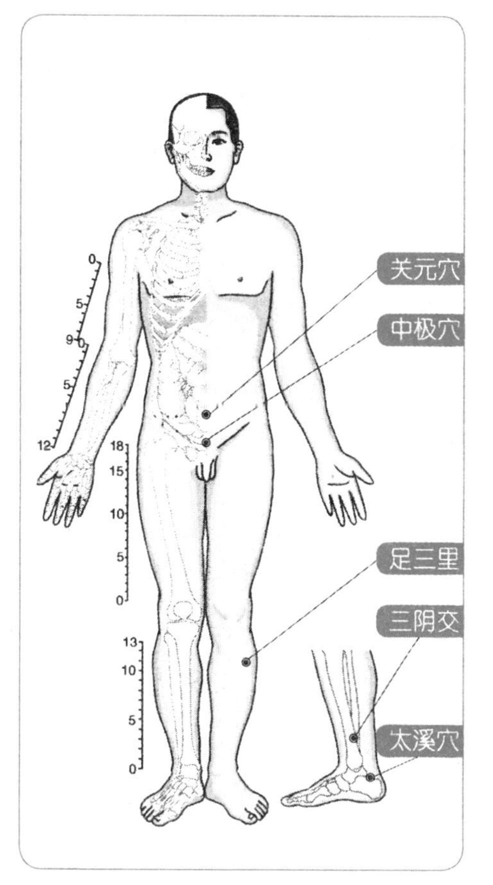

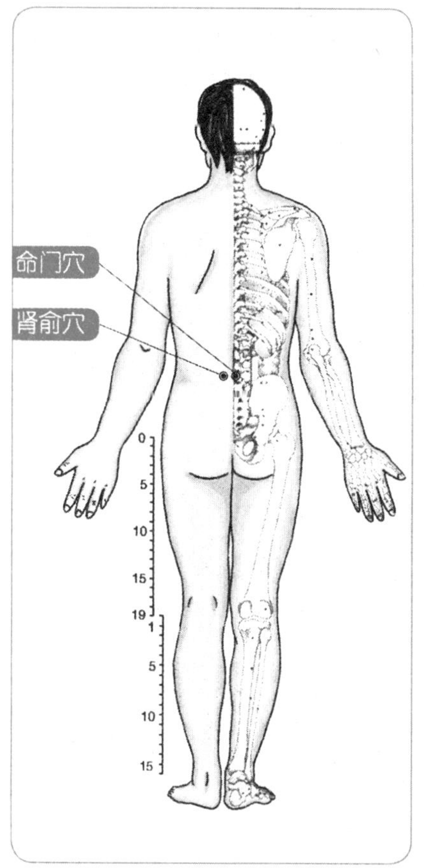

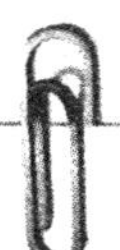

健康贴士

早泄患者要解除精神紧张，清心寡欲，节制房事；掌握性生活规律，如果身体处于疲劳状态，不要进行性生活；发生早泄次数较多的人，最好暂时停止一段性生活；如果发生了早泄，妻子要更加亲切地关怀和体贴丈夫，帮助丈夫消除心理上的恐惧。

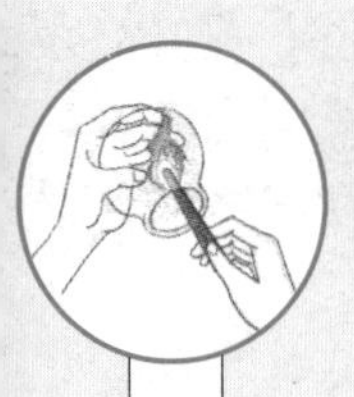

阳痿

诊　断 → 对症拔罐 → 健康贴士

阳痿是指在有性欲要求时，阴茎不能勃起或勃起不坚，或者虽然有勃起且有一定程度的硬度，但不能保持性交的足够时间，因而妨碍性交或不能完成性交的一种病症。

【诊断】

阳痿患者常伴有精神不振，头晕目眩，面色苍白，腰酸腿软，畏寒肢凉，阴囊多汗，小便黄赤等症状。引起阳痿的原因很多，一是精神方面的因素，如夫妻间感情冷漠，或因某些原因产生紧张心情，可导致阳痿。如果性交次数过多，使勃起中枢经常处于紧张状态，久而久之，也可出现阳痿。二是生理方面的原因，如阴茎勃起中枢发生异常。一些重要器官如肝、肾、心、肺患严重疾病时，尤其是长期患病，也可能会影响到性生理的精神控制。

【对症拔罐】

选穴

心俞、肝俞、脾俞、肾俞、次髎、关元、大赫、曲泉、三阴交、复溜。

方法

取上穴，以单纯火罐法吸拔穴位，留罐 10 ~ 15 分钟。每日 1 次，10 次为 1 个疗程。

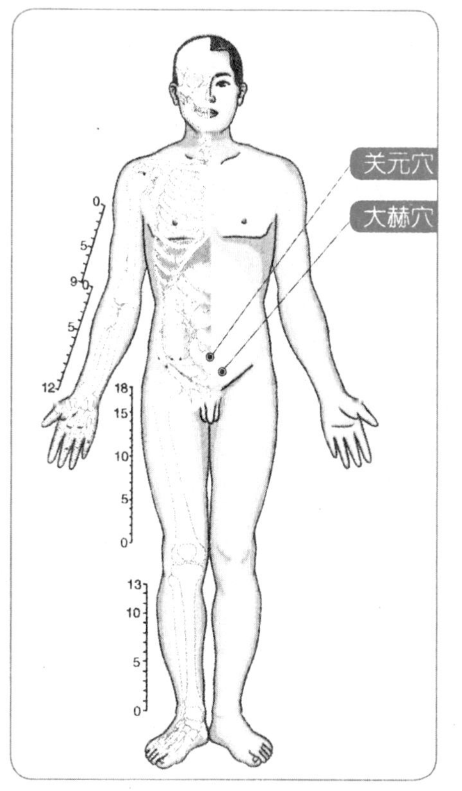

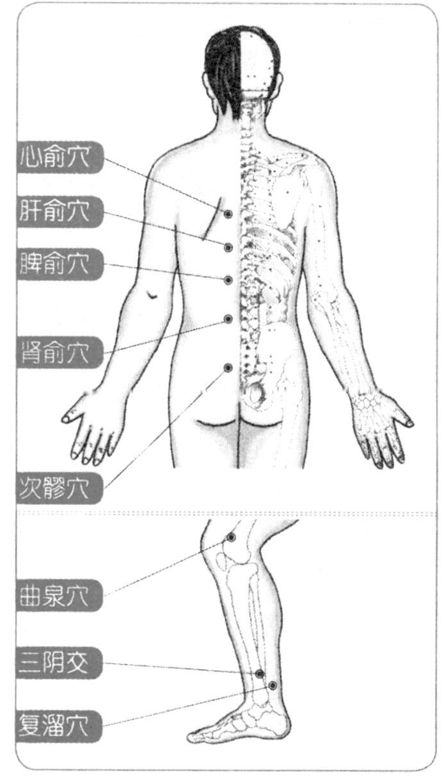

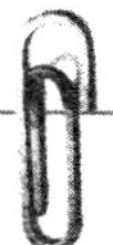

健康贴士

1. 山药羊肉羹：白羊肉250克，大葱、生姜、虾米少许，山药250克。羊肉去脂膜切薄片，山药切成丁，共煮烧羹，加入大葱、生姜，虾米、待肉熟后食用。温肾健脾。适用于肾阳不足型阳痿。

2. 韭菜炒羊肝：韭菜100克，羊肝120克。将韭菜去杂质洗净，切1.6厘米长；羊肝切片，与韭菜一起用铁锅旺火炒熟。当菜食用，每日1次。温肾固精。适用于男子阳痿、遗精等症。

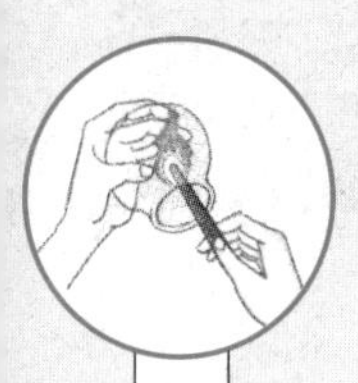

前列腺炎

诊　断 → 对症拔罐 → 健康贴士

前列腺炎是青壮年男性容易罹患的一种泌尿系统疾病。患者尿道口常有白色粘液溢出，下腹部、会阴部或阴囊部疼痛，中医学认为本病与肾阴不足、相火旺盛，肾亏于下、封藏失职，肾阴亏耗、阴损及阳，饮酒过度、损伤脾胃有关。

【诊断】

前列腺炎可分为急性前列腺炎和慢性前列腺炎。急性前列腺炎可有脓尿，终末血尿及尿频、尿急、尿热、尿痛或恶痛发热等症状。慢性前列腺可继发于急性前列腺炎或慢性尿道炎。过度饮酒，房室过度，前列腺肥大，会阴部损伤等往往成为诱发因素。慢性前列腺炎症状不典型，脓尿较少，但可伴有阳痿、早泄、遗精及血精症状。

【对症拔罐】

选穴

肾俞、膀胱俞、关元、中极、阴陵泉、三阴交、太溪、太冲。

方法

取上穴，以单纯火罐法吸拔穴位，留罐 10 ~ 15 分钟，每日或隔日 1 次。

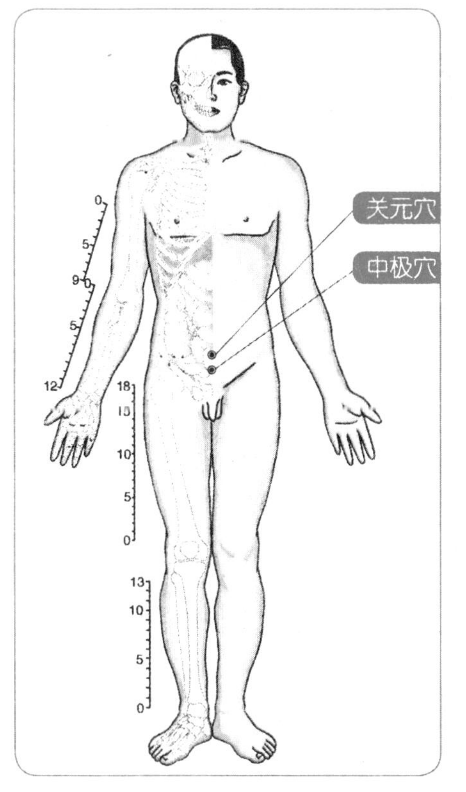

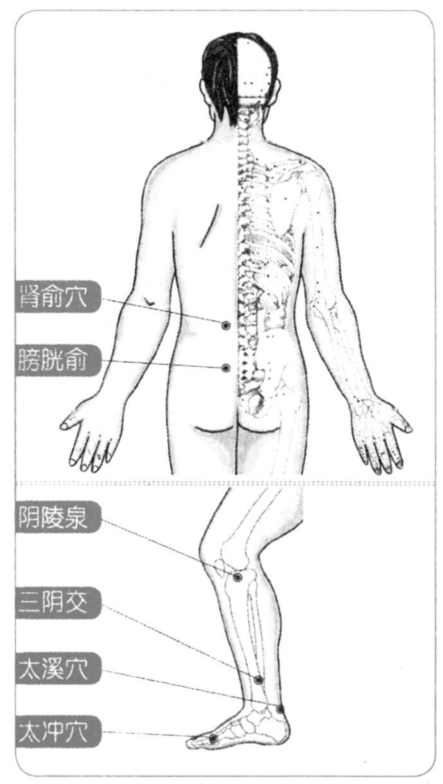

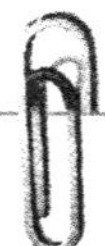

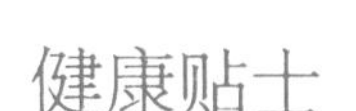

前列腺炎患者应饮食有节，不过食肥甘厚味、辛辣刺激之品，多食蔬菜、水果，保持大便通畅；起居有规律，性生活要有节制，避免房事过度，强忍精出。不要骑车时间过长和久坐；加强锻炼，经常提肛、收紧臀部，绷紧会阴部肌肉及活动骨盆，对于改善会阴部位的血液循环，促使炎症消散有好处；用药适度，详察病情，辨证施治，不可妄食壮阳之品，坚持热水坐浴。

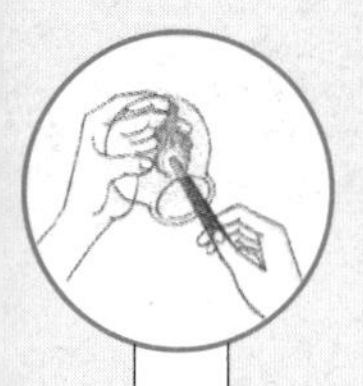

前列腺增生

诊　断 → 对症拔罐 → 健康贴士

前列腺增生又称前列腺肥大，是老年人常见的疾病之一。40岁以上男子病理上均有不同程度的前列腺增生，50岁以后才逐渐出现症状，发病率随年龄而逐渐增加。

【诊断】

前列腺增生的发病机制目前尚不明了，一般认为慢性炎症、性生活过度、盆腔充血是重要的致病因素。临床表现早期有尿频、尿急、排尿困难，起初排尿踌躇，开始时间延迟，以后出现排尿迟缓，射程不远，尿线变细无力，或尿流中断，尿末淋沥，尿意不尽感。晚期可有尿失禁、血尿。前列腺增生中有40%～60%的病例可出现急性尿潴留。

【对症拔罐】

选穴

肾俞、膀胱俞、气海、中极、足三里、血海、阴陵泉、三阴交、太溪。

方法

取上穴，以单纯火罐法吸拔穴位，留罐10～15分钟，每日或隔日1次。

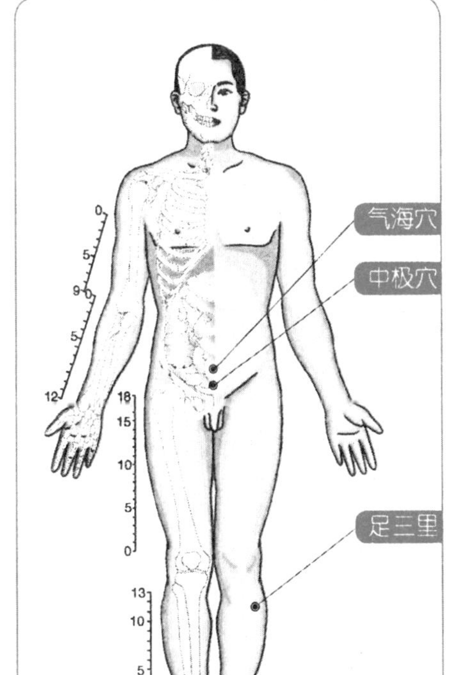

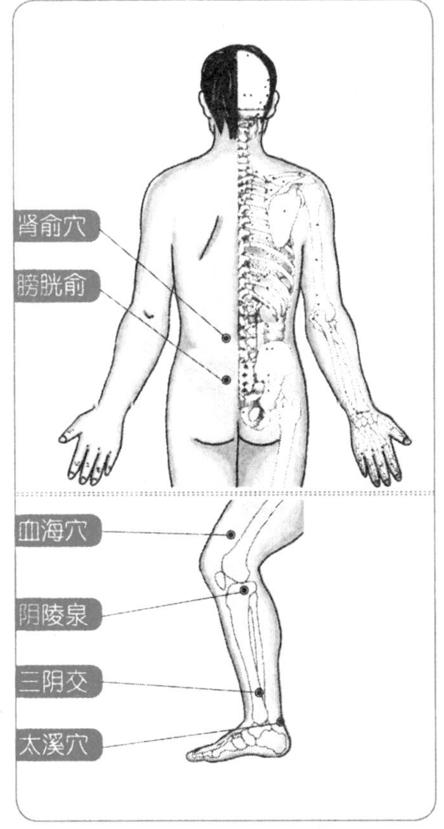

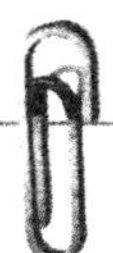

健康贴士

前列腺增生患者应加强锻炼，坚持中速步行，每日 3 次，每次 30 分钟；注意调节情志，切忌纵欲房事；注意调节饮食，不要过食肥甘刺激之物，以免湿热内生；不过度饮酒，更应禁忌酒后性生活；注意保持会阴部清洁，勤换内裤，以免皮肤和尿路感染；不要憋尿，憋尿会使膀胱过度充盈，尿肌张力减弱。

第8章 拔罐调治儿科病

孩子是祖国的希望，家庭的太阳。孩子一旦生病，会搞得全家手忙脚乱，尤其是还没到说话年龄的孩子，生病了更让家长着急。利用拔罐为孩子治病，既没有毒副作用，还操作方便、经济适用。依据孩子的病况，找到相关的穴位，为孩子做一下拔罐，相信您手把手传递的不仅是健康，还有一份浓浓的关爱。

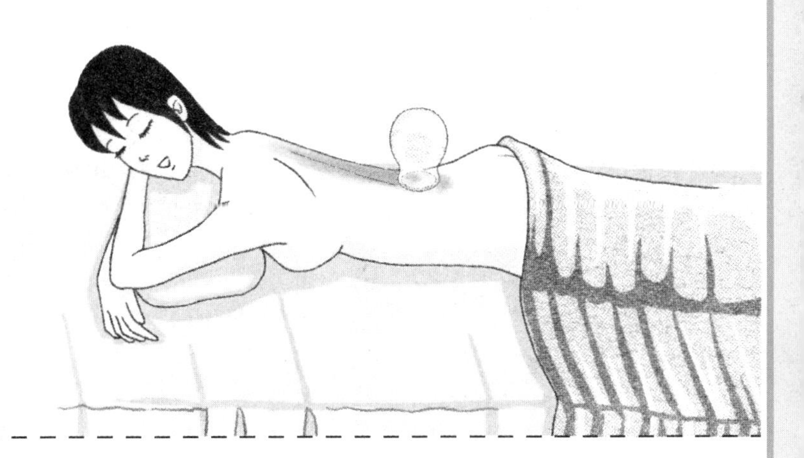

小儿高热 → 百日咳 → 小儿惊风 → 小儿疳积

婴幼儿腹泻 → 小儿厌食症 → 流行性腮腺炎

小儿遗尿症 → 儿童多动症

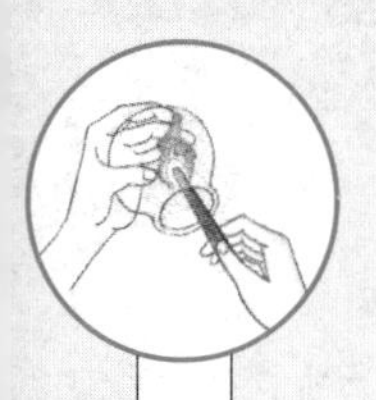

小儿高热

诊　断 → 对症拔罐 → 健康贴士

小儿高热是指小儿体温超过38.5℃而言。发热是多种疾病的常见症状。小儿正常体温常以肛温36.5℃～37.5℃，腋温36℃～37℃衡量。通常情况下，腋温比口温（舌下）低0.2℃～0.5℃，肛温比腋温约高0.5℃左右。若腋温超过37.4℃，且一日间体温波动超过1℃以上，可认为发热。

【诊断】

引起小儿高热的原因很多，而且比较复杂，但以感受外邪所致者为多。由于照料不周，冷热调节不当，小儿着凉感受风寒。四季均可发病。主要表现为怕冷、发热、周身不适、食欲不振、咳嗽、鼻塞流涕、打喷嚏、呼吸困难。严重者体温达40℃以上，患儿烦躁不安或嗜睡、鼻咽部红肿，或扁桃体和颈淋巴结肿大，可伴呕吐或腹泻等胃肠道症状，甚至引起抽搐。

【对症拔罐】

选穴

大椎、大杼、风门、肺俞、胃俞、曲池、外关、尺泽。

方法

1. 火罐法：用投火或闪火法将罐吸附于大椎、肺俞、外关、曲池或用抽气罐法。

2. 针罐法:先行针刺大椎、风门、肺俞、尺泽、待得气后留针，再用火罐或抽气罐法。

3. 刺络拔罐法：先对大椎、肺俞、曲池消毒后用三棱针在各穴点刺 2 ~ 3 下，再用闪火法拔罐。

4. 走罐法：沿背部足太阳膀胱的大杼至胃俞来回走罐，以皮肤潮红为度。

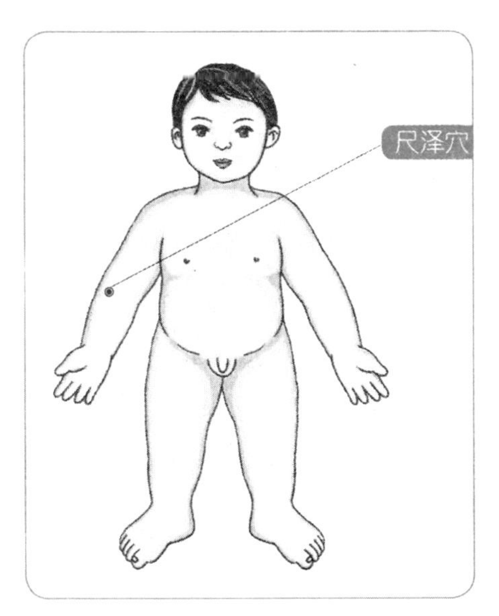

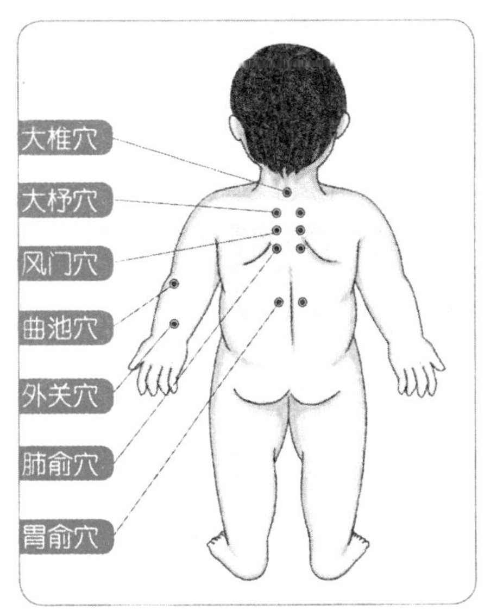

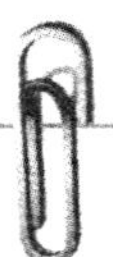

健康贴士

小儿出现高热应予以紧急处理，采用冷敷和拭浴的方法，使患儿尽快降温。可用冷湿毛巾敷额，还可用不漏水的塑料袋盛冰块外裹干毛巾敷头、颈；若加敷腋窝和腹股沟则效果更好。可将 75% 酒精兑水一倍稀释，用小毛巾蘸湿擦抹头、颈、腋窝、胸背和四肢。

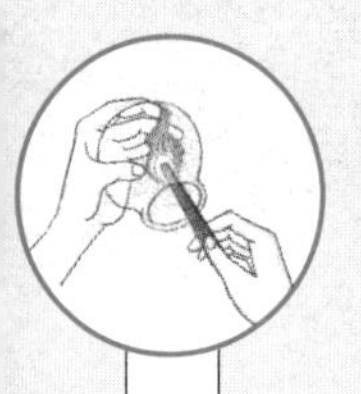

百日咳

诊　断 → 对症拔罐 → 健康贴士

百日咳在中医学上又称“顿咳”，是一种常见的儿科传染病，因此合并症凶险，故颇受重视。中医认为本病的发生主要是由于素体不足，内隐伏痰，风邪从口鼻而入侵袭于肺。

【诊断】

百日咳潜伏期一般为 7 ~ 10 日。发病初症状似感冒，咳嗽、打喷嚏、流鼻涕、轻微发烧，3 ~ 4 日后上述症状逐渐减轻，唯有咳嗽逐渐加重，尤以夜间剧烈，进入痉咳期。痉咳期可长达 2 个月以上。其咳嗽的特点是阵发性痉挛性咳嗽，不咳则已，一咳便是连续短促地咳嗽 10 余声，以至数十声，常咳至涕泪交流、面红耳赤、静脉怒张，身体缩成一团为止。阵咳完毕时，接着有一深长的吸气，发出一种特殊的高调鸡鸣样吸气声，如公鸡叫。阵咳每日数次至十数次，一次较一次剧烈。进食、劳累、受寒、激动、煤烟吸入等均可诱发痉咳。痉咳好转后进入恢复期，病症逐渐痊愈。

【对症拔罐】

选穴

大椎、大杼、风门、肺俞、脾俞、胃俞、气海、关元、足三里、丰隆。

方法

1. 火罐法:用闪火法将罐吸附于大椎、肺俞、脾俞、关元、足三里;或用抽气罐法。

2．针罐法：先行针刺风门、脾俞、肺俞、气海、足三里、丰隆，待得气后留针，再用火罐或抽气罐法将罐吸附于穴位。

3．刺络拔罐法：先对大椎、脾俞、肺俞、足二里进行消毒，之后用三棱针在各穴点刺2～3下，再用闪火法将罐吸拔于点刺部位。

4．走罐法：沿背部足太阳膀胱经的大杼至胃俞自上而下走罐，以皮肤潮红为度。

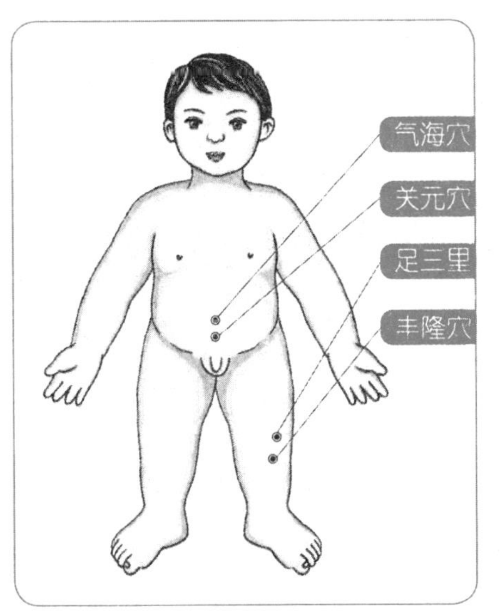

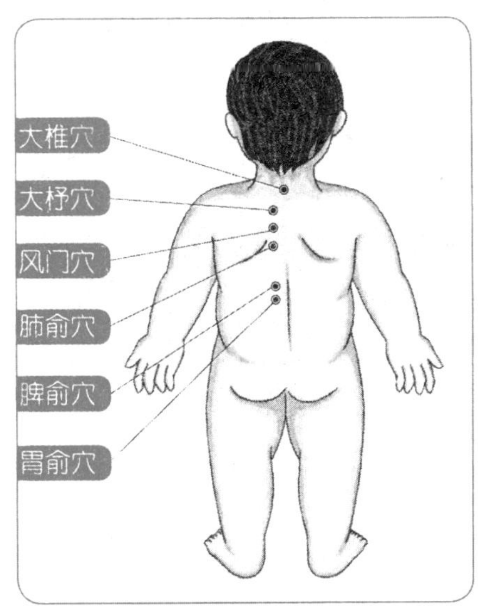

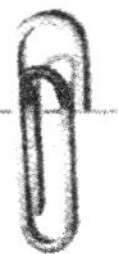

健康贴士

本病具有传染性，患儿应隔离4～7周。病后应细致地做好护理工作，加强营养，避免精神上的刺激，每天应有一定时间的户外活动。患儿痉咳时易出现窒息，应加强看护，随时进行人工呼吸、给氧等急救措施。

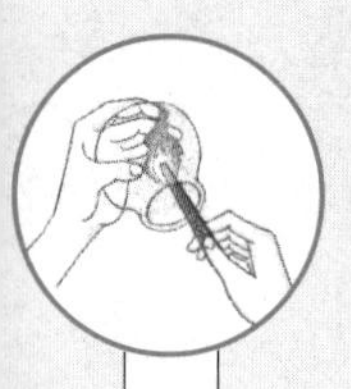

小儿惊风

诊　断 → 对症拔罐 → 健康贴士

小儿惊风又称小儿惊厥，是由多种疾病引起的脑功能暂时紊乱、神经元异常放电的一种疾患。

【诊断】

临床上有急惊风和慢惊风之分。本病由多种原因引起，常见于小儿高热、流行性脑脊髓膜炎、流行性脑炎、脑发育不全等病。多发生于1～5岁小儿，四季均可发病。症状以突然意识丧失，眼球上翻，凝视或斜视，牙关紧闭，四肢强直痉挛，角弓反张，大小便失禁为主症。急惊风来势急暴，发作前可有呕吐、发热、烦躁、易惊等先兆；慢惊风除主症外，患儿手足抽搐无力、形神疲惫、嗜睡、面色苍白、四肢冷、呼吸弱等表现。

【对症拔罐】

选穴

印堂、太阳、水沟、十宣、合谷、涌泉。

方法

先对印堂、水沟、太阳、合谷、涌泉、十宣进行消毒，之后迅速用三棱针在各穴点刺2～3下，并挤出少量血，再用闪火法将罐吸拔于太阳、印堂、合谷穴，留罐5～10分钟，每日1～2次。

1 印堂穴 位于人体前额部，当两眉头间连线与前正中线之交点处。

2 太阳穴 在颞部，当眉梢与目外眦之间，向后约一横指的凹陷处。

3 水沟穴 在面部，当人中沟的上 1/3 与中 1/3 交点处。

4 十宣穴 位于手十指尖端，距爪甲游离缘约 0.1 寸，左右两手共十个穴位。

5 合谷穴 在手背，第 1 、2 掌骨间，当第 2 掌骨桡侧的中点处。简便取穴：以一手的拇指指骨关节横纹，放在另一手拇、食指之间的指蹼缘上，当拇指尖下是穴。

6 涌泉穴 在足底部，卷足时足前部凹陷处，约当第 2 、3 趾趾缝纹头端与足跟连线的前 1/ 3 与后 2/ 3 交点上。

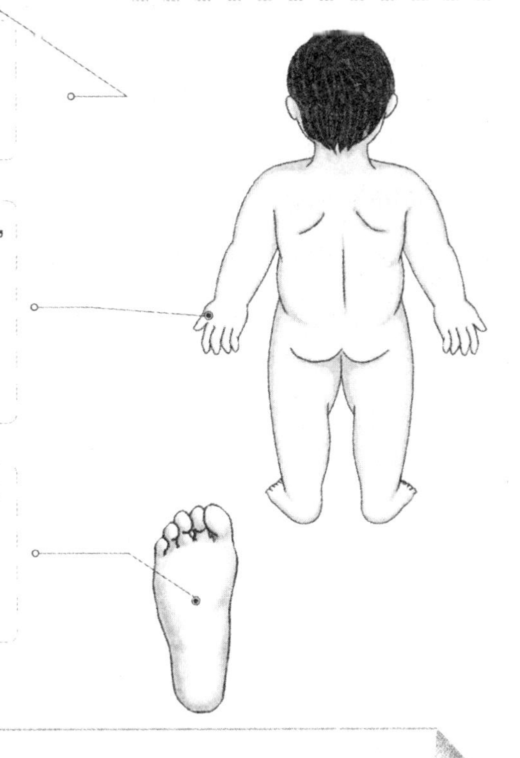

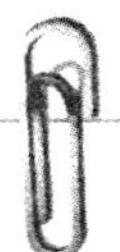

健康贴士

小儿惊风抽搐时切勿强制牵拉，以防扭伤；患儿应侧卧，并用多层纱布包着竹片，放在上下齿之间，以免咬伤舌头；保持呼吸道畅通，口腔内的分泌物、痰涎随时吸出，防止窒息；注意患儿的体温、呼吸、出汗、面色等情况；保持室内安静、避免刺激，以利休息与康复。

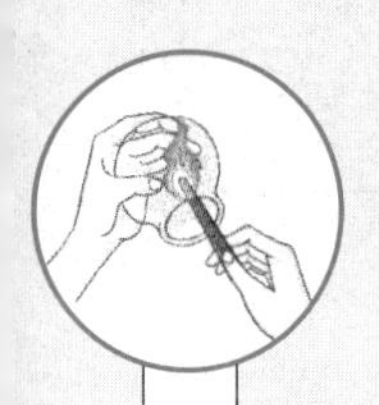

小儿疳积

诊　断 → 对症拔罐 → 健康贴士

小儿疳积即小儿营养不良症，是一种慢性营养缺乏病，又称蛋白质、热量不足性营养不良症。主要是由于喂养不当或某些疾病（如婴幼儿腹泻、先天幽门狭窄、腭裂、急慢性传染病、寄生虫病等）所引起。多发于3岁以下婴幼儿。

【诊断】

小儿疳积初期有不思饮食、恶心呕吐、腹胀或腹泻，继而可见烦躁哭闹、睡眠不实、喜欢俯卧、手足心热、口渴喜饮、午后颜面两颧发红、大便时干时溏、小便如淘米水样，日久则面色苍黄、机体消瘦、头发稀少结如穗状、头大颈细、腹大肚脐突出、精神萎靡不振等。

【对症拔罐】

选穴

上脘、四缝、鱼际穴以及背部膀胱经循行路线。

方法

先取上脘穴施以单纯罐法，将罐吸拔于穴位上，留罐5～10分钟，然后用三棱针点刺四缝、鱼际穴至微出血，再用梅花针重刺背部脊柱两侧膀胱经所循行路线；亦可在背部脊柱两侧施以走罐，以皮肤潮红为度。以上方法，隔日1次。

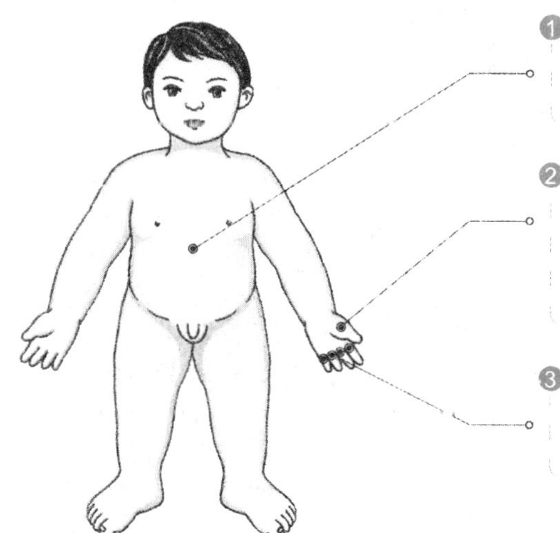

❶ 上脘穴　在上腹部，前正中线上，当脐中上 5 寸。

❷ 鱼际穴　在手拇指本节（第 1 掌指关节）后凹陷处，约当第 1 掌骨中点桡侧，赤白肉际处。

❸ 四缝穴　位于两手 2 ~ 5 指的掌面，指间关节横纹之中点处，每侧四穴。

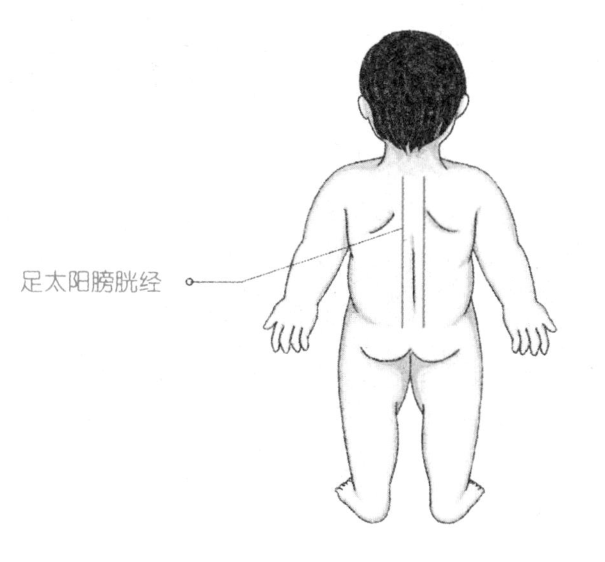

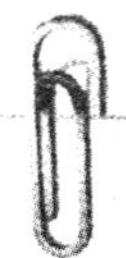

健康贴士

平时要注意小儿的饮食调理，食有节制，不可养成偏食和挑食的习惯。注意饮食卫生，预防各种肠道传染病和寄生虫病，多去户外活动。

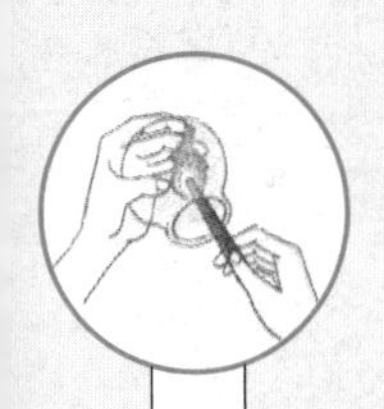

婴幼儿腹泻

诊　断 → 对症拔罐 → 健康贴士

婴幼儿腹泻是一种胃肠功能紊乱综合征。根据病因不同可分为感染性和非感染性两大类。2岁以下婴儿，消化功能尚不成熟，抵抗疾病的能力差，尤其容易发生腹泻。夏秋季节是病菌多发期，多种细菌、病毒、真菌或原虫可随食物或通过污染的手、玩具、用品等进入消化道，很容易引起肠道感染性腹泻。

【诊断】

此病通常表现为每日排便5～10次不等，大便稀薄，呈黄色或黄绿色稀水样，似蛋花汤，或夹杂未消化食物，或含少量粘液，有酸臭味，偶有呕吐或溢乳、食欲减退。患儿体温正常偶或有低热。重者血压下降，心音低钝，可发生休克或昏迷。非感染性及病因不明引起的腹泻，称为消化不良。本症是婴幼儿时期发病较高的疾病之一，也是婴幼儿死亡的原因之一。

【对症拔罐】

选穴

①水分、天枢、气海、关元、大肠俞、气海俞、关元俞穴。②神阙穴。

方法

取①组穴，施以单纯罐法或温水罐法（加姜汁、蒜汁），将罐吸拔在穴位上，留罐2～5分钟；或每穴闪罐10次左右，每日1次，上穴交替使用。或取神阙穴,采用温水罐法或涂姜汁罐法,留罐 2 ~ 5 分钟，每日 1 次。

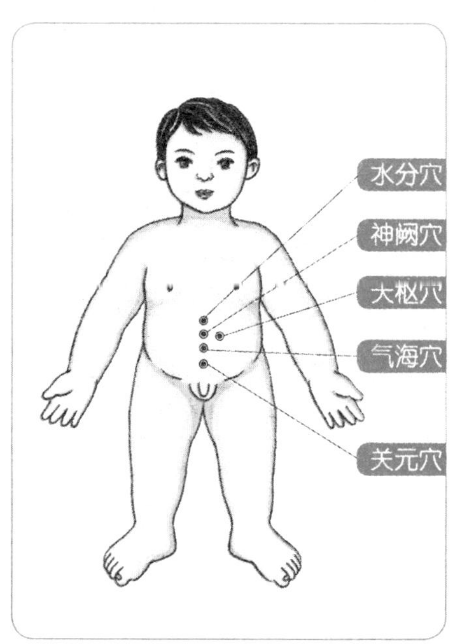

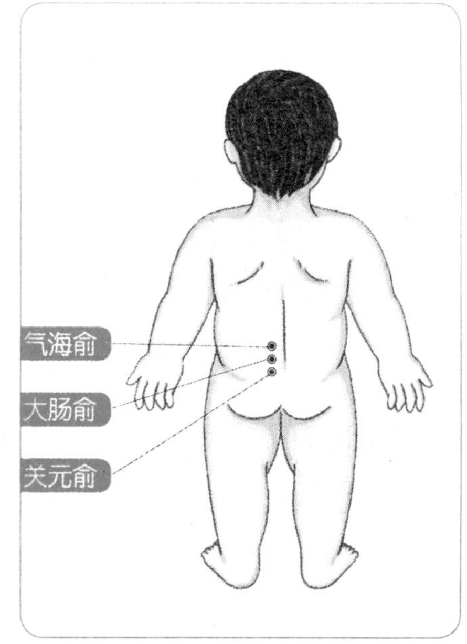

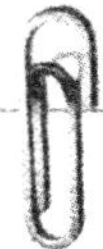

健康贴士

治疗期间应调整小儿饮食，减少胃肠负担，轻症停喂不易消化食物和脂类食物，重症应暂禁食，但一般不超过 8 小时，多饮水以防脱水。给小儿添加辅食时要遵循循序渐进的原则，添加过程中要密切观察小儿大便情况，如有消化不良或腹泻应暂停或减量。夏秋季节是腹泻的流行季节，一定要注意饮食卫生，预防感染性腹泻。

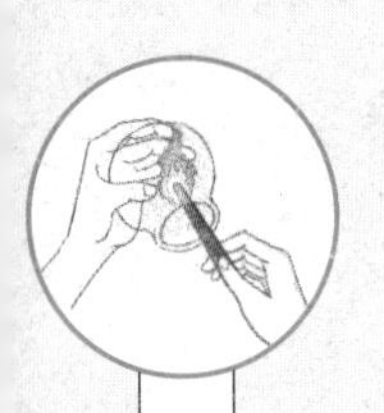

小儿厌食症

诊　断 → 对症拔罐 → 健康贴士

小儿厌食症是指小儿较长时期见食不贪、食欲不振、厌恶进食的病症。本病是目前儿科临床常见病之一，多见于1～6岁小儿，其发生无明显的季节差异，一般预后良好。少数长期不愈者可影响儿童的生长发育，也可成为其他疾病的发生基础。

【诊断】

小儿厌食，原因各不相同。可能因为饭菜的口味问题，也可能是自身的情绪原因，还可能是季节气候问题。在儿科专家看来，小儿厌食症只是一种症状，并非独立的疾病。大多数小儿厌食症都是由于不良饮食习惯、不佳的进食环境及家长和孩子的心理因素造成的。小儿厌食症以厌恶进食为主要临床症状。其他症状也以消化功能紊乱为主，如嗳气恶心，迫食、多食后脘腹作胀，甚至呕吐、大便不调、面色欠华、形体偏瘦等。

【对症拔罐】

选穴

肝俞、脾俞、胃俞、三焦俞、大肠俞、中脘、神阙、天枢、四缝、足三里。

方法

1．火罐法：用闪火法将罐吸附于神阙、天枢、中脘、足三里；或用抽气罐法。

2．针罐法：先行针刺脾俞、胃俞、肝俞、足三里，留针后，再用火罐或抽气罐法。

3．刺络拔罐法：先对脾俞、胃俞、大肠俞、三焦俞、足三里进行消毒，之后用三棱针在各穴点刺2～3下，再用闪火法将罐吸拔于点刺部位，以溢出少量血为度；同时可点刺四缝穴，挤出少量黄白黏液。

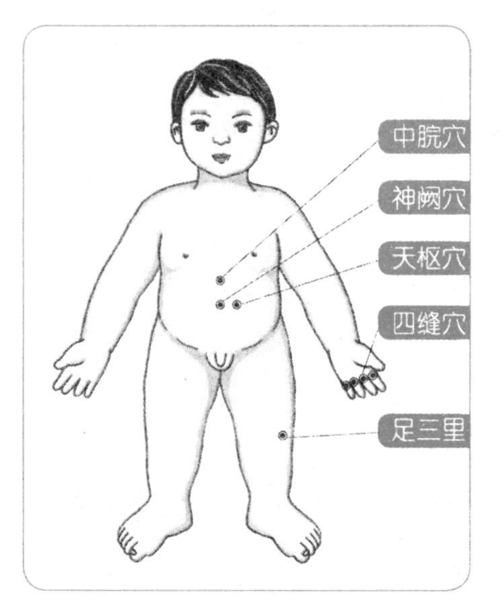

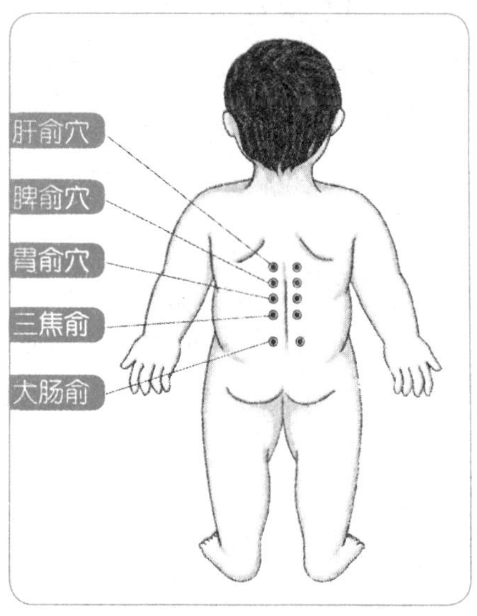

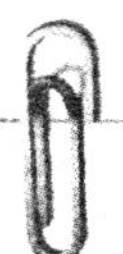

健康贴士

家长可尝试对厌食小儿进行腹部按摩、少吃多餐、补充益生菌、喂食营养粥、食物补锌以及中药调理等方法来防治小儿厌食。改变孩子厌食并非一日之功，需要家长耐心细致的关爱。如果孩子厌食严重，也可以考虑用药物治疗。

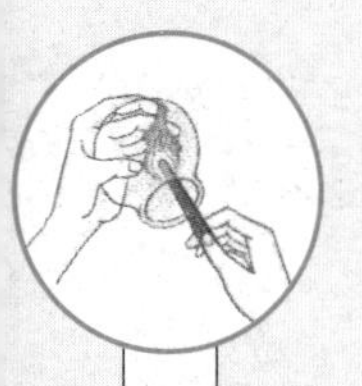

流行性腮腺炎

诊　断 → 对症拔罐 → 健康贴士

流行性腮腺炎俗称“痄腮”，是腮腺炎病毒引起的急性呼吸道传染病。早期患者和隐性患者均为传染源。主要通过空气飞沫传播，唾液及污染的衣物亦可传染。易感人群为 4 ~ 15 岁的儿童。全年均可发病，冬、春季为流行高峰。

【诊断】

流行性腮腺炎多数无前驱症状，起病大多较急，发烧 38℃ ~ 40℃、畏寒、头痛、咽痛、食欲减退、恶心、呕吐、全身疼痛，腮腺肿胀一般以耳垂为中心，可一侧先肿，也可两侧同时肿胀，腮腺胀痛及感觉过敏，张口咀嚼及吃酸性食物时更甚，局部皮肤紧绷发亮，表面灼热，但多不红。腮腺肿大多于 48 小时达高峰，持续 4 ~ 5 日逐渐消退而恢复正常。

腮腺炎病毒还能侵犯腺体和脑膜，能引起许多严重并发症。如腮腺肿胀 1 周，突然高烧、头痛、呕吐、嗜睡、昏迷、脖子发挺等，可能是并发了脑膜炎。如在腮腺肿胀后 2 ~ 10 日内出现高烧、寒战、睾丸肿胀 4 ~ 5 倍且质硬有剧烈按痛、阴囊水肿显著，是并发了睾丸炎。

【对症拔罐】

选穴　①大椎、肺俞、肝俞、身柱、心俞、脾俞穴。②病灶压痛点、大椎、灵台穴。

方法　1. 取①组穴，采用刺络罐法，先用三棱针点刺穴位，然后用闪火法将罐吸拔在点刺的穴位上，留罐 5 ~ 10 分钟，每次 1 组穴，每日或隔日 1 次。

2. 取②组穴，先用适量仙人掌捣烂，薄敷于病灶压痛点上，并加以拔罐；对大椎、灵台穴采用刺络罐法，亦可取 2 ~ 3 个小抽气罐，灌入 45℃ ~ 50℃温水约 1/3 瓶，吸拔于病灶处，留罐 15 分钟，每日 1 次。

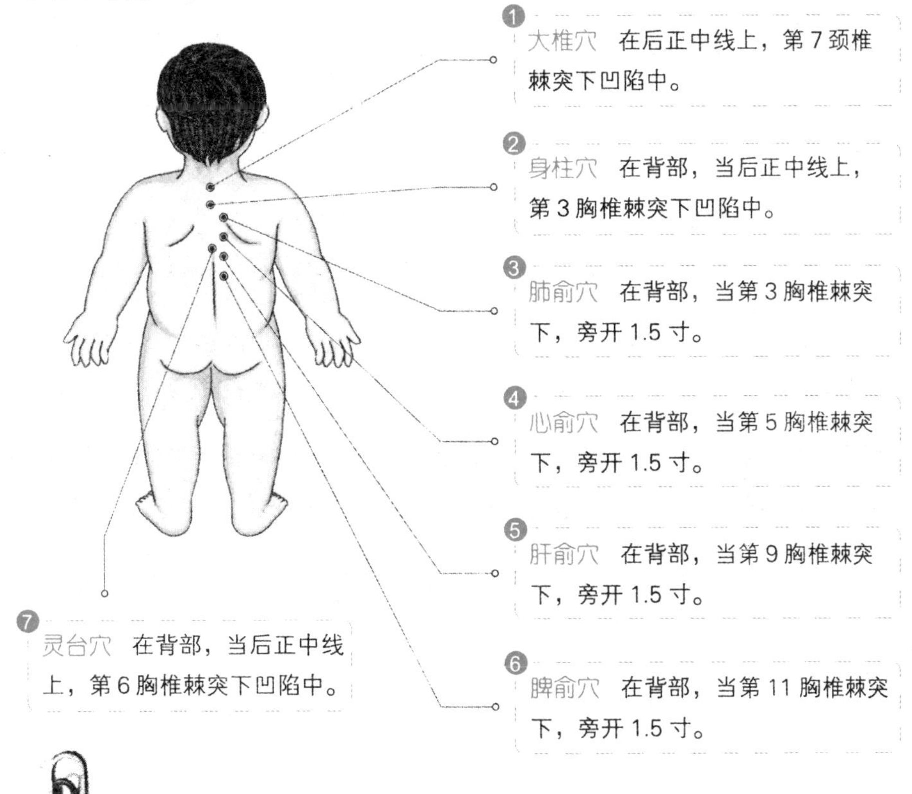

健康贴士

发病期间要卧床休息，减少活动。饮食宜清淡，以流食或软食为宜，避免酸性食物，用温盐水清洗口腔。由于此病易合并睾丸炎或卵巢炎，发病后应及时治疗，并可配合中西药物治疗。

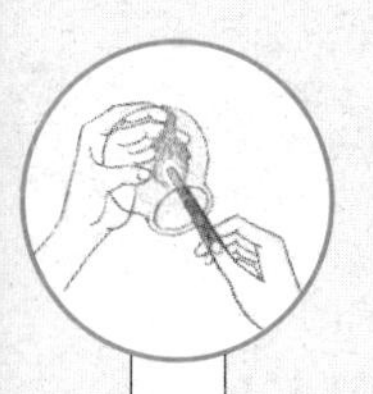

小儿遗尿症

诊　断 → 对症拔罐 → 健康贴士

遗尿俗称尿床，是指3岁以上的小儿睡中小便自遗，醒后方觉的一种疾病。3岁以内的婴幼儿，由于经脉未盛，气血未充，脏腑未坚，智力未全，尚未养成正常的排尿习惯。白天过度玩耍，酣睡不醒，偶尔尿床者，不属病态。本病虽无严重后果，但长期遗尿势必影响儿童身心健康，故应及早治疗。

【诊断】

中医认为，该病大多数由于肺、脾、肾和膀胱功能失调所致。肾为先天之本，因先天肾气不足，膀胱虚冷不能制约水道；久病可引起肺脾气虚，不能通调水道，膀胱失约而出现睡眠中不随意排尿。现代医学认为，遗尿症是由各种原因引起的大脑皮质功能紊乱而造成膀胱排尿功能失调。根据小儿遗尿症的病因，可分为肾气不足型、脾肾气虚型、脾肺气虚型。

【对症拔罐】

选穴　①肾俞、膀胱俞、气海穴。②命门、关元俞、腰阳关、关元穴。

方法　每次取1组穴，采用单纯罐法或出针罐法。若属虚寒，症见面色无华、精神不振、少气倦怠、尿频、尿色清而量多、肢体欠温喜暖、腰膝酸软等，宜选用艾灸罐或姜艾灸罐法，将罐吸拔于穴位上，留罐15分钟，1～2日1次。待有明显疗效后，改为3～4日1次。亦可只取神阙穴，采用单纯罐法，留罐3～5分钟，1～2日1次。

❶ 气海穴　在下腹部，前正中线上，当脐中下 1.5 寸。

❷ 关元穴　在下腹部，前正中线上，当脐中下 3 寸。

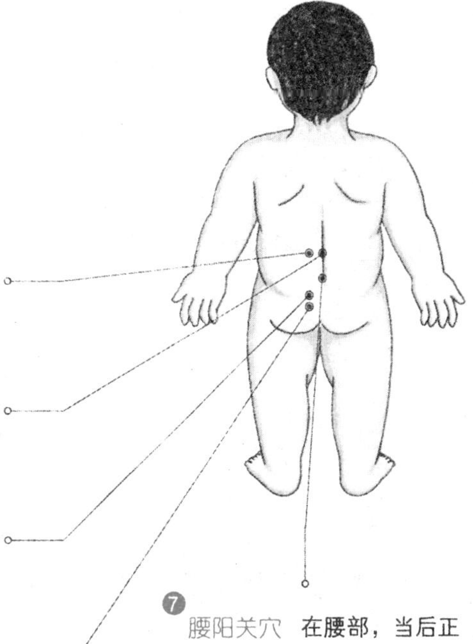

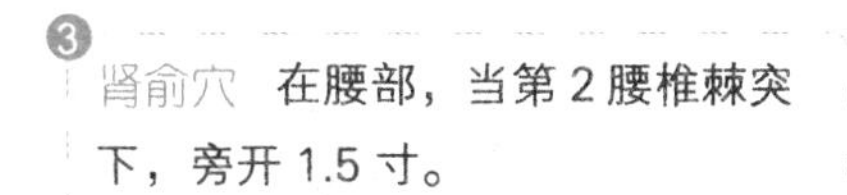

❸ 肾俞穴　在腰部，当第 2 腰椎棘突下，旁开 1.5 寸。

❹ 命门穴　在腰部，当后正中线上，第 2 腰椎棘突下凹陷中。

❺ 关元俞穴　在腰部，当第 5 腰椎棘突下，旁开 1.5 寸。

❻ 膀胱俞穴　在骶部，当骶正中脊旁 1.5 寸，平第 2 骶后孔。

❼ 腰阳关穴　在腰部，当后正中线上，第 4 腰椎棘突下凹陷中。

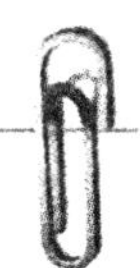

健康贴士

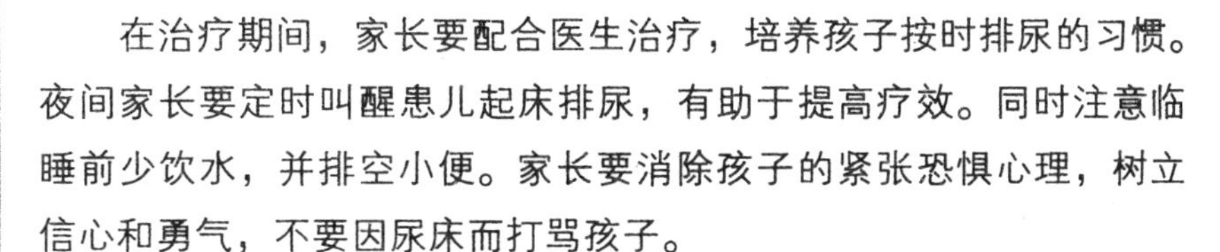

在治疗期间，家长要配合医生治疗，培养孩子按时排尿的习惯。夜间家长要定时叫醒患儿起床排尿，有助于提高疗效。同时注意临睡前少饮水，并排空小便。家长要消除孩子的紧张恐惧心理，树立信心和勇气，不要因尿床而打骂孩子。

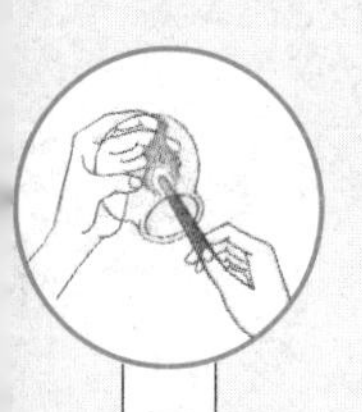

儿童多动症

诊 断 → 对症拔罐 → 健康贴士

儿童多动症即注意缺陷障碍伴多动，又称脑功能轻微失调或轻微脑功能障碍综合征，是一种较常见的儿童行为障碍综合征。本病男孩多于女孩，尤其早产儿多见。中医学认为心脾两虚、肝阳上亢、湿热内蕴是其主要病因病理。

【诊断】

小儿多动症多从婴幼儿时期就易兴奋、睡眠差、喂食困难，不易养成定时大小便的习惯。随着年龄的增长，除活动增多外，还有动作不协调，做精细动作如穿针、系纽扣、使用剪刀有困难，注意力不集中或集中时间很短，行为无目的，情绪易冲动而缺乏控制力；上课不遵守纪律，如话多，小动作多，听觉辨别能力差和语言表达能力差，学习能力低;在集体生活中不合群，容易激动，好与人争吵；在家长面前倔强，不听话，冒失，无礼貌；有些患儿采取回避困难的态度，变得被动、退缩。

【对症拔罐】

选穴

太阳、气海、关元、曲池、手三里、足三里、阳陵泉、心俞、膈俞、肝俞、肾俞、脊柱。

方法

1. 留罐法：患儿仰卧位，选择大小适中的火罐，用闪火法将罐吸拔于太阳、气海、关元、曲池、手三里、足三里穴，留罐

10 ~ 15 分钟。患儿俯卧位，再用闪火法将罐吸拔于阳陵泉、心俞、膈俞、肝俞、肾俞、留罐 10 ~ 15 分钟。每日 1 次，10 次为 1 个疗程。

2. 针罐法：患儿仰卧位，先针刺气海、关元、曲池、手三里、足三里、阳陵泉穴，然后选择大小适中的火罐，在上述穴位拔罐，留罐 10 ~ 15 分钟。患儿俯卧位，先针刺心俞、膈俞、肝俞、肾俞，再拔上火罐，留罐 10 ~ 15 分钟。每日 1 次，10 次为 1 个疗程。

3. 走罐法：患儿仰卧位，在患侧腹部涂上适量的按摩乳或油膏，选择大小适宜的火罐，用闪火法将罐吸拔于腹部，然后沿肚脐周围，做逆时针方向环行走罐数次，直至局部皮肤潮红。

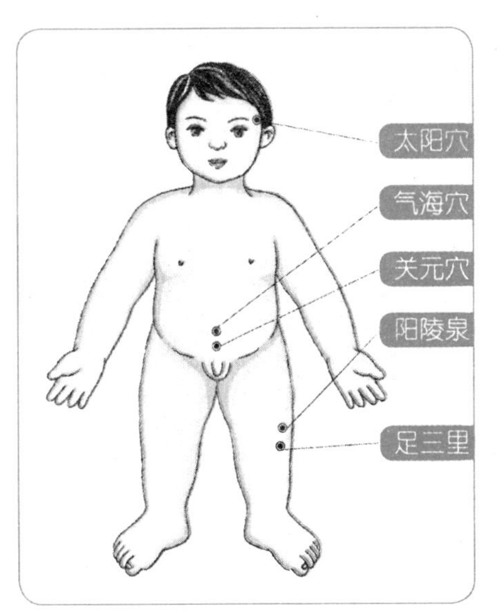

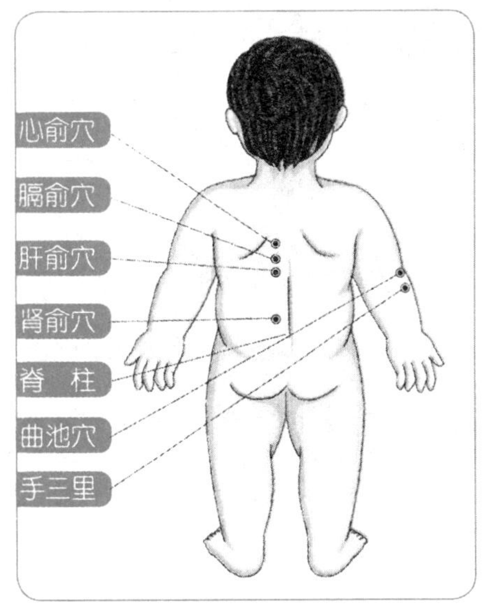

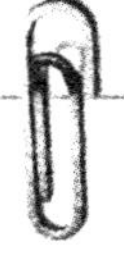

健康贴士

应使患儿克服偏食和挑食的习惯。膳食应粗粮与细粮结合，荤菜与蔬菜、水果搭配；忌食食品添加剂。

第9章 拔罐调治五官科病

一张五官端正的脸往往给人以美的享受，五官端正不仅要有光彩的“面子”，还要有健康的里子。假如让红眼病、鼻炎、慢性咽炎、耳鸣、耳聋、牙痛等五官科疾病侵袭，那么，那张绚烂光彩的“脸”将会黯然失色。拔罐治疗五官科疾病，不仅让你面子上有光，同时还能让你收获一个健康的“里子”，真可谓一举两得。

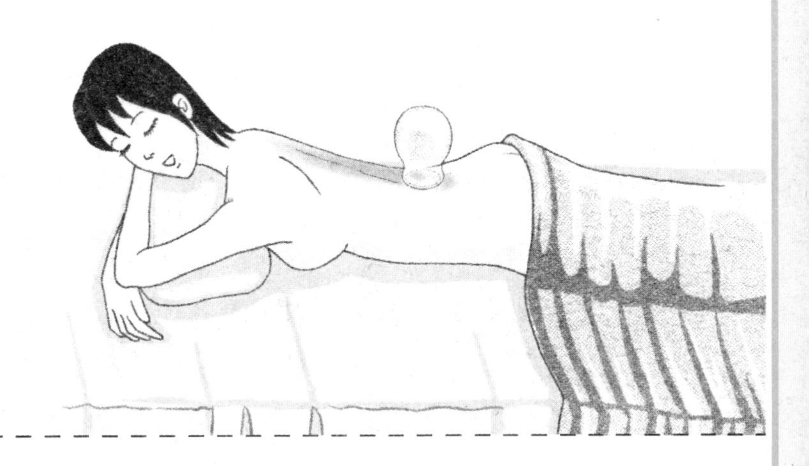

耳鸣 → 耳聋 → 牙痛 → 过敏性鼻炎 → 鼻窦炎

近视 → 远视 → 红眼病 → 睑腺炎 → 青光眼

慢性咽炎 → 扁桃体炎

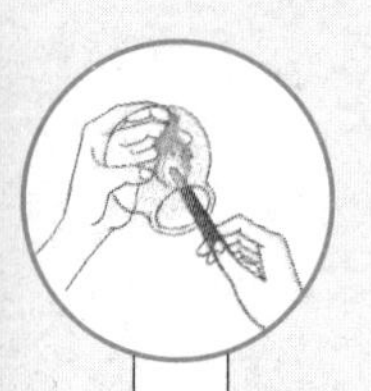

耳鸣

诊　断 → 对症拔罐 → 健康贴士

耳鸣是指患者在耳部或头部的一种声音感觉，但外界并无相应的声源存在，是多种耳科疾病的症状之一，亦可出现于内、外、神经、精神等科的疾病中。

【诊断】

主观性耳鸣可呈铃声、嗡嗡声、哨声、汽笛声、海涛声、嘶嘶声、吼声等，也可呈各种音调的纯音或杂声。客观性耳鸣，耳鸣声不但患者自己可感觉到，而且旁人也能听到。如由血管病变引起耳鸣者常与脉搏同步；腭肌阵挛所致的耳鸣多为一耳或双耳有不规则的咔哒声。耳鸣患者伴随症状有头昏、失眠、全身乏力、烦躁易怒等。

【对症拔罐】

选穴　听宫、听会、翳风、肾俞、命门、少泽、中渚、足三里、太冲。

方法　取上穴，以单纯火罐法吸拔穴位，留罐 10 分钟，隔日 1 次。

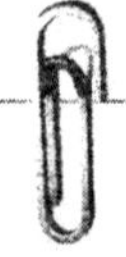

健康贴士

菊花枯草水：菊花 30 克，夏枯草 30 克，牛膝 30 克，桑叶 10 克，红花 10 克，天麻 10 克，沙参 15 克，苦瓜藤 15 克，知母 15 克，甘草 15 克。将以上中草药全部组合到一起，放入铁锅内，加 5000 毫升温水浸泡 20 分钟，用文火煎煮，待锅内药汁剩到 3500 毫升左右时，取出去渣取汁，倒入木质洗足盆中，先熏蒸，待温度降至 45 度或者适宜时浸泡洗双脚 20 分钟。此方对耳鸣有较好的疗效。

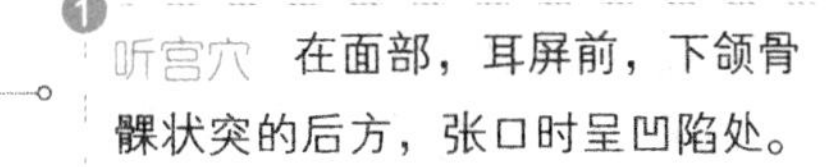

❶ 听宫穴　在面部，耳屏前，下颌骨髁状突的后方，张口时呈凹陷处。

❷ 听会穴　在面部，当耳屏间切迹的前方，下颌骨髁突的后缘，张口有凹陷处。

❸ 翳风穴　在耳垂后方，当乳突与下颌角之间的凹陷处。

❹ 足三里　在小腿前外侧，当犊鼻下3寸，距胫骨前缘一横指（中指）。

❺ 太冲穴　在足背侧，当第1跖骨间隙的后方凹陷处。

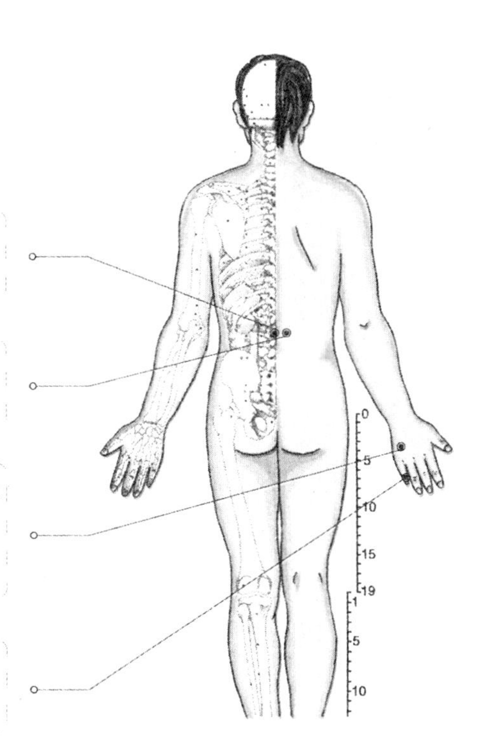

❻ 命门穴　在腰部，当后正中线上，第2腰椎棘突下凹陷中。

❼ 肾俞穴　在腰部，当第2腰椎棘突下，旁开1.5寸。

❽ 中渚穴　在手背部，当环指本节（掌指关节）的后方，第4、5掌骨间凹陷处。

❾ 少泽穴　在小指末节尺侧，距指甲角0.1寸。

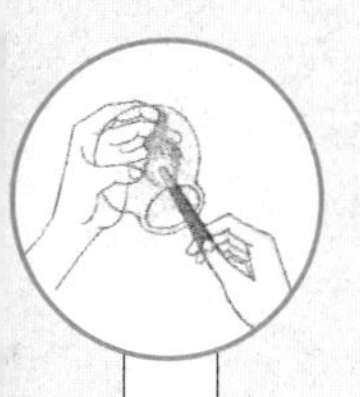

耳聋

诊　断 → 对症拔罐 → 健康贴士

耳聋是各种听力减退症状的总称，为耳科临床常见病。临床上常将耳聋分为轻度、中度、重度和全聋四级。

【诊断】

轻度耳聋者，远距离听话或听一般距离低声讲话感到困难，纯音语言频率的气导听阈在 10 ~ 30 分贝以内；中度耳聋者，近距离听话感到困难，纯音语言频率的气导听阈在 30 ~ 60 分贝；重度耳聋者，只能听到很大的声音，可听见在耳边喊叫的高声，纯音语言频率的气导听阈在 60 ~ 90 分贝；全聋者，完全不能听到声音，纯音听阈 90 分贝以上。

【对症拔罐】

选穴

耳门、听宫、翳风、听会、脾俞、肾俞、外关、中渚、阳陵泉、足三里、三阴交、太溪、侠溪。

方法

取上穴，以单纯火罐法吸拔穴位，留罐 10 分钟，隔日 1 次。

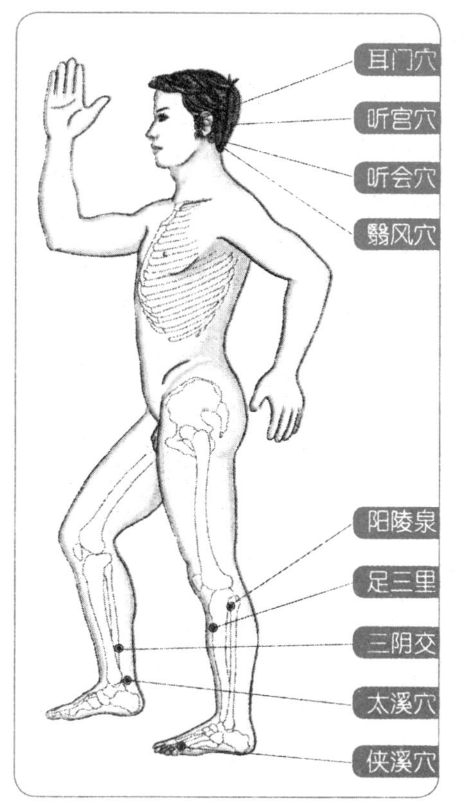

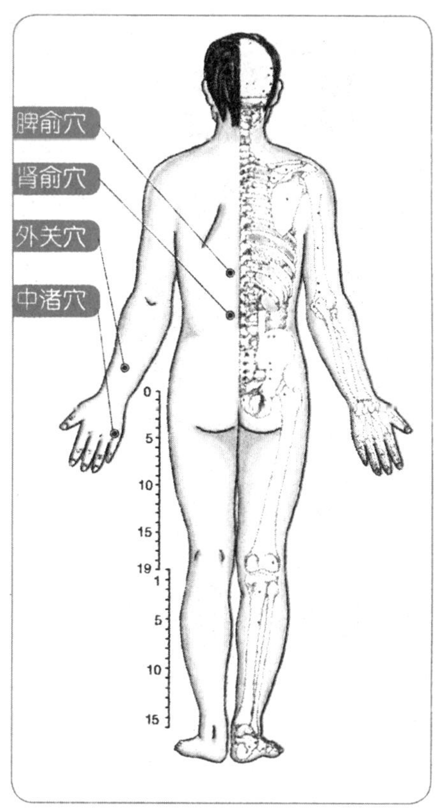

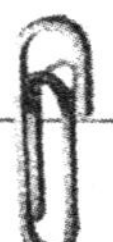

健康贴士

突发性耳聋的病人应在家安心静养，尤应避免接触噪声或过大的声音。保持家庭环境整洁，病人心情舒畅，才有利于疾病恢复；预防感冒，有一部分突发性耳聋的病人可能与感冒有间接关系，故预防感冒则可减少一个发病因素；注意勿过度劳累，做到起居有时，饮食定量。

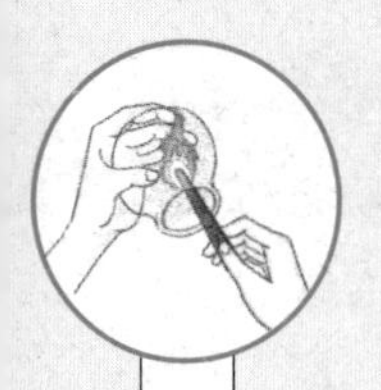

牙痛

诊　断 → 对症拔罐 → 健康贴士

牙痛是口腔科最常见的病症之一。一般遇到冷、热、酸、甜等刺激时尤为明显。牙痛主要由龋齿、急性根尖周围炎、牙周炎、智齿冠周炎、牙本质过敏等引起。

【诊断】

中医学认为，牙痛有虚实之分，实痛多因胃火引起，伴有口臭、便秘等症；虚痛多由肾虚所致，伴有齿浮、神疲乏力等。当患者发生牙病时，采用泡脚按摩疗法，一般 10 ~ 20 分钟，多能缓解。

【对症拔罐】

选穴

下关、颊车、风池、大椎、大杼、胃俞、合谷、内庭、行间。

方法

1．火罐法：用投火或闪火法将罐吸附于大椎、风池、颊车、合谷，或用抽气罐法。

2．针罐法：先行针刺下关、大椎、胃俞、内庭、行间，待得气后留针，再用火罐或抽气罐法将罐吸附于穴位。

3．刺络拔罐法：先对合谷、颊车、胃俞、下关进行消毒，之后用三棱针在各穴点刺 2 ~ 3 下，再用闪火法将罐吸拔于点刺部位。

4．走罐法：沿背部足太阳膀胱经的大杼至胃俞，自上而下走罐，以皮肤潮红为度。

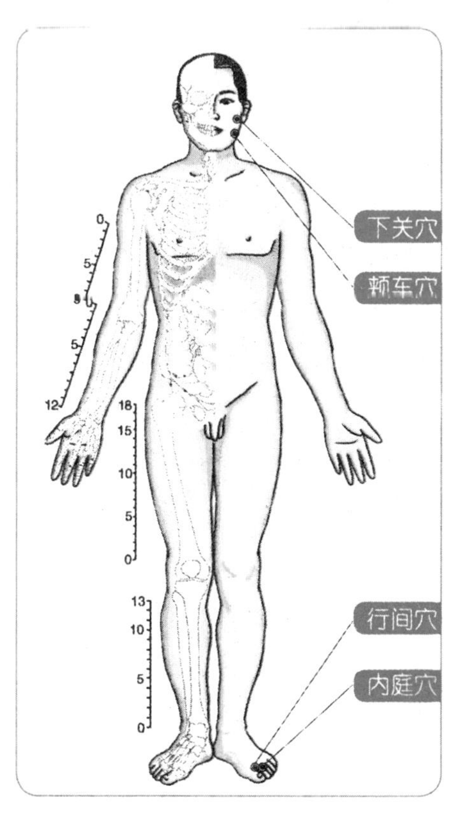

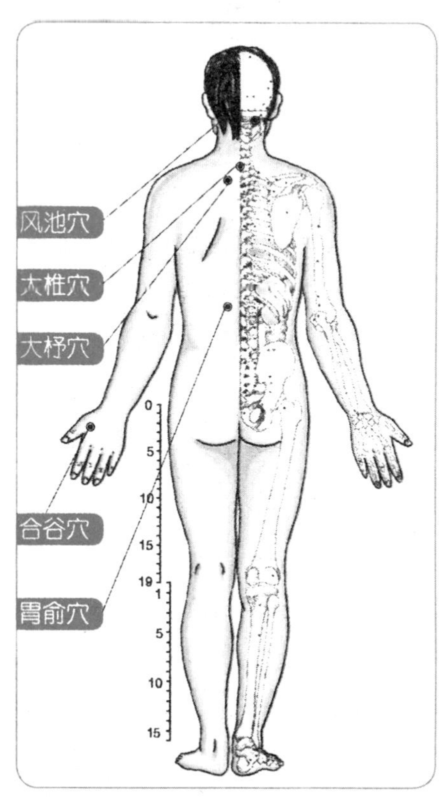

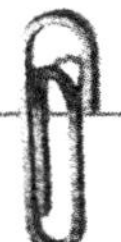

健康贴士

荜菝粥：荜菝3克，胡椒3克，粳米50克。荜菝、胡椒研为极细末，先用粳米煮粥，待米熟后调入以上二药，再煮至粥稠，趁热服用。温中散寒止痛。本方适用于胃脘冷痛、寒邪外束之牙痛。

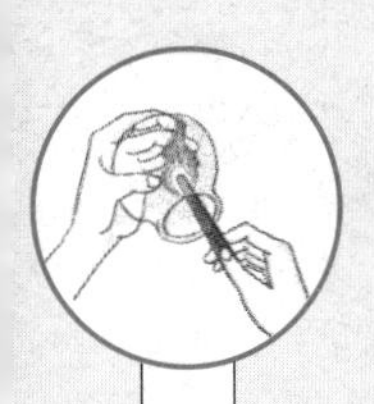

过敏性鼻炎

诊　断 → 对症拔罐 → 健康贴士

过敏性鼻炎又称变态反应性鼻炎，是身体对某些过敏源敏感性增高而出现的以鼻黏膜病变为主的一种异常反应。本病与变态反应体质、精神因素和内分泌失调等有关，常因外界刺激而引发，以青少年多见。

【诊断】

过敏性鼻炎患者常常突然出现阵发性鼻内发痒，连续喷嚏，流大量清涕，鼻堵，并反复发作，常伴嗅觉减退或有其他过敏现象出现、鼻黏膜潮湿水肿，有时有咳嗽、寒热等感冒症状。喷嚏以清晨和睡醒最严重，较大儿童每次在5个以上。鼻堵严重时张口呼吸，由于夜里鼻涕流向鼻咽部引发反复咳嗽就清嗓。鼻堵常随体位变动而改变，如左侧卧则左鼻堵而右鼻通，右侧卧则右鼻堵而左鼻通，是鼻炎的特征性表现。

【对症拔罐】

选穴

迎香、风池、风门、肺俞、脾俞、太渊、足三里。

方法

发作期时令先行针刺风池、迎香、肺俞、脾俞、太渊、足三里，得气后留针，然后用火罐或抽气罐法将罐吸附于肺俞、脾俞和足三里穴位上；在缓解期时，取双侧风门、肺俞、足三里、脾俞，用火罐或抽气罐法将罐吸附于穴位上。

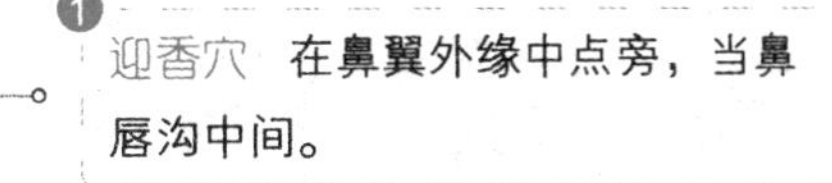

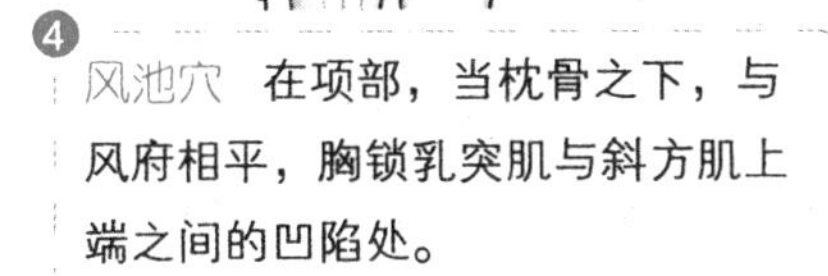

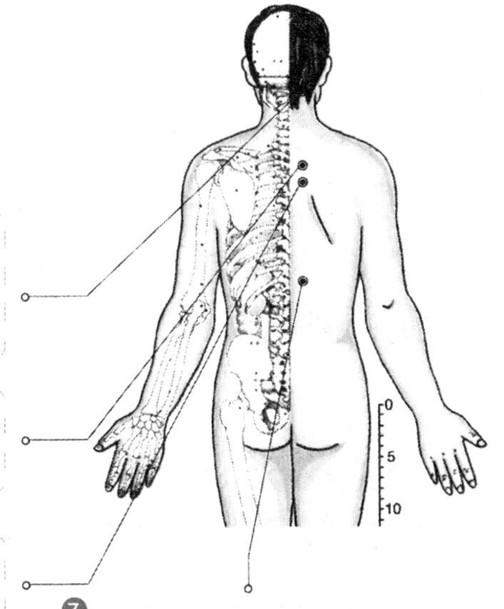

1 迎香穴　在鼻翼外缘中点旁，当鼻唇沟中间。

2 太渊穴　在腕掌侧横纹桡侧，桡动脉搏动处。

3 足三里穴　在小腿前外侧，当犊鼻下3寸，距胫骨前缘一横指（中指）。

4 风池穴　在项部，当枕骨之下，与风府相平，胸锁乳突肌与斜方肌上端之间的凹陷处。

5 风门穴　在背部，当第2胸椎棘突下，旁开1.5寸。

6 肺俞穴　在背部，当第3胸椎棘突下，旁开1.5寸。

7 脾俞穴　在背部，当第11胸椎棘突下，旁开1.5寸。

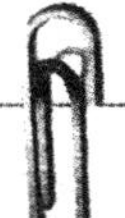

健康贴士

过敏性鼻炎患者应经常参加体育锻炼，以增加抵抗力；注意不要骤然进出冷热悬殊的环境；常做鼻部按摩，如长期用冷水洗脸更好；已知道致敏源者，尽量设法避免接触致敏物；季节性的每次发作时间，提前1周进服鼻窦康胶囊及鼻窦康雾化复合剂以预防；发作期间，要注意保暖，防止冷寒。

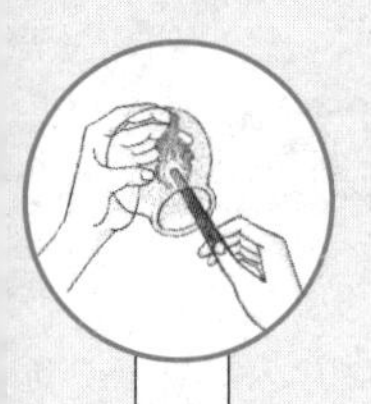

鼻窦炎

诊　断 → 对症拔罐 → 健康贴士

鼻窦炎是鼻部的常见病之一。分急慢性两种，慢性较急性多见，常继发于急性鼻窦炎之后，急性鼻窦炎多单发于一个鼻窦，慢性鼻窦炎常为多发性，甚至可累及一侧或两侧所有的鼻窦。

【诊断】

鼻窦炎患者常表现为鼻中流涕，或清或黄，或伴有腥味，嗅觉减退，鼻痒，喷嚏时作。如为慢性者则长久不愈，时发时止，时轻时重，易感冒，伴头痛。感冒后鼻塞流涕和头痛均加重。

【对症拔罐】

选穴

大椎、风门、身柱、肺俞、肝俞、中脘、太渊、合谷、丰隆。

方法

1. 火罐法：用投火或闪火法将罐吸附于大椎、身柱、肺俞、合谷；或用抽气罐法。

2. 针罐法：先行针刺大椎、身柱、风门、肺俞、中脘、丰隆，得气后留针，用火罐或抽气罐法将罐吸附于穴位。

3. 刺络拔罐法：先对大椎、肺俞、肝俞、太渊进行消毒，后用三棱针在各穴点刺2～3下，再用闪火法将罐吸拔于点刺部位。

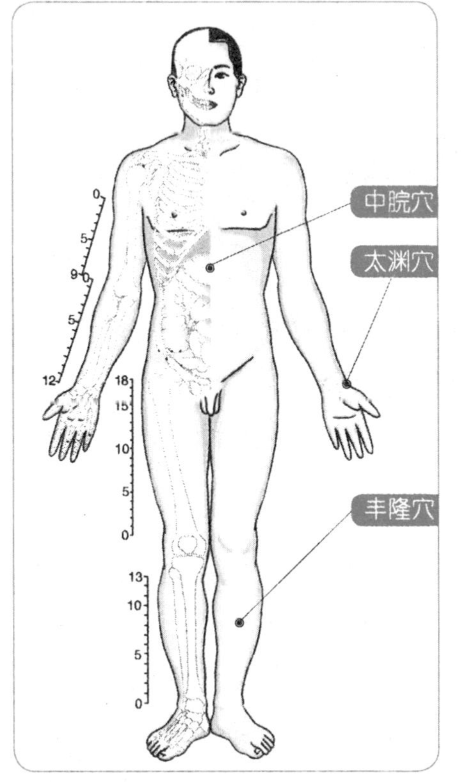

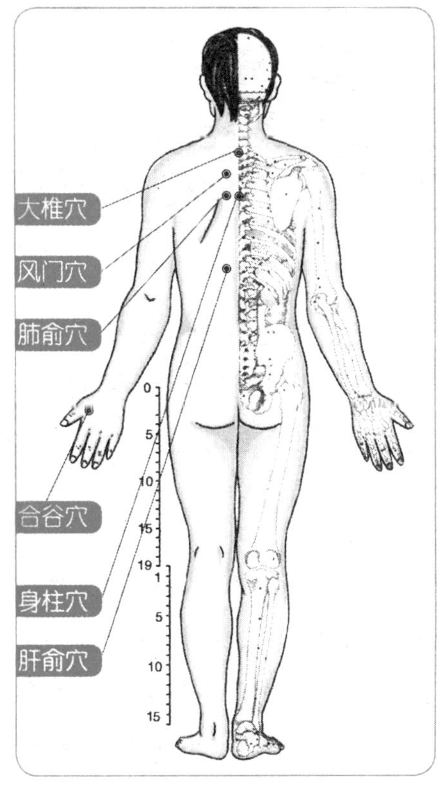

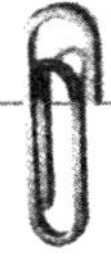

健康贴士

鼻窦炎患者鼻塞、流涕应及时到医院就诊，尤其是小儿，以防延误治疗转为慢性，造成治疗困难，严重鼻窦炎可影响小儿健康；夏日不宜太贪凉，不能整天在空调房间，不能过食冷饮及冷冻食品；冬天要注意保暖，不能受凉以预防感冒，特别是头部要戴帽子或围巾；注意脚部保暖，每晚热水泡脚 20 分钟；平时经常进行面部或鼻部迎香穴位按摩；急性发作时，多加休息。

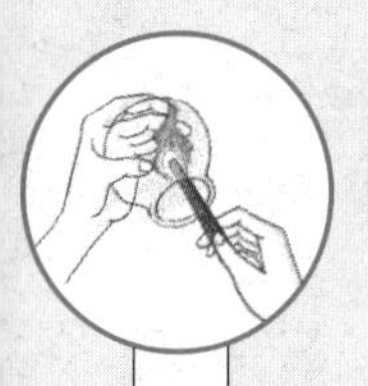

近视

诊　断 → 对症拔罐 → 健康贴士

近视是指眼睛看不清远处物体却能看清近处物体的症状。在屈光静止的前提下，远处的物体不能在视网膜汇聚，而在视网膜之前形成焦点，因而造成视觉变形，导致远方的物体模糊不清。

【诊断】

引起近视的原因有先天遗传因素和后天环境因素等。先天性遗传因素的近视治疗很难收效，而后天近视只要治疗及时，治疗方法正确，治疗效果一般会明显好转或减轻。此类近视多数为青少年时期学习和工作时，不注意用眼卫生，如低头看书距离太近，光线过强、过暗，长时间地注视等原因，导致视力过度疲劳，眼内睫状肌痉挛及充血，使晶状体变厚屈光不正，造成平行光线的聚光点，落在眼视网膜之前。

中医学称近视为“能近怯远症”，主要由于先天禀赋不足，肝血虚、肾精亏，不能贯注于目而导致光华不能。近视症状表现常为远处的物体、字迹辨认困难，亦会出现眼胀、头痛、视力疲劳等。早期采用足按摩法和中药泡脚治疗，常可获效。

【对症拔罐】

选穴

承泣、翳明、风池、肝俞、肾俞、合谷、足三里、光明、三阴交。

方法

取上穴，以单纯火罐法吸拔穴位，留罐 10 ~ 15 分钟，每日或隔日 1 次。

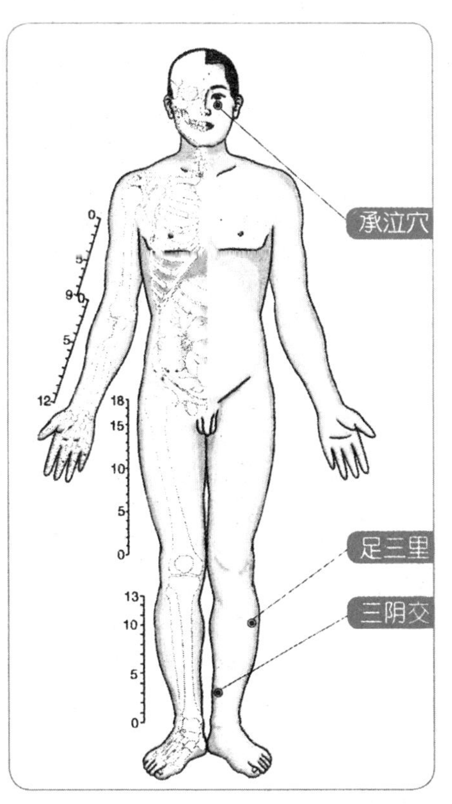

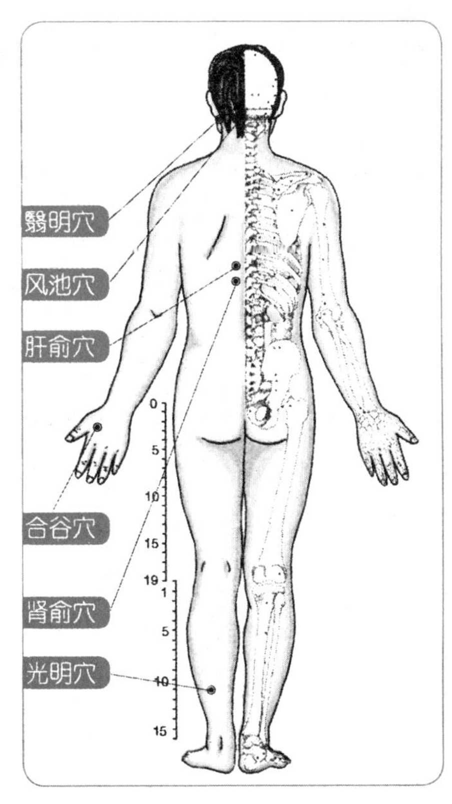

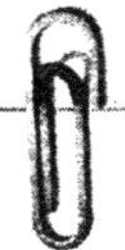

健康贴士

预防近视，看书时，与读物保持适当的距离，不要侧着或躺着看书，也不宜在车上阅读。照明光线最好来自头部左后方，以 60 ~ 100 瓦灯泡，或不闪烁的日光灯皆可；避免过度用眼。近距离作业（如操作电脑）时应每 30 ~ 60 分钟休息 5 ~ 10 分钟，并观看远处景物。

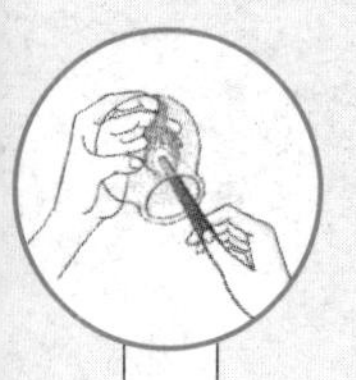

远视

诊　断 → 对症拔罐 → 健康贴士

远视是指眼在不使用调节时，平行光线通过眼的屈光系统屈折后，焦点落在视网膜之后的一种屈光状态。临床表现为看远处时视力良好，但看近物时（如看书、缝纫等）经常出现头胀痛、视物不清、眼眶痛甚至恶心。

【诊断】

1. 低度远视：<+3.00D，在年轻时由于能在视远时使用调节进行代偿，大部分人40岁以前不影响视力；

2. 中度远视：+3.00D ~ +5.00D，视力受影响，并伴有不适感或视疲劳症状，过度使用调节还会出现内斜；

3. 高度远视：>+5.00D，视力受影响，视物非常模糊，但视觉疲劳或不适感反而不明显，因为远视度数太高，患者无法使用调节来代偿。

【对症拔罐】

选穴

承泣、四白、足三里、三阴交、照海、太冲。

方法

取上穴，以单纯火罐法吸拔穴位，留罐10分钟，隔日1次。

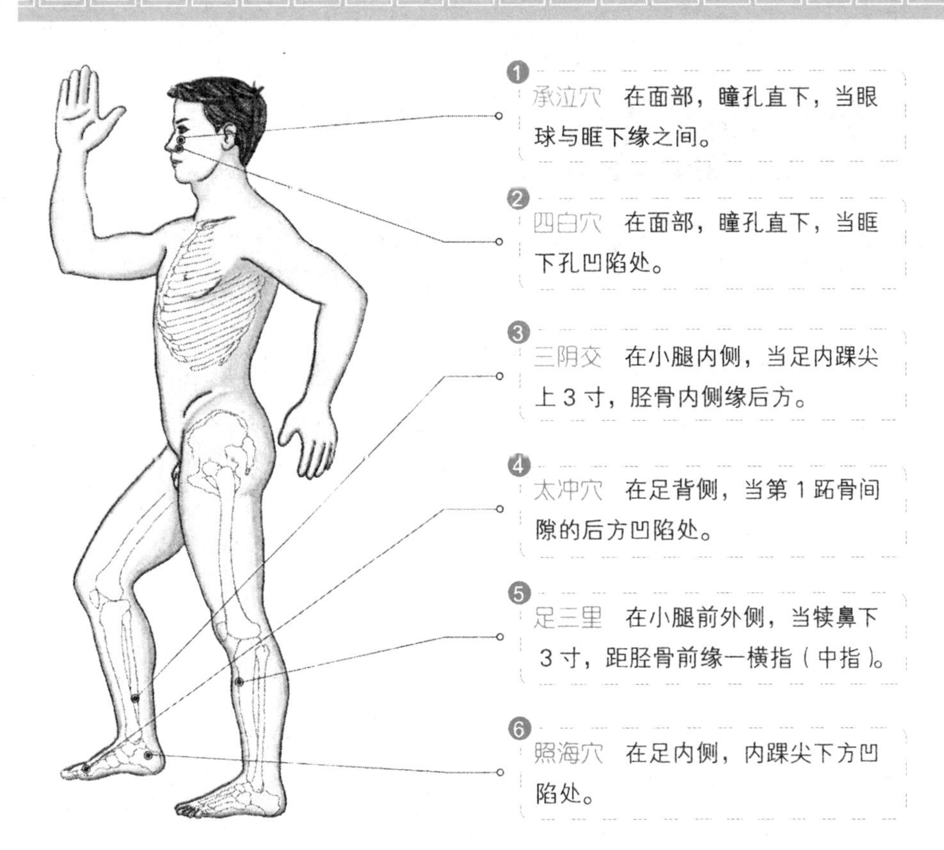

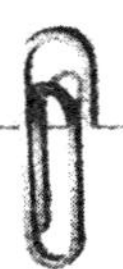

健康贴士

远视眼易产生视疲劳、近距离工作或阅读时间不能持久，应验光检查，然后配适宜的凸球镜片即可以解决。对于青少年远视眼又有内斜者一定要滴睫状肌散瞳验光配镜。凡是发现有斜视的儿童，应及早来医院检查，散瞳验光佩戴适宜度数的眼镜，有利于视力提高、矫正部分斜视及防止弱视产生。

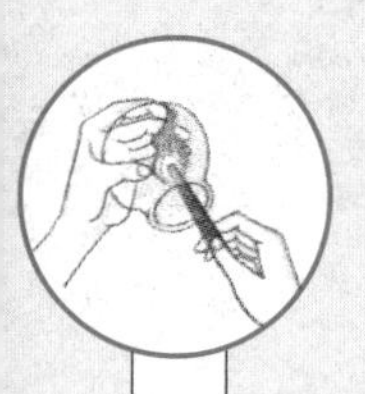

红眼病

诊　断 → 对症拔罐 → 健康贴士

红眼病是急性结膜炎的俗称，又叫“暴发火眼”。是由细菌感染而引起的急性传染性眼病。常见的致病菌有肺炎双球菌、葡萄球菌及结膜杆菌等，可通过各种接触途径，如手、手帕、公共脸盆、理发工具等传播，多在春秋季节流行。

【诊断】

患了红眼病，患眼红赤涩痒，有异物感和烧灼感，怕热畏光，眼睑肿胀，黏液性或脓性分泌物黏着睑缘及睫毛，使睑裂封闭。本病常一眼先发或双眼齐发，有时伴有发热、流涕、咽痛等全身症状。中医称本病为“天行赤眼”，多因外感风热之邪或猝感时邪疫毒，以致经脉闭塞，血壅气滞交攻于目；或因肝胆火盛，火郁不宣，循经上扰，气血壅滞于目，使目睛肿痛。

【对症拔罐】

选穴

①大椎、心俞、肝俞、身柱、膈俞、胆俞穴。②大椎（及其两侧旁开0.5寸处也可作为挑点，这三点交替应用）、印堂、攒竹（印堂与攒竹二穴交替应用）、太阳穴。

方法

取①组穴，采用刺络罐法，先用三棱针点刺穴位，然后用闪火法将罐吸拔在点刺穴位上，留罐15分钟。或取②组穴，采用刺络罐法或挑罐法、出针酒罐法，先用三棱针在穴位上点刺或挑穴，然后将罐吸拔在穴位上，也可用毫针针刺，得气后出针，用小抽气罐盛75%酒精3～5毫升，然后吸拔在针刺穴位上。以上方法均留罐20～30分钟，每日1次或隔日1次。上穴交替应用，每次1组穴。

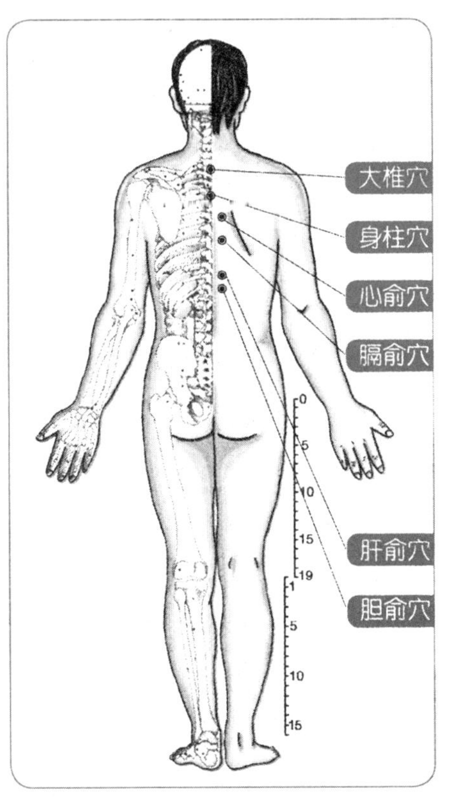

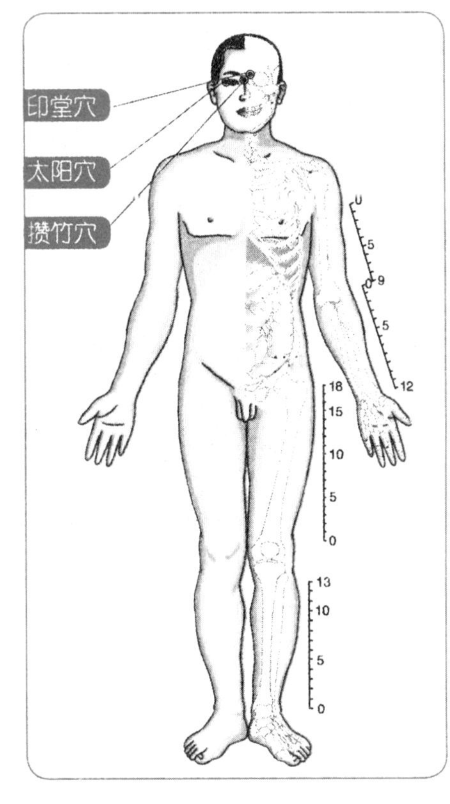

健康贴士

本病具有传染性、流行性，所以对患者做好隔离工作，脸盆、毛巾等洗脸用具也要隔离，以防接触感染。注意眼睛的清洁，不要用手或脏手绢等揉擦眼睛。患者忌食辛辣刺激性食物。

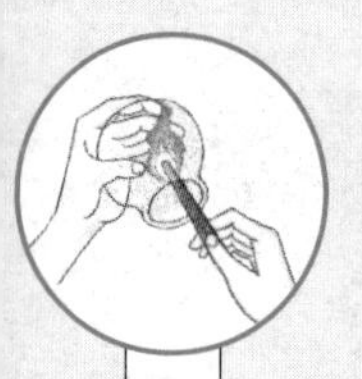

睑腺炎

诊　断 → 对症拔罐 → 健康贴士

睑腺炎又称麦粒肿。系指睑腺急性化脓性炎症。根据被感染的腺组织的不同部位，有内外麦粒肿之分。本病多生于一眼，且有惯发性，患者以青少年较多见。

【诊断】

外睑腺炎的炎症反应主要位于睫毛根部的睑缘处，开始时红肿范围较弥散，但以棉签头部等细棍样物进行触诊时，可发现明显压痛的硬结；患者疼痛剧烈；同侧耳前淋巴结肿大和压痛。

内睑腺炎被局限于睑板腺内，肿胀比较局限；患者疼痛明显；病变处有硬结，出之压痛；睑结膜面局限性充血、肿胀。

中医学认为，本病多因风邪外袭，可于胞睑化热，风热煎灼津液变成疮疖；或因多食辛辣炙烤等物，以致脾胃蓄积湿热，遂使气血凝滞，停聚于胞睑皮肤经络之间而成。若反复发作，多因余邪未消，热毒蕴伏，或体质虚弱等为诱因。

【对症拔罐】

选穴

阳白、印堂、太阳、大椎、身柱、心俞、肝俞、曲池、合谷。

方法

1. 火罐法：用投火或闪火法将罐吸附于大椎、印堂、太阳、合谷、曲池；或用抽气罐法。

2．针罐法：先行针刺大椎、身柱、肝俞、合谷，得气后留针，再用火罐或抽气罐法将罐吸附于穴位。

3．刺络拔罐法：先对大椎、肝俞、心俞、曲池、阳白进行消毒，之后用三棱针在各穴点刺2～3下，再用闪火法将罐吸拔于点刺部位，以溢出少量血为度。

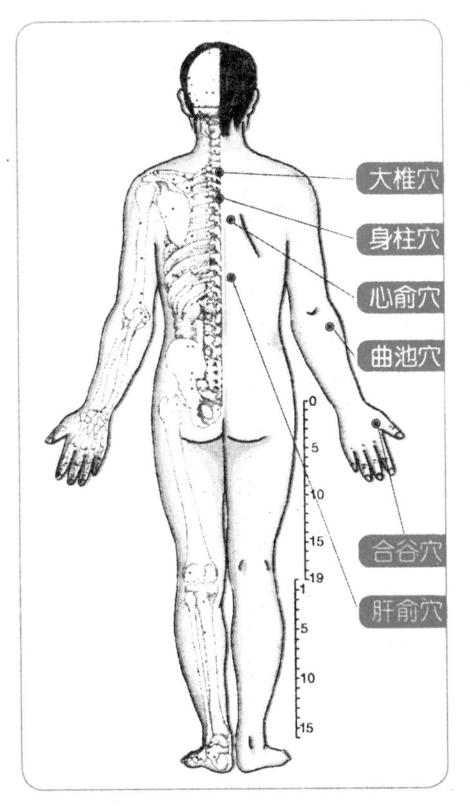

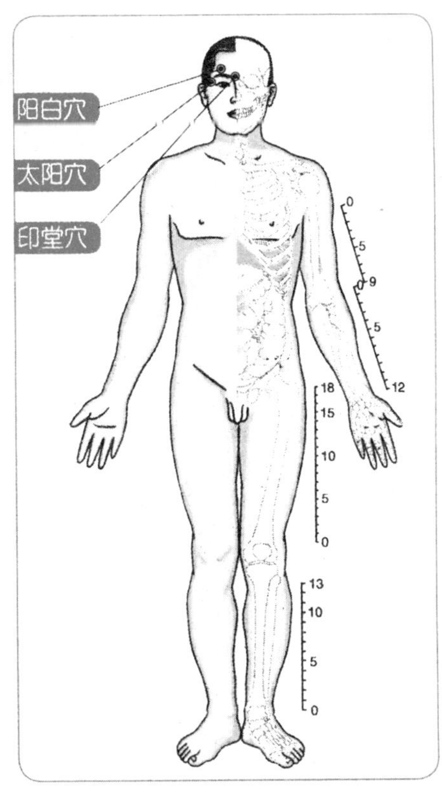

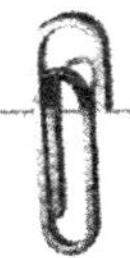

健康贴士

拔罐疗法对初期患者效果明显，若脓肿已形成可配合眼科切开引流。在麦粒肿患处切忌挤压，以免炎症扩散而引起疏松结缔组织炎，甚至海绵窦栓塞及败血症等。

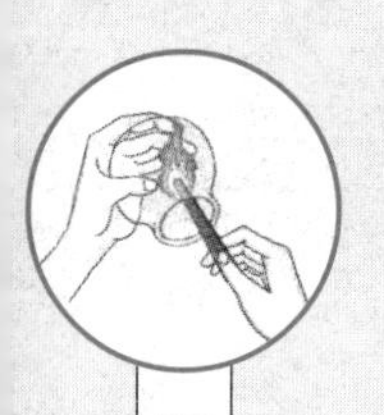

青光眼

诊　断 → 对症拔罐 → 健康贴士

青光眼是一种发病迅速、危害性大、随时导致失明的常见疑难眼病。青光眼有很多种类型，通常可分为原发性、继发性、混合性和先天性四大类。根据我国部分地区的调查结果，其发病率在0.39%～2.6%之间。

【诊断】

青光眼患者自觉眼胀痛、头痛、恶心呕吐、视力减退、并出现虹视（即患者在灯光周围见到像彩虹一样的色环）等症状。临床诊断为：瞳孔放大，角膜肿胀，雾状混浊，结膜混合充血，有时合并眼睑水肿。虹膜节段性萎缩及青光眼斑（晶体前囊下有灰白色、卵圆形、片状或点状混浊）。本病属于中医的“青盲”病范畴，病因、病机多为肝肾阴亏，精血耗损，精气不能上荣，导致目失涵养，或者由于心阴亏损，神气虚耗，以致神光耗散，视力下降。

中医辨证青光眼为三种：急性闭角型青光眼、开角型青光眼和绝对性青光眼。属肝郁气滞，气火上逆者，予清热疏肝，降逆和胃；痰火动风，上阻清窍，宜降火逐痰，平肝熄风；肝胆火炽、风火攻目者，应清热泻火，凉肝熄风等。

【对症拔罐】

选穴　①大椎、心俞、肝俞穴。②身柱、风门、胆俞穴。

方法　取上穴，采用刺络罐法，先用三棱针在穴位上点刺，然后用闪火法将罐吸拔在点刺的穴位上，留罐15～20分钟，每次1组穴，每日或隔日1次。

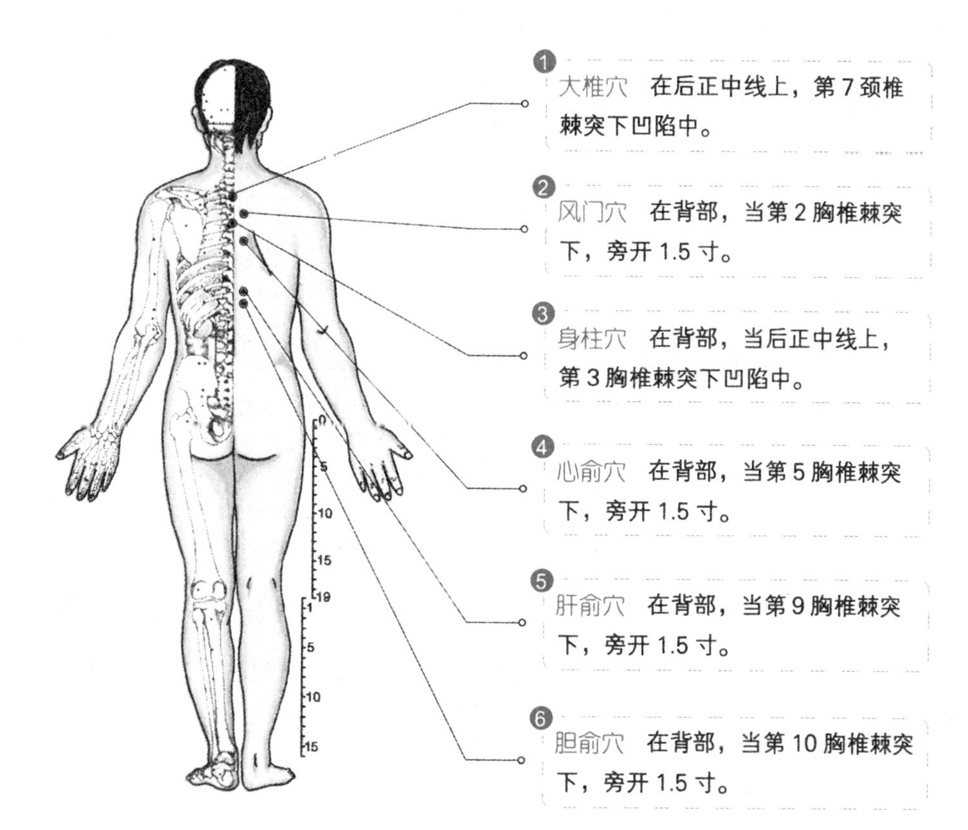

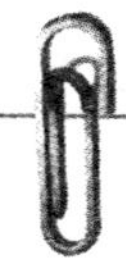

健康贴士

青光眼患者宜多服蜂蜜。因为蜂蜜是一种高渗剂，服后能使血液渗透压增高，以吸收眼内水分，降低眼压；饮食宜清淡。饮食应以素食为主，忌热性和过分油腻的食物；少喝水。眼压过高会导致青光眼。为了减低眼压，每天最多喝一升半水，并减少盐的摄入；忌烟酒。应该严禁抽烟、喝酒，同时辛辣等刺激性食物也不应食用，以防症状加剧。

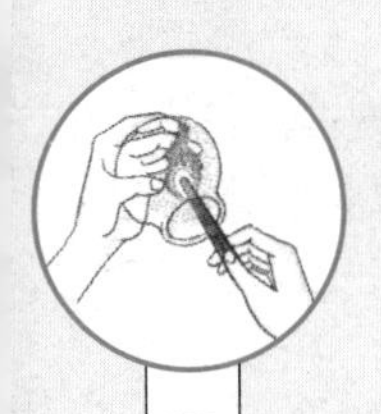

慢性咽炎

诊 断 → 对症拔罐 → 健康贴士

慢性咽炎为咽部黏膜、黏膜下及淋巴组织的弥漫性炎症，常为上呼吸道炎症的一部分。本病为常见病，多发于成年人。在城镇居民中，其发病率占咽科疾病的 10% ~ 20%。

【诊断】

慢性咽炎患者咽部可有各种不适感觉，如灼热、干燥、微痛、发痒、异物感、痰黏感，习惯以咳嗽清除分泌物，常在晨起用力清除分泌物时，有作呕不适感，通过咳嗽清除出稠厚的分泌物后症状缓解。上述症状因人而异，轻重不一，一般全身症状多不明显。

【对症拔罐】

选穴

廉泉、扶突、天突、肺俞、肾俞、尺泽、太渊、合谷、三阴交、太溪、照海。

方法

取上穴，以单纯火罐法吸拔穴位，留罐 10 ~ 15 分钟，每日 1 次。

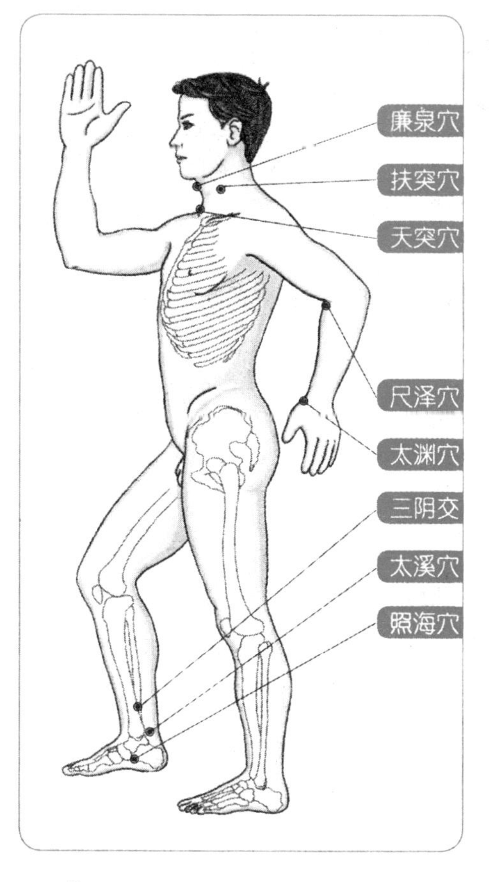

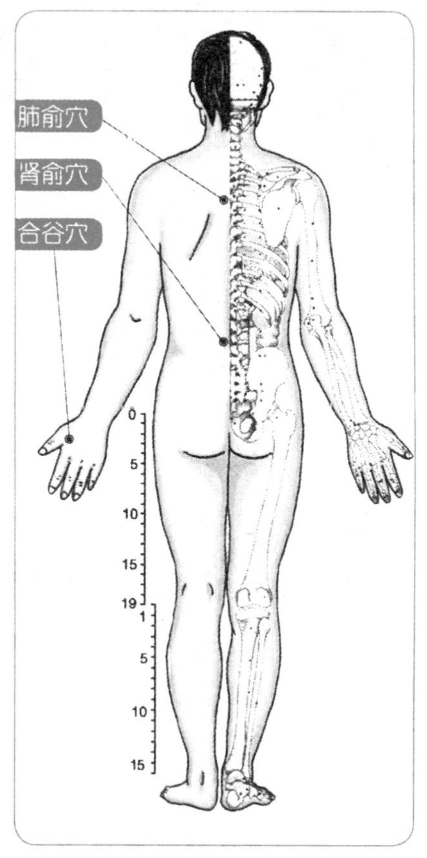

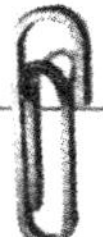

健康贴士

慢性咽炎患者应保证室内空气流通，保持空气湿润清洁；少食煎炸和刺激性的食物；避免过多讲话，注意休息，多饮白开水；锻炼身体，增强体质，防止呼吸道感染，戒除烟酒刺激；清涂各种致病因素。对在有害粉尘及气体环境下工作的人员要加强劳动保护，改善工作环境，积极治疗鼻及鼻咽部慢性炎症；保持口腔清洁卫生，经常用复方硼酸液、呋喃西林液、淡盐水漱口，每日 4 ~ 5 次。

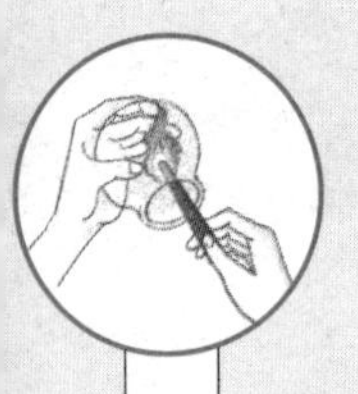

扁桃体炎

诊 断 → 对症拔罐 → 健康贴士

扁桃体炎为腭扁桃体的非特异性炎症，中医上称为“乳蛾”、“喉蛾”，中医认为外感风热毒邪是本病发生的主要原因。本病急性者多为风火热毒之症，慢性者多属阴亏燥热之候。治疗当以清火、滋阴、润燥为基本法则。

【诊断】

扁桃体炎有急慢性之分。急性扁桃体炎多见于10～30岁之间的青年人，好发于春秋季节，通常与急性咽炎同时发生，主要由细菌感染而引起，常见致病菌为溶血性链球菌、葡萄球菌和肺炎双球菌。细菌通过空气飞沫、食物或直接接触而传染。

慢性扁桃体炎多由扁桃体炎的急性反复发作或隐窝引流不畅，细菌在隐窝内繁殖而导致，也可继发于某些急性传染病，如猩红热、麻疹、白喉等。扁桃体炎的反复发作，除可引起明显的局部症状外，还可成为身体的一个重要隐患，在某些诱发因素存在的情况下，促使发生各种疾病或原有疾病恶化，特别是儿童时期慢性扁桃体炎的反复发作，容易合并风湿病、肾小球肾炎、风湿性心脏病等，应当引起重视。

【对症拔罐】

选穴　大椎、风门、身柱、肺俞、心俞、肝俞、曲池、外关、合谷。

方法　1. 火罐法：用投火或闪火法将罐吸附于大椎、肺俞、身柱、曲池，亦可用抽气罐法吸附于上述穴位。

2. 针罐法：先行针刺大椎、风门、肝俞、合谷，得气后留针，用火罐或抽气罐法将罐吸附于穴位。

3．刺络拔罐法：先对大椎、肺俞、心俞、外关进行消毒，后用三棱针在各穴点刺2～3下，再用闪火法将罐吸拔于点刺部位。

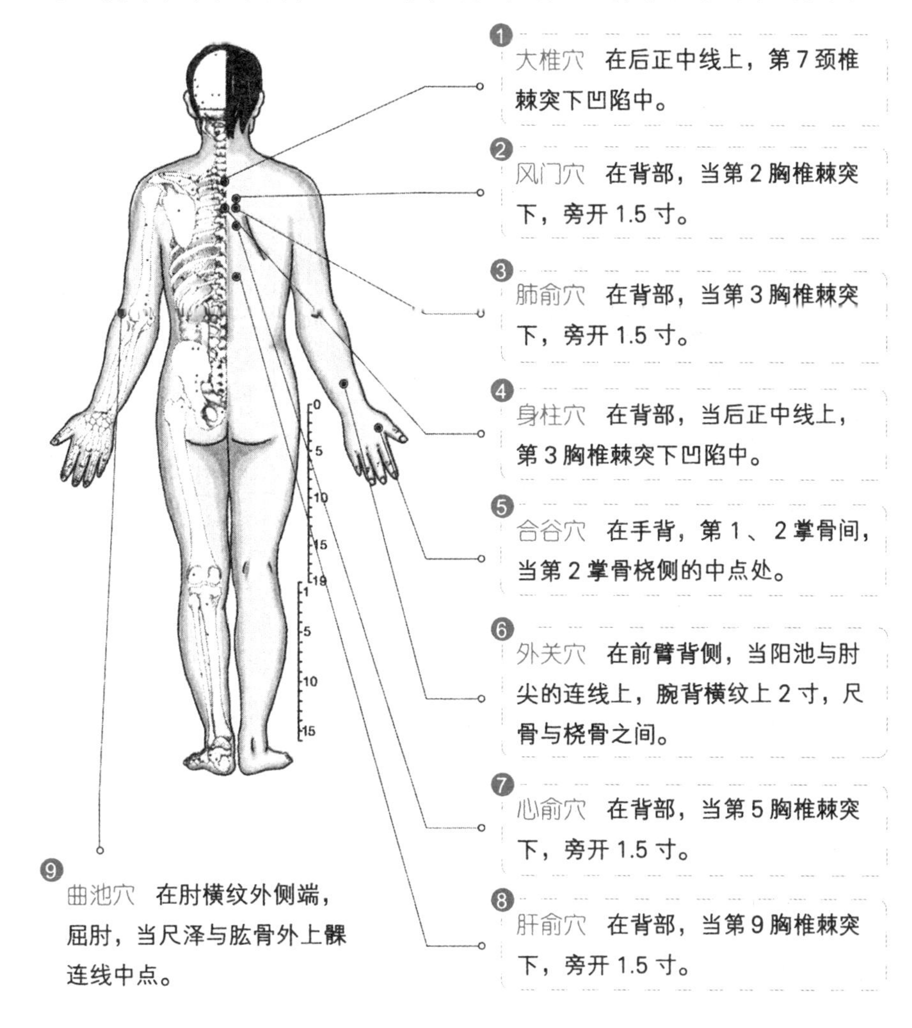

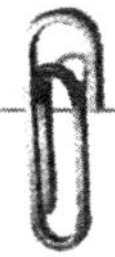

健康贴士

扁桃体炎患者宜多饮水，多喝开水或利尿性饮料，可促进毒素排泄；饮食宜清淡，选用偏凉、偏寒性食物，如鲜芦根汁、绿豆汁、藕汁、梨汁、酸梅汤等，多食新鲜蔬菜及水果，以利清热解毒。

第10章 拔罐调治皮肤病

各种皮肤病不仅影响人的美观，还会使人倍感无奈，产生自卑心理。尤其是在极注重外在形象的现代社会，皮肤病反复发作往往令许多人烦恼倍增。自然，药物的疗治是一种选择，而一法多治的拔罐则是你对症治疗的另一种方式，拔罐治疗皮肤病，面子好看和里子要健康的问题都能很好解决。

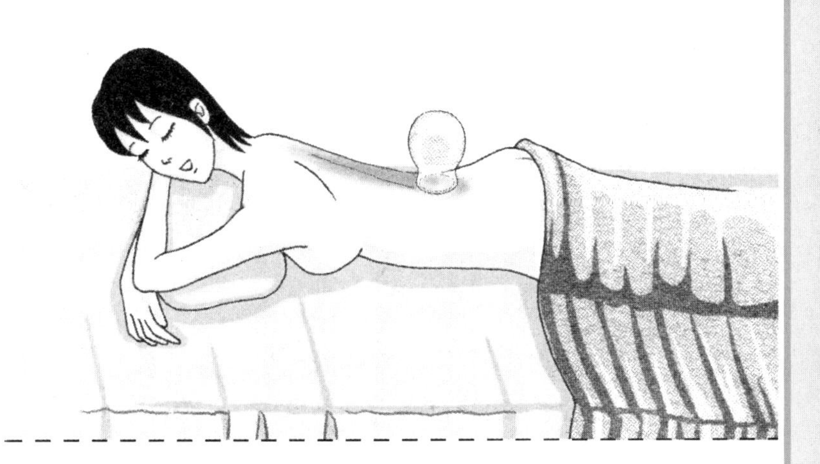

皮肤瘙痒症 → 神经性皮炎 → 接触性皮炎

湿疹 → 荨麻疹 → 带状疱疹

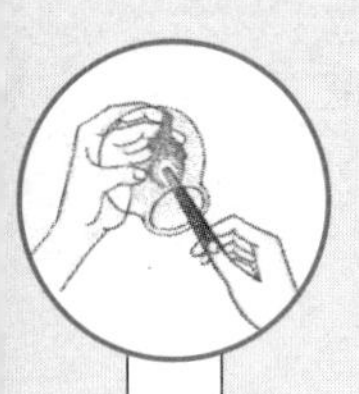

皮肤瘙痒症

诊　断 → 对症拔罐 → 健康贴士

皮肤瘙痒症是指皮肤无原发性损害，只有瘙痒及因瘙痒而引起的继发性损害的一种皮肤病。本病好发于老年人及成年人，多见于冬季。中医学属“风瘙痒”、“痒风”等范畴。

【诊断】

根据临床表现，皮肤瘙痒症可分全身性皮肤瘙痒症和局限性皮肤瘙痒症两种。前者周身皆可发痒，部位不定，此起彼伏，常为阵发性，以夜间为重。患者因痒而搔抓不止，皮肤常有抓痕、血痂、色素沉着等；后者瘙痒仅局限于某一部位，常见于肛门、外阴、头部、腿部、掌部等。

【对症拔罐】

选穴

大椎、风门、肺俞、膈俞、曲池、血海。

方法

1. 火罐法：用投火或闪火法将罐吸附于大椎、风门、膈俞、曲池；或用抽气罐法。

2. 针罐法：先行针刺大椎、肺俞、膈俞、血海，待得气后留针，再用火罐或抽气罐法将罐吸附于穴位。

3. 刺络拔罐法：先对大椎、肺俞、膈俞、血海进行消毒，后用三棱针在各穴点刺 2 ～ 3 下，再用闪火法将罐吸拔于点刺部位，以溢出少量血为度。

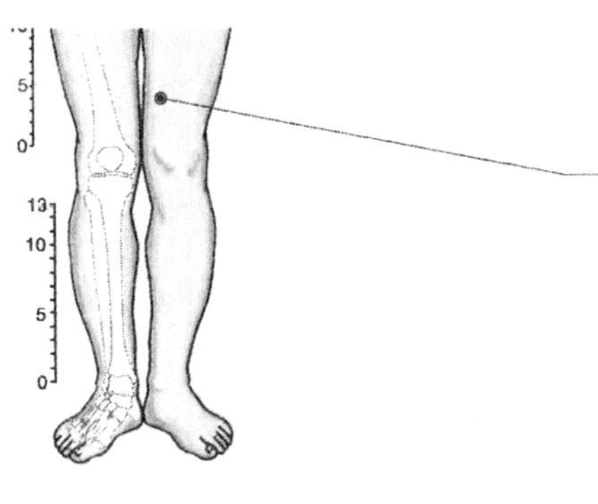

❶ 血海穴　屈膝，在大腿内侧，髌底内侧端上 2 寸，当股四头肌内侧头的隆起处。或以左手掌心按于患者右膝髌骨上缘，二至五指向上伸直，拇指约呈 45 度斜置，拇指尖下是穴。

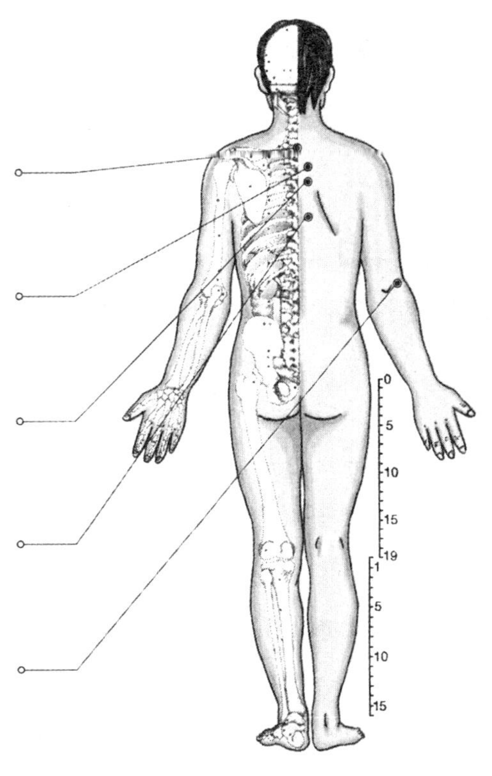

❷ 大椎穴　在后正中线上，第 7 颈椎棘突下凹陷中。

❸ 风门穴　在背部，当第 2 胸椎棘突下，旁开 1.5 寸。

❹ 肺俞穴　在背部，当第 3 胸椎棘突下，旁开 1.5 寸。

❺ 膈俞穴　在背部，当第 7 胸椎棘突下，旁开 1.5 寸。

❻ 曲池穴　在肘横纹外侧端，屈肘，当尺泽与肱骨外上髁连线中点。

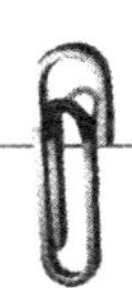

健康贴士

生活宜有规律，早睡早起，适当锻炼。及时增减衣服，避免冷热刺激；全身性瘙痒患者应注意减少洗澡次数，洗澡时不要过度搓洗皮肤，不用碱性肥皂；内衣以棉织品为宜，应宽松舒适，避免摩擦；精神放松，避免恼怒忧虑，树立信心。积极寻找病因，去除诱发因素；戒烟酒、浓茶、咖啡及一切辛辣刺激性食物，饮食中适度补充脂肪。

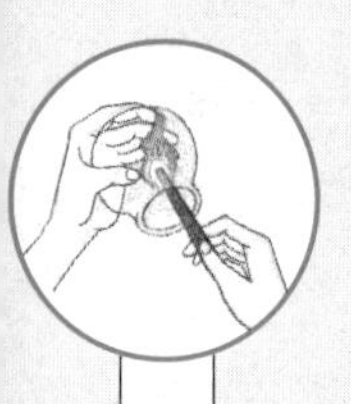

神经性皮炎

诊　断 → 对症拔罐 → 健康贴士

神经性皮炎是一种皮肤神经功能障碍性疾病，以阵发性皮肤瘙痒和皮肤苔藓化为主症，发病和神经精神因素及某些外在刺激因素有关。

【诊断】

本病好发于颈后及两侧、肘窝、腘窝、尾骶等处。皮疹不甚广泛或仅限于上述部位时，称局限性神经性皮炎；皮疹分布广泛，除局限型所涉及的部位外，眼睑、头皮、躯干及四肢均受累时，则称为泛发性神经性皮炎。

本病初发时局部皮肤瘙痒，因不断搔抓，逐渐出现圆形或多角形的扁平丘疹。疹的颜色和正常皮肤相同或带褐色，表面很少有鳞屑。久之，皮肤逐渐变厚变硬，成为一块境界清楚的椭圆形或不规则斑块。斑块表面粗糙，皮沟显著加深、皮嵴隆起，很像一块粗糙的牛皮，叫苔藓样改变。皮损部位干燥、不流水，也有时发生糜烂，奇痒无比，夜间尤甚。病程缓慢，时轻时重，反复发作。

【对症拔罐】

选穴　大椎、身柱、肺俞穴及病灶处。

方法　取上3穴，采用刺络罐法或留针罐法，先用三棱针点刺或用毫针刺穴位得气，然后用闪火法将罐吸拔在点刺或留针的穴位上。病灶局部施行皮肤针罐法（叩击出血）或用敷蒜罐（将蒜捣烂敷在病灶上再拔罐）、涂药罐（在病灶上涂5%～10%来苏水或2.5%

碘酒），病灶宽者可多拔几个罐，均留罐10～15分钟。起罐后在病灶上加艾条温和灸约15分钟，每日1次。缓解后隔1～2日1次，10次为1个疗程。

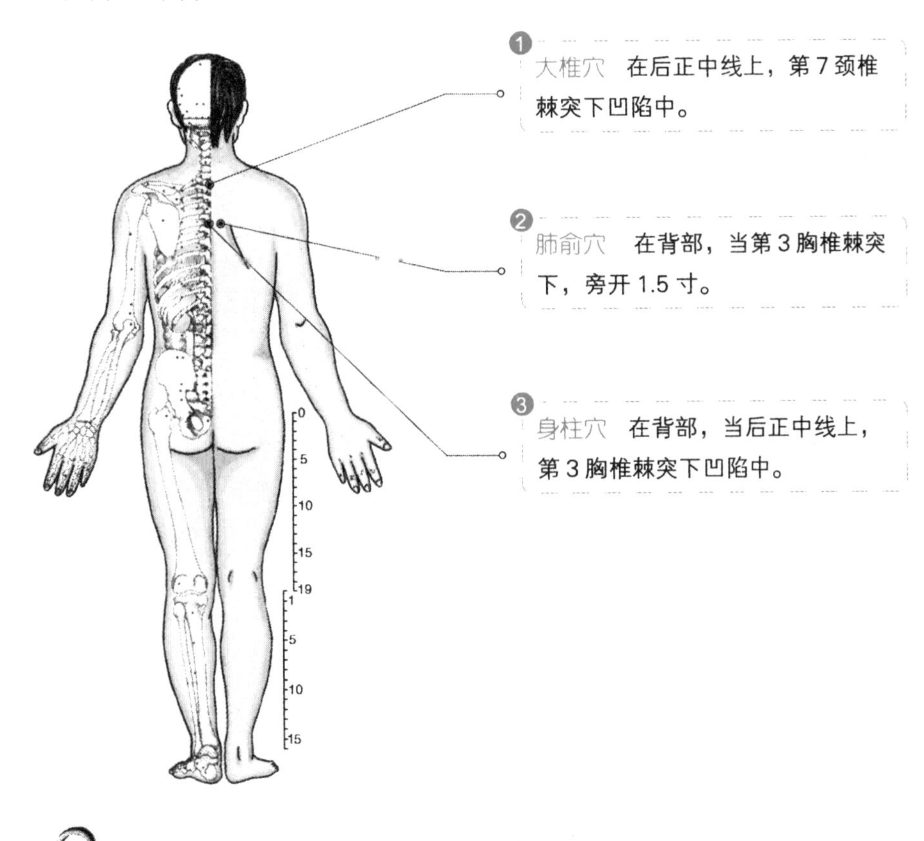

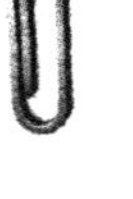

健康贴士

神经性皮炎患者应避免用搔抓、摩擦及热水烫洗等方法来止痒；避免饮酒、喝浓茶及食用辛辣食品；不滥用外用药、不吃海鲜等刺激性食物；避免各种不良的机械性、物理性刺激，如过度日晒或用过冷过热的水清洗；生活规律化，避免过度的精神紧张。

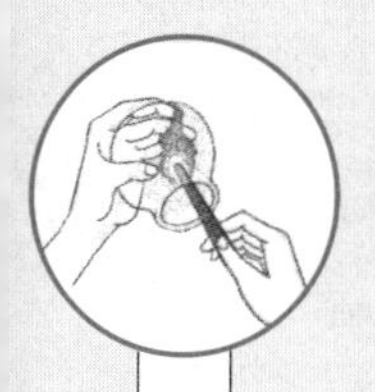

接触性皮炎

诊 断 → 对症拔罐 → 健康贴士

接触性皮炎是因接触某些物理、化学、生物等刺激物而引起的皮肤炎症，多发生在皮肤裸露部位。

【诊断】

接触性皮炎临床表现为接触部位或扩展到身体的其他部位肿胀、瘙痒、红斑、丘疹、烧灼及胀痛，甚则起水疱或大疱以致坏死溃疡等。有的并伴有无力、头痛、头胀等全身症状。中医认为本病系风毒袭表、湿热内蕴、热毒壅遏、气血失和而成。治宜疏风散邪、清热解毒、利湿止痒之法。

【对症拔罐】

选穴　尺泽、曲池、曲泽、合谷、委中。

方法　取上穴，以单纯火罐法吸拔穴位，留罐 10 ～ 15 分钟，每日 1 次。

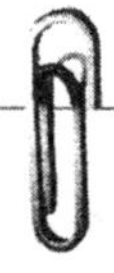

健康贴士

接触性皮炎患者应注意合理的皮肤保养，衣服宜宽大、松软，不要穿毛织品，内衣选用棉织品或丝织品。洗澡不宜过勤，水不宜太热，不可用碱性太强的肥皂或摩擦过多，尽量避免搔抓，浴水温度以 35℃～37℃为宜。被褥不宜太暖。冬季应适量涂抹润滑油膏保护皮肤。不要用力搔痒，要勤修指甲，以避免继发感染或湿疹。剧痒难忍时可以适当服用扑尔敏（氯苯那敏）等抗过敏药。

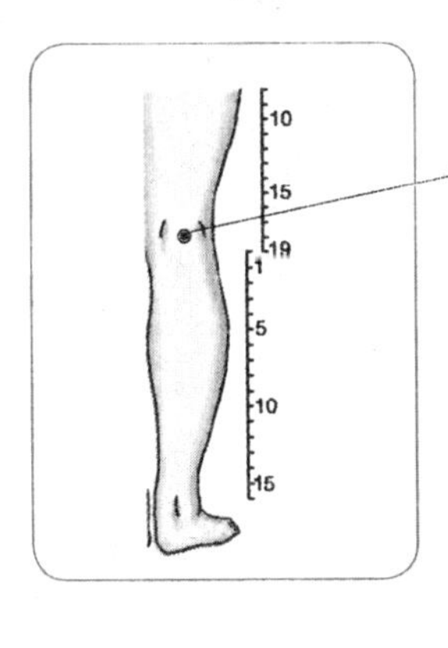

❶ 委中穴　在腘横纹中点，当股二头肌腱与半腱肌肌腱的中间。

❷ 曲泽穴　在肘横纹中，当肱二头肌腱的尺侧缘。

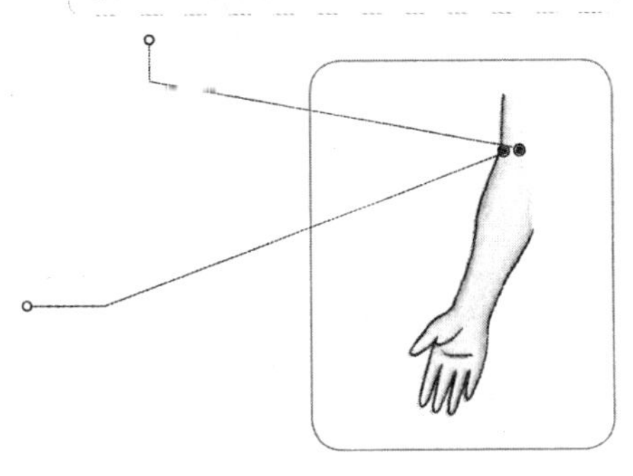

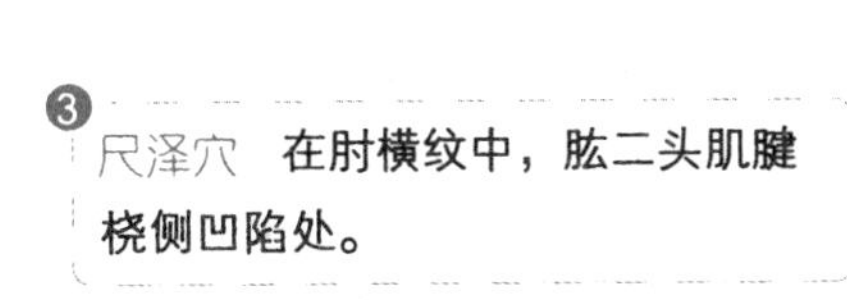

❸ 尺泽穴　在肘横纹中，肱二头肌腱桡侧凹陷处。

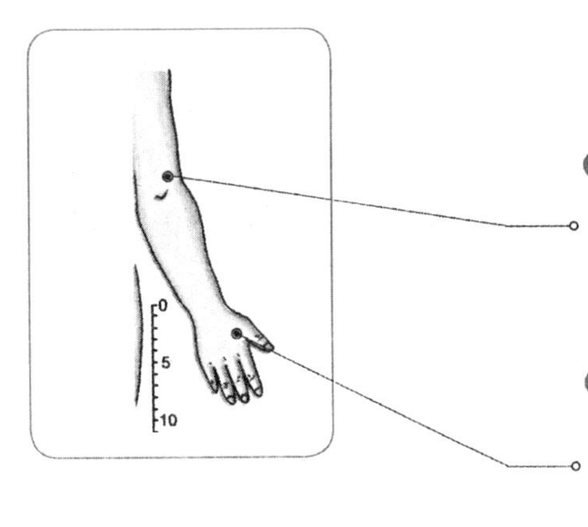

❹ 曲池穴　在肘横纹外侧端，屈肘，当尺泽与肱骨外上髁连线中点。

❺ 合谷穴　在手背，第 1、2 掌骨间，当第 2 掌骨桡侧的中点处。简便取穴：以一手的拇指指骨关节横纹，放在另一手拇、食指之间的指蹼缘上，当拇指尖下是穴。

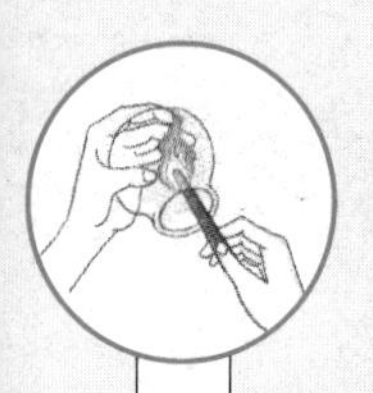

湿疹

诊　断 → 对症拔罐 → 健康贴士

湿疹是一种常见的过敏性、炎症性皮肤病。湿疹的发病原因一般认为是由于内在刺激因素（如病灶感染、寄生虫感染、吃某些食物、服用某些药物等）或外来刺激因素（如寒冷、日光、植物、昆虫等）作用于机体而引起的皮肤变态反应性炎症。

【诊断】

湿疹一般分为急性、亚急性和慢性三类。其特点是皮损呈多形性，红斑、丘疹、水疱、糜烂、渗出、结痂等，呈对称性分布，好发于面部、肘弯、腘窝、阴囊等处，严重时可泛发全身，剧烈瘙痒，反复发作，易演变成慢性。

中医学称本病为湿疮，又有浸淫疮、血风疮等名称。是由禀赋不耐、风湿热邪客于肌肤、经络受阻所致；或湿热浸淫日久，迁延伤脾，脾虚失运，湿邪留恋，蕴于肌肤所致;或病久失治，耗伤阴血，血虚生风化燥，肌肤失于濡养所致。

【对症拔罐】

选穴　大椎、灵台、肺俞、曲池、血海、三阴交、神阙穴及病灶。

方法　病灶处采用单纯罐法（依病灶宽窄，可置单罐或密排罐，要求尽量罩住病灶），病灶炎症甚者，加大椎或灵台穴，施行刺络罐法或毫针罐法，留罐 10 ~ 15 分钟，每 1 ~ 2 日 1 次。若病灶处不能置罐，或泛发者，取各穴位施以刺络罐法或毫针罐法，留罐 10 ~ 15 分钟，每 1 ~ 2 日 1 次。

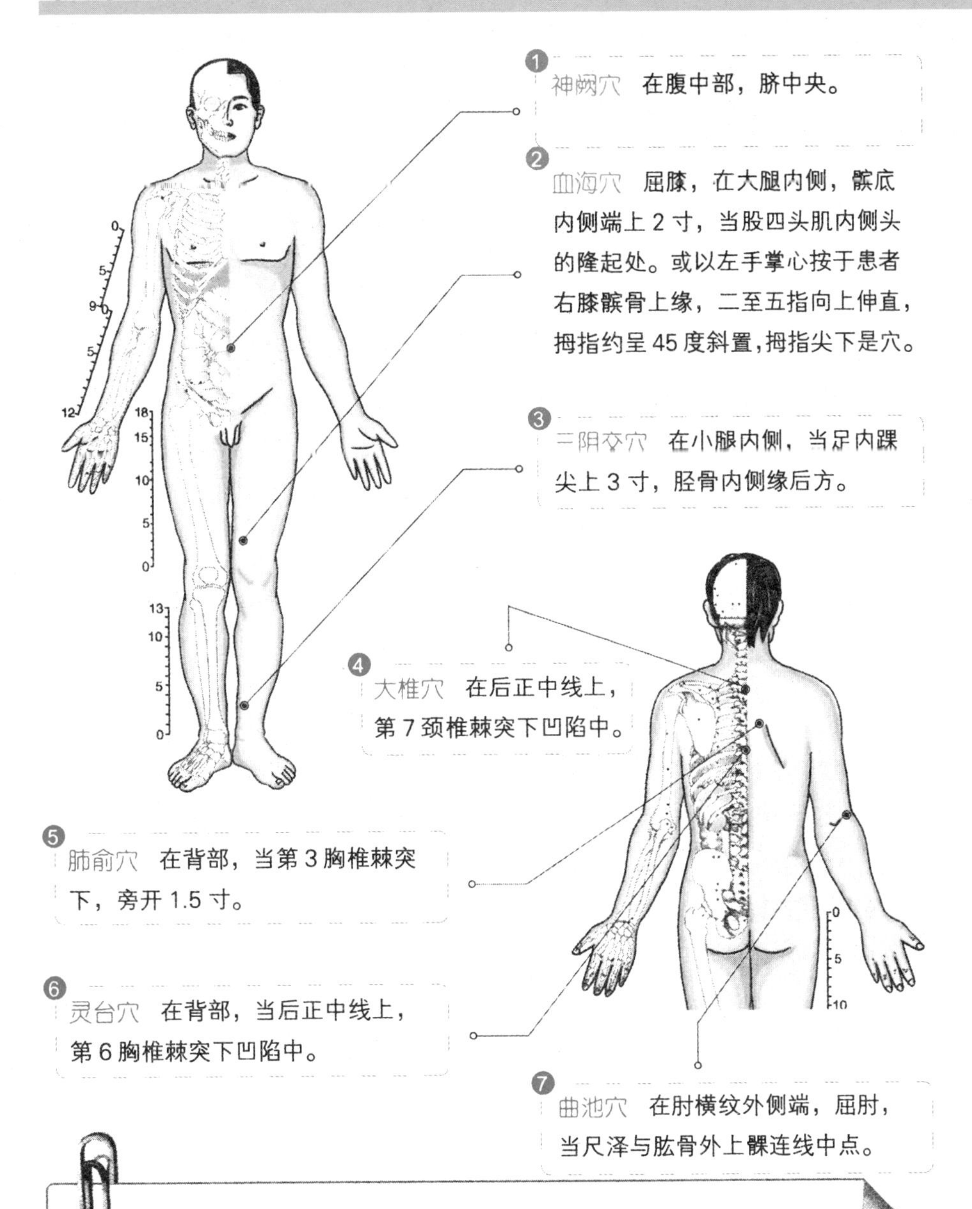

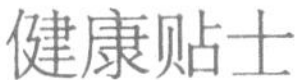

健康贴士

湿疹患者皮损部位忌用热水烫洗和肥皂清洗，尽量避免搔抓。若因搔破感染者，应配合药物外治；忌食辛辣、荤腥等食物；湿疹发病期间不应进行各种疫苗的预防接种、注射，以免诱发全身反应；加强体育锻炼，增强抗病能力。

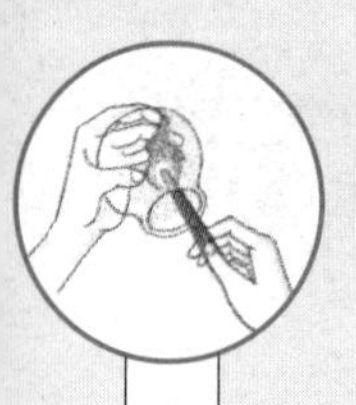

荨麻疹

诊　断 → 对症拔罐 → 健康贴士

荨麻疹是一种常见的过敏性皮肤病，俗称风疹块，是一种过敏性皮肤病。常因某种食物、药物、生物制品、病灶感染、精神因素、肠寄生虫、外界冷热等刺激引起。

【诊断】

荨麻疹主要表现为皮肤表面出现大小不等的局限性风团，伴有瘙痒和灼热感，少数患者可有发热、腹痛等症状，特点是骤然发生，迅速消退，愈后不留任何痕迹。根据病程长短可分急性和慢性两型，急性荨麻疹经数日至数周消退，原因较易追查，除去原因后，迅速消退。慢性荨麻疹反复发作，常经年累月不愈，病因不易追查。

【对症拔罐】

选穴

①神阙穴。②大椎及背部脊椎两侧膀胱经循行部位。③大椎、风池、风门、曲池、血海穴。

方法

取神阙穴，施以单纯罐法，将罐吸拔在穴位上，留罐 5 ~ 10 分钟，起罐后再拔，连续 3 次为治疗 1 次，以局部皮肤明显瘀血为佳，每日 1 次，3 次为 1 个疗程，疗程间隔 3 ~ 5 天。若属于体质虚寒，或遇冷、冬季发作者，可于每次拔罐前用艾条温和灸神阙穴 10 ~ 15 分钟。取②组穴，施以走罐，至皮肤起丹痧，然后点刺大椎穴，放血数滴，每 1 ~ 2 天 1 次，3 次为 1 个疗程，疗程间隔 4 ~ 6 天。

取③组穴，采用单纯罐法，留罐 10 分钟，每天 1 次。风团局部水肿者，加拔阴陵泉和三阴交穴。

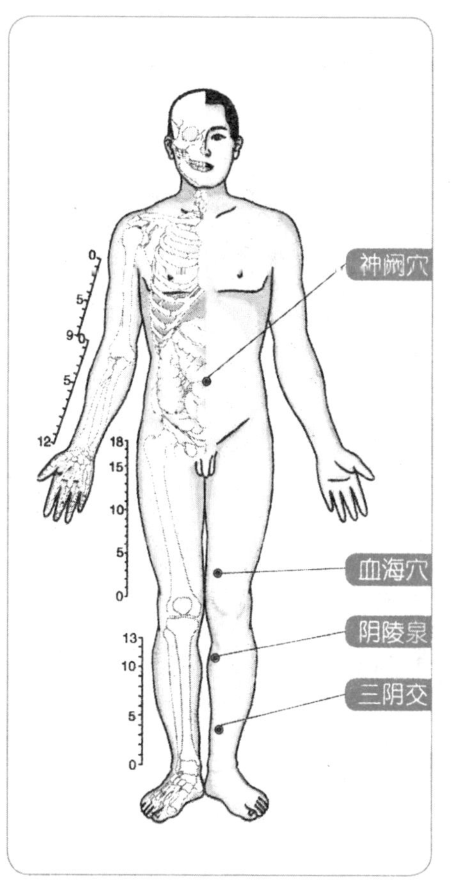

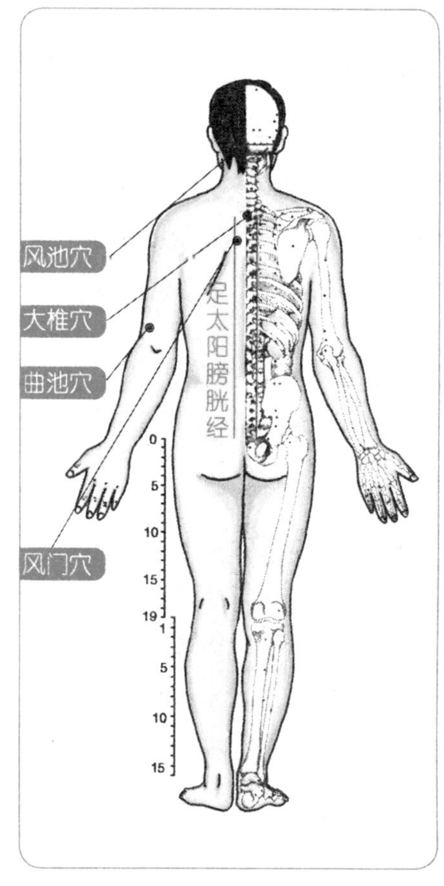

健康贴士

荨麻疹患者应避免接触过敏源；如对寒冷、日晒过敏者应采取防护措施；对慢性荨麻疹反复发作者，应查找病因并去除之；饮食宜清淡，忌食鱼、虾、蟹等发物。

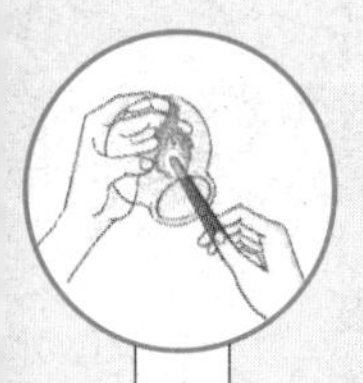

带状疱疹

诊　断 → 对症拔罐 → 健康贴士

带状疱疹是一种由病毒引起的皮肤病，可发生于身体任何部位，但以腰背为多见，故此俗称“串腰龙”。中医认为，本病的发生多因情志内伤、肝郁气滞、日久化火而致肝胆火盛、外受毒邪而发。

【诊断】

患者感染病毒后，往往暂不发生症状，病毒潜伏在脊髓后根神经节的神经元中，在机体免疫功能减退时才引起发病，如感染、肿瘤、外伤、疲劳及使用免疫抑制剂时等。本病好发于三叉神经、椎神经、肋间神经和腰底神经的分布区，初起时患部往往有瘙痒、灼热或痛的感觉，有时有全身不适、发热、食欲不振等前驱期症状，随后有不规则的红斑、斑丘疹出现，很快演变成绿豆大小的集簇状小水疱，疱液澄清，周围绕以红晕。数日内水疱干涸，可有暗黑色结痂，或出现色素沉着；与此同时不断有新疹出现，新旧疹群依神经走行分布，排列呈带状，故而得“带状疱疹”之名，疹群之间皮肤正常。有些患者皮损完全消退后，仍可留有神经痛，多数患者在发病期间疼痛明显，少数患者可无疼痛或仅有轻度痒感。

【对症拔罐】

选穴　①病灶处，大椎、灵台穴。②大椎、肝俞。③身柱、脾俞。

方法　取①组穴，在病灶处采用单纯密排罐法，或加艾条温和灸 10 ~ 15 分钟，或用皮肤针重叩，渗血后再施行密排罐法；大椎、灵台穴采用刺罐法，留罐 15 分钟。若局部疱疹溃破、渗液多时，可涂龙胆紫药水。取②组穴，采用刺络罐法，每次取 3 穴，点刺后拔罐 10 ~ 15 分钟，每日或隔日 1 次。

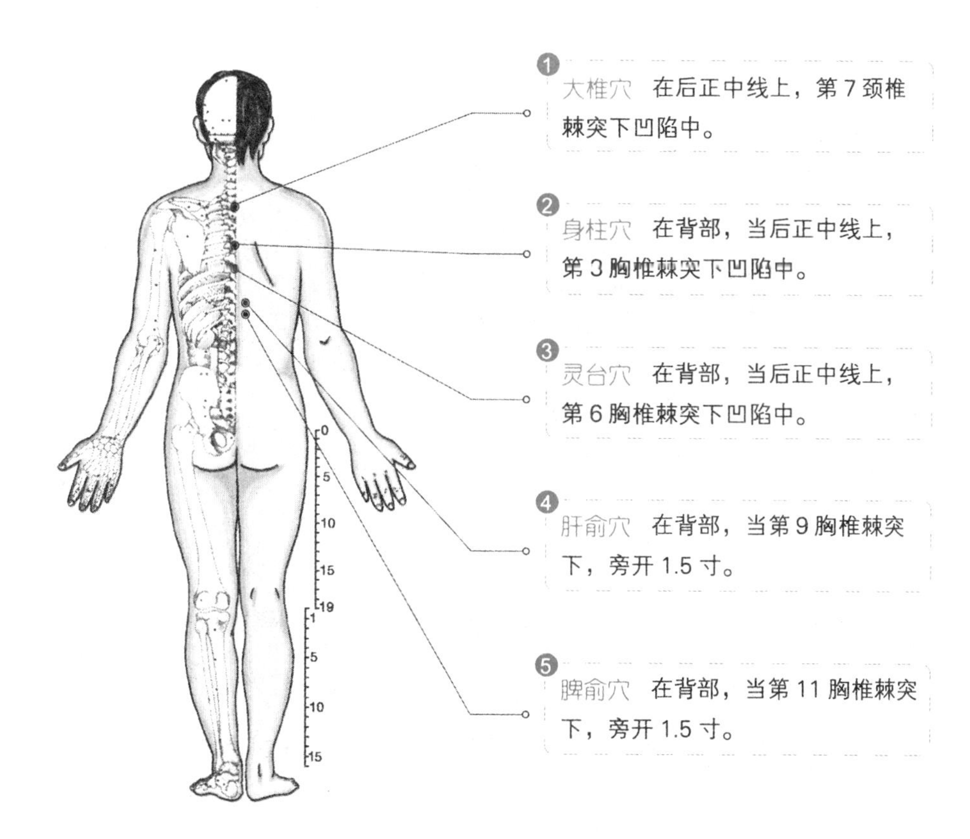

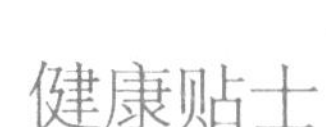

适当休息，保持局部皮肤清洁，以免感染。防止水疱溃破，继发感染，可用龙胆紫药水涂于患处。宜食清淡食物，适当增加营养。如有发烧、全身不适等症状应及时住院治疗。

第11章 拔罐助你减肥养颜

“爱美之心，人皆有之”，人人都希望自己拥有完美的身材和漂亮的脸蛋。于是，爱美的人们挤时间、省金钱，纷纷去美容院实现自己的美丽梦想。而更多的人只能在家里凭着自己对美容的一知半解，涂啊、抹啊，甚至榨柠檬、切番茄、刨黄瓜，忙中偷闲，暗暗地下着“面子”上的工夫。然而，因未能掌握美容的真谛，常常事倍功半，甚至徒劳无功。而且，在各种美容法大行其道的同时，由美容而带来的副作用也是我们不得不面对的一个严峻的问题，而拔罐美容将让你实现美丽与健康“双丰收”。

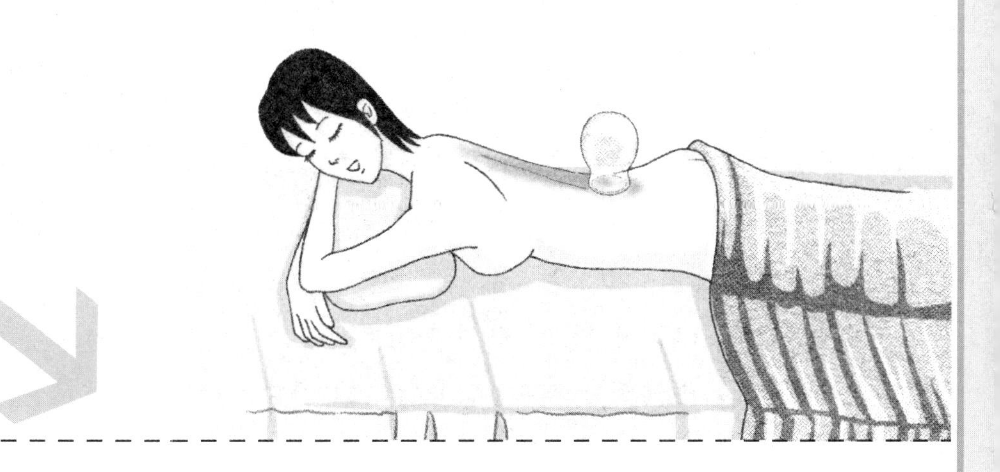

肥胖症 → 雀斑 → 黄褐斑 → 眼袋 → 皮肤粗糙

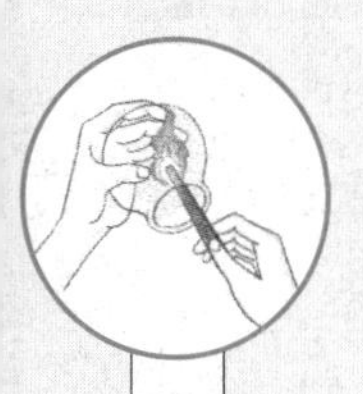

肥胖症

诊　断 → 对症拔罐 → 健康贴士

肥胖是疾病的根源，肥胖跟高血压、高脂血症、糖尿病、冠心病等疾病有着不解之缘。而随着人们生活水平的提高，肥胖症患者越来越多。因此，防治肥胖症就显得十分有必要。

【诊断】

肥胖症是指由于人体新陈代谢失调而导致脂肪组织过多所造成的病症。一般认为体重超过正常标准的20%为肥胖。脂肪主要沉积于腹部、臀部、乳房、项颈等处。常见于体力劳动较少而进食过多的中年人。肥胖可分为单纯性肥胖和继发性肥胖。单纯性肥胖常常是家族性的,可能与遗传因素有关。继发性肥胖是继发于某些疾病的,例如皮质醇增多症、胰岛素瘤、甲状腺功能低下症、多囊卵巢综合征等。

肥胖可始于任何年龄，有自幼肥胖者，有从20～30岁或40～50岁后开始肥胖者。多见于40～50岁的中壮年,尤以女性为多。男性肥胖以颈及躯干部为主，四肢较少。女性以腹部以下，臀部及四肢肥胖为主。

【对症拔罐】

选穴　夹脊（为经外奇穴，位于第1胸椎至第5腰椎，各棘突下旁开0.5寸）、天枢、大横、气海、关元、梁丘、足三里、丰隆、血海、公孙。

方法　取上穴，以单纯火罐法吸拔穴位，留罐10～15分钟，每日1次。

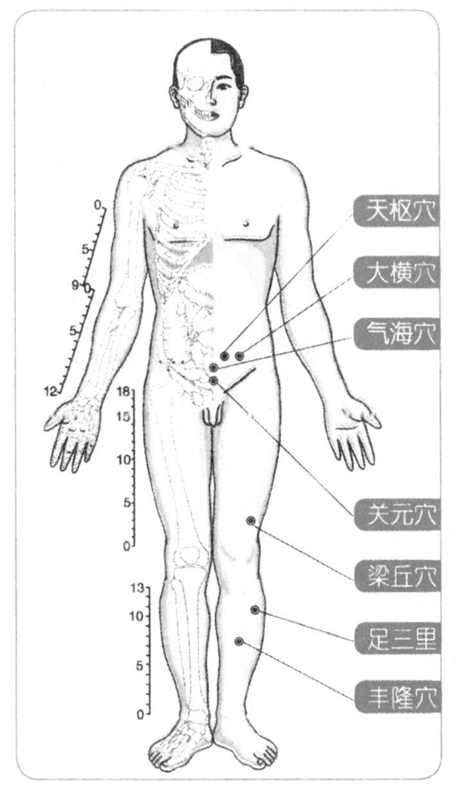

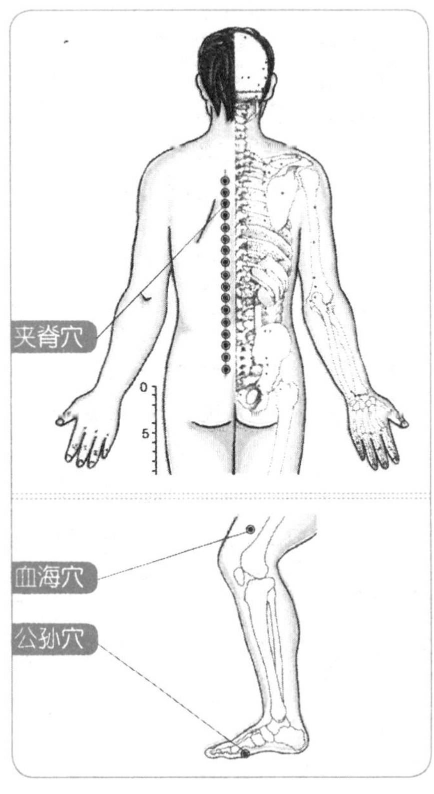

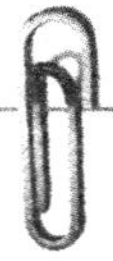

健康贴士

控制每天总热量的供给。力求做到每天按标准体重供给所需的蛋白质，糖类每天最好控制在200克以下，其余热量以植物脂肪补足，尽量少食动物性脂肪，以免导致胆固醇增多而并发动脉粥样硬化。此外，甜食、啤酒等应尽量加以限制。低盐饮食，每天食盐3～6克。在进食习惯上，不要把热量摄入主要放在晚间，临睡前进食及饭后立即睡眠的习惯要更改。有人主张在总热量固定的前提下，将三餐的食物量分成五次进食，餐次多时，不易发生肥胖。

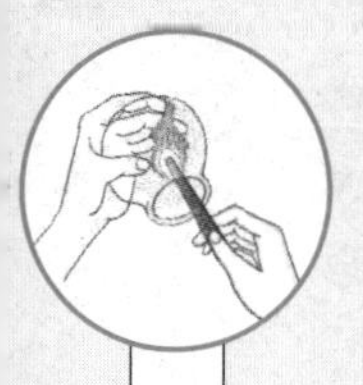

雀斑

诊　断 → 对症拔罐 → 健康贴士

雀斑是一种以鼻面部发生褐色斑点为特征的皮肤病。因其色如同雀卵上之斑点，故名。多有家庭病史，一般始发于学龄期，随年龄增长而逐渐增多，至青春期以后可达顶峰。女性多于男性。

【诊断】

雀斑以鼻面部生有褐色斑点为主要症状，常发生于暴露部位，如鼻面、颈、手背、肩背上方等处对称分布。皮损为针尖至绿豆大小淡褐、深褐斑点，日晒后可呈淡黑色，境界清晰，边缘整齐，圆形或椭圆，斑点疏密不一，但不会融合，表面光滑，无鳞屑及渗出。日晒后变深，但不觉痒痛。

【对症拔罐】

选穴　风池、肺俞、肾俞、足三里、血海、阴陵泉。

方法　取上穴，以单纯火罐法吸拔穴位，留罐 10 ~ 15 分钟。每日 1 次。

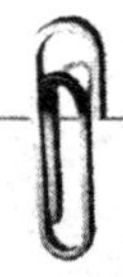

健康贴士

防止雀斑加重，要避免日光照射，春夏季节外出时应戴遮阳帽，涂防晒霜，不宜滥用外涂药物，以免伤害皮肤。对于青春期的少男少女，规律的作息、愉悦的心情，有助于防止雀斑加重。此外，合理的饮食和营养也可防止雀斑加重，多补充维生素 E，可起到祛斑的作用。

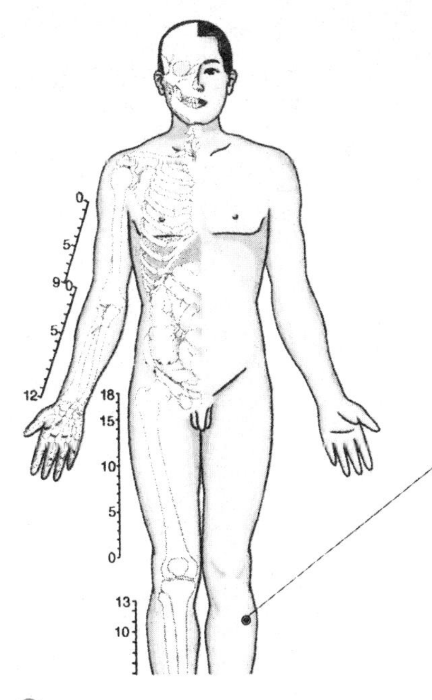

❶ 足三里穴 在小腿前外侧，当犊鼻下3寸，距胫骨前缘一横指（中指）。

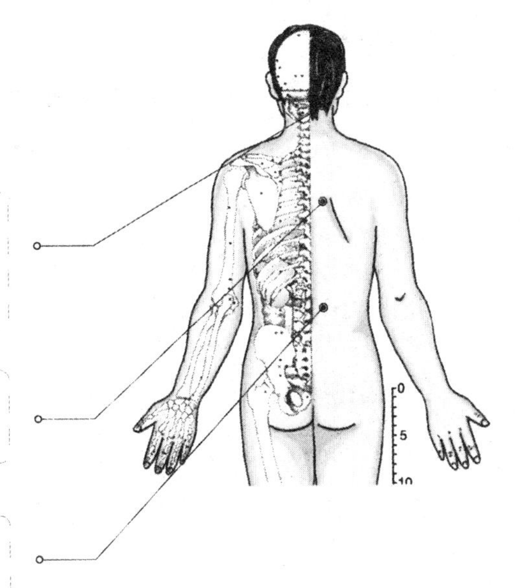

❷ 风池穴 在项部，当枕骨之下，与风府相平，胸锁乳突肌与斜方肌上端之间的凹陷处。

❸ 肺俞穴 在背部，当第3胸椎棘突下，旁开1.5寸。

❹ 肾俞穴 在腰部，当第2腰椎棘突下，旁开1.5寸。

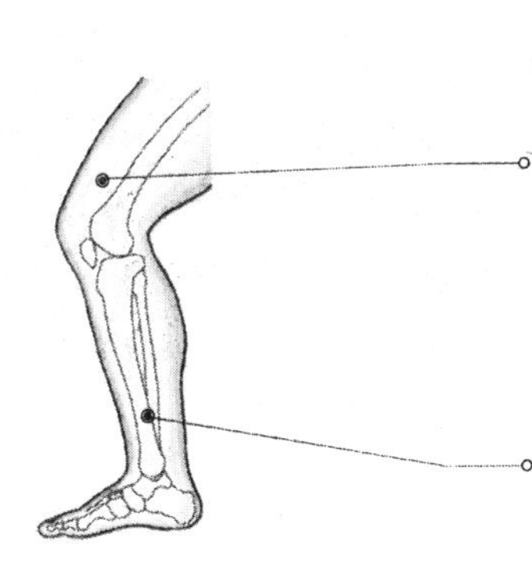

❺ 血海穴 屈膝，在大腿内侧，髌底内侧端上2寸，当股四头肌内侧头的隆起处。

❻ 三阴交穴 在小腿内侧，当足内踝尖上3寸，胫骨内侧缘后方。

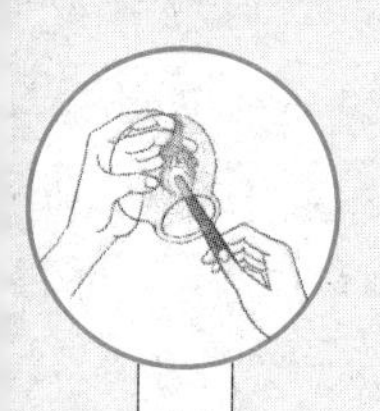

黄褐斑

诊　断 → 对症拔罐 → 健康贴士

黄褐斑是一种以面部发生黄褐斑片为特征的皮肤病。由于妊娠妇女及肝病患者常有黄褐斑，故又有妊娠斑、肝斑之称。因为黄褐斑的形状常似蝴蝶，所以又名为蝴蝶斑。

【诊断】

黄褐斑为常见病、多发病，好发于青壮年，女性多于男性，妊娠3～5个月的妇女尤为多见。临床表现为皮损为淡褐色、深褐色或黑褐色斑片。其境界清晰，边缘常不整，形如地图或蝴蝶，对称分布于额、眉、颊、鼻、上唇等处，亦累及整个面部。褐斑表面光滑，无鳞屑，无自觉症状。

【对症拔罐】

选穴　肝俞、脾俞、肾俞、中脘、足三里、三阴交、太溪。

方法　取上穴，以单纯火罐法吸拔穴位，留罐10～15分钟，每日1次。

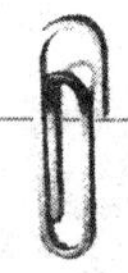

健康贴士

每天早晨前空腹喝一杯温水，平时用玫瑰花、月季花泡水喝，或者熬粥的时候放些花瓣进去。每天喝一杯西红柿汁或者多吃西红柿可以预防雀斑的发生。

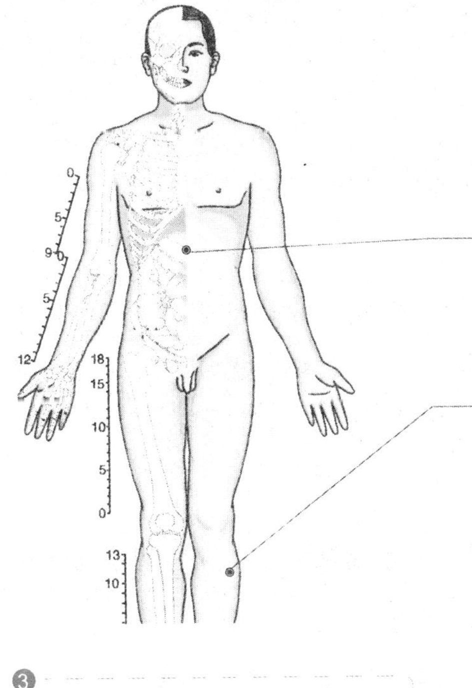

1 中脘穴 在上腹部，前正中线上，当脐中上4寸。

2 足三里穴 在小腿前外侧，当犊鼻下3寸，距胫骨前缘一横指（中指）。

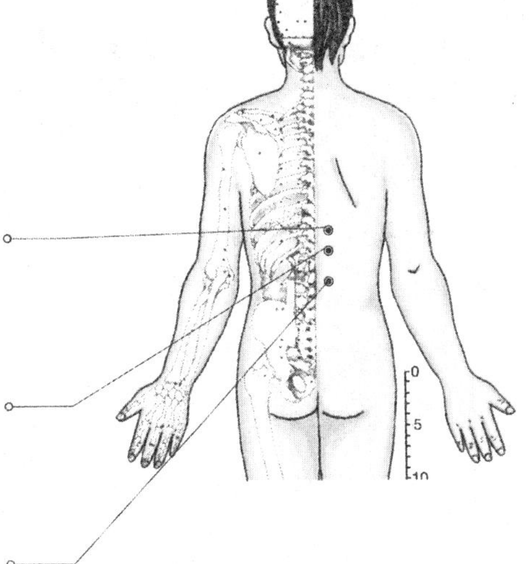

3 肝俞穴 在背部，当第9胸椎棘突下，旁开1.5寸。

4 脾俞穴 在背部，当第11胸椎棘突下，旁开1.5寸。

5 肾俞穴 在腰部，当第2腰椎棘突下，旁开1.5寸。

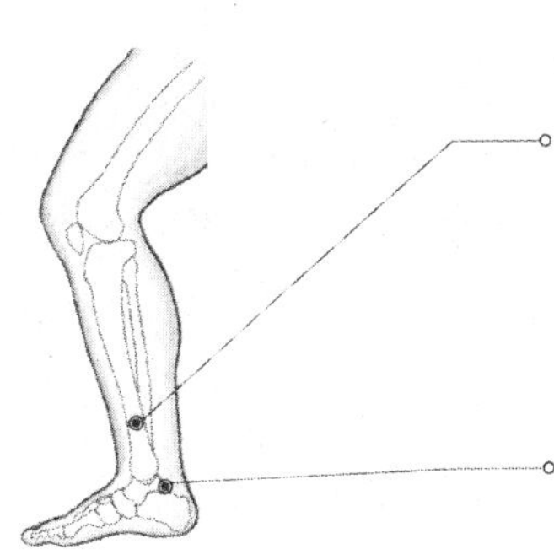

6 三阴交穴 在小腿内侧，当足内踝尖上3寸，胫骨内侧缘后方。

7 太溪穴 在小腿内侧，当足内踝尖上3寸，胫骨内侧缘后方。

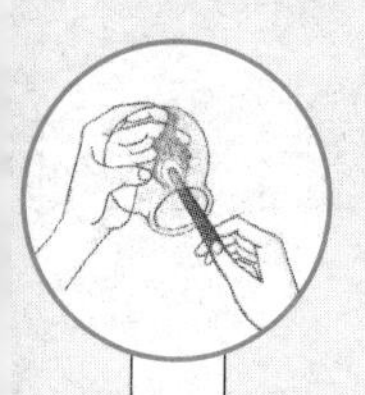

眼袋

诊 断 → 对症拔罐 → 健康贴士

眼袋，主要是指下眼睑浮肿，由于眼睑皮肤很薄，皮下组织薄而松弛，很容易发生水肿现象，从而产生眼袋。眼袋的形成有诸多因素，遗传是重要因素，而且随着年龄的增长愈加明显。

【诊断】

1. 心脾两虚：心脾两虚引起的眼袋较明显，主要表现为眼袋浮肿而下垂，同时伴有失眠多梦、惊悸健忘、体乏无力。

2. 脾气不足：因脾气不足引起的眼袋主要表现为双眼眼袋明显，松软而下垂，同时伴有少气懒言、体乏无力、嗜睡嗜卧、肤色不华、少食便溏、舌淡、女性可能伴有带下病。

3. 脾肾阳虚：因脾肾阳虚引起的眼袋主要表现为双眼眼袋松软下垂、肤色发白、上午明显、下午较轻，同时伴有腰膝酸软、体乏无力、下肢浮肿、小便轻长。

【对症拔罐】

选穴　主穴：心俞、肝俞、脾俞、肾俞、印堂、四白、合谷、阴陵泉；配穴：肺俞、水分、关元、足三里。

方法　1. 闪罐法：选取心俞、脾俞、肾俞、阴陵泉穴，根据病症选择 1 ~ 2 个配穴。先选背部的心俞、脾俞、肾俞，拔火罐，留罐 15 ~ 20 分钟。然后，再选阴陵穴，也同样留罐。每周 2 ~ 3 次，10 次为一个疗程。

2. 针罐法：在印堂和四白穴闪罐，选小号橡胶罐，直至皮肤潮红。

然后，再在合谷和肝俞、脾俞、肾俞常规消毒。用毫针针刺，得气后留针拔罐，约20分钟。隔日1次，10次为一个疗程。疗程间隔5天。

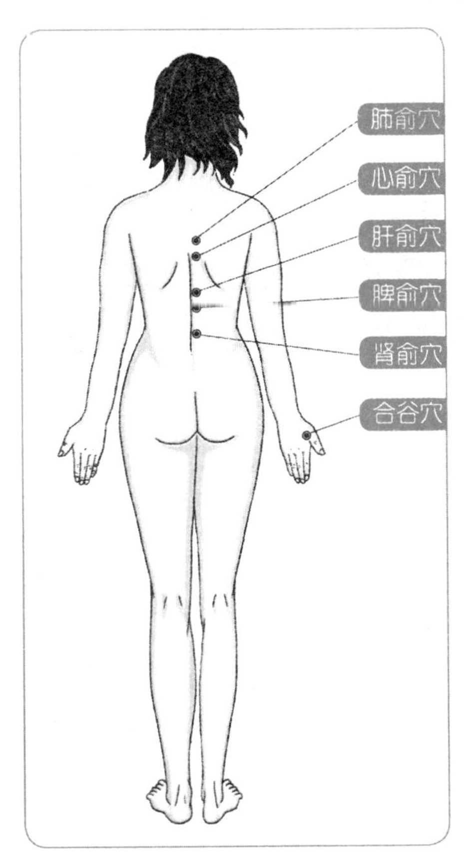

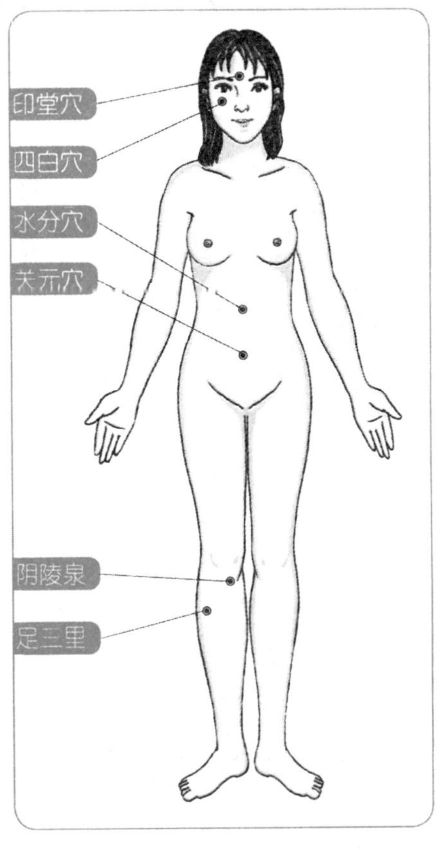

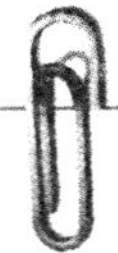

健康贴士

把一小杯茶放入冰箱中冷冻约15分钟，然后用一小块化妆棉浸在茶中，再把它敷在眼皮上，能减轻眼袋浮肿程度；睡前用无名指在眼肚中央位置轻压10次，每晚持之以恒，以舒缓眼部浮肿的问题；切忌减肥、节食，以致营养不良或体重突然下降的现象出现，因为脂肪量迅速改变会影响皮肤弹性，容易导致眼袋的发生。

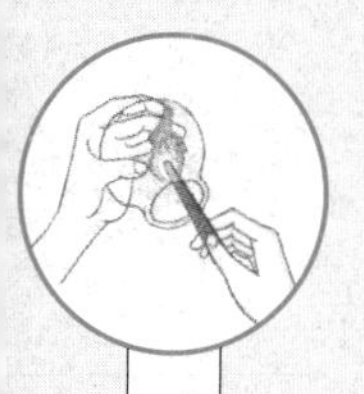

皮肤粗糙

诊　断 → 对症拔罐 → 健康贴士

人人都希望自己的肌肤这样：无斑，无皱，紧实，细致，然而，又有几个人能如愿以偿呢？粗糙的皮肤给许多人带来烦恼。皮肤粗糙，即中医所说的“肌肤甲错”、“肌肤索泽”。其主要原因是机体的内分泌失调，毛囊角化过度所致，当然，遗传因素、环境因素、外界气候、工作劳累、不当护肤品也是导致皮肤粗糙的原因。

【诊断】

气血亏虚：表现为皮肤粗糙、晦暗、缺少光泽，同时可能伴有面色苍白或萎黄，女性可能会月经不调。

气滞血瘀：表现为肌肤粗糙枯涩、毛孔粗大、面色晦暗不润，同时伴有胸胁胀满、心烦易怒、口干苦，女性多有月经不调，后期的经血颜色紫黑有血块。

痰饮阻络：表现为肌肤枯槁无光泽，面色晦暗，同时伴有痰涎壅盛、上火、心烦、下肢浮肿、女性多伴有月经不调或白带偏多。

【对症拔罐】

选穴

①滑肉门、合谷、膀胱经；②中脘、关元、血海、三阴交、足三里、肺俞、膈俞、脾俞、肾俞。

方法

走罐法：首先在背部涂上润滑剂，接着在背后沿着膀胱经施以推罐或拉罐，往返 5 ~ 7 遍。对滑肉门、合谷穴进行拔罐，并留罐

15 ~ 20 分钟。每周 2 ~ 3 次，15 次为 1 疗程。

2. 闪罐法：将第②组穴分成两组，可以交替使用。采用闪罐的方法，每个穴闪 5 ~ 10 次，直至皮肤出现潮红为止，2 ~ 3 日为 1 次，10 次为一疗程。疗程之间可以间隔 5 ~ 7 天。

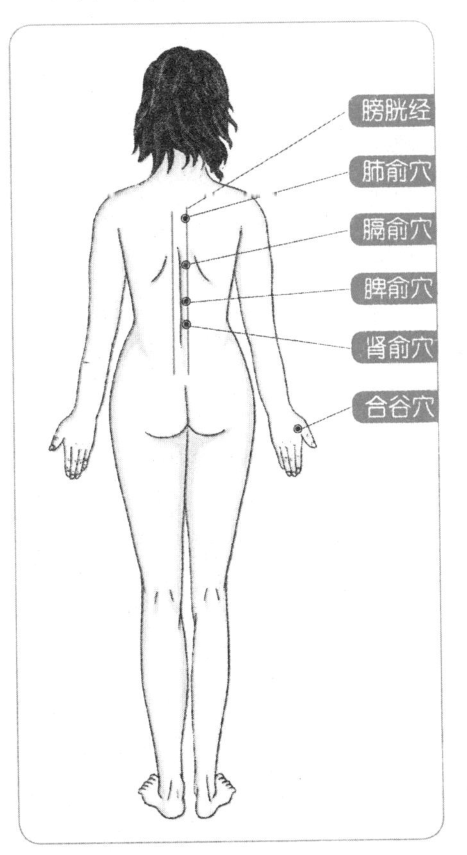

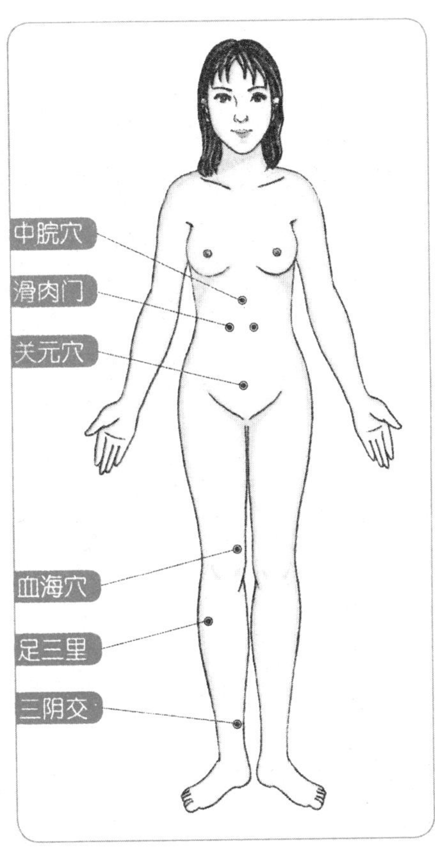

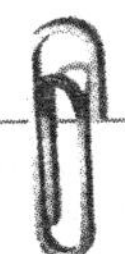

健康贴士

干果山药泥：鲜山药或马铃薯 500 克煮熟，去皮，碾成泥，再挤压成饼状，上置核桃仁、红枣、山楂、青梅等果料，上蒸锅蒸约 10 分钟，然后浇上蜂蜜。山药补脾益肾，核桃仁补肺、益肾、润燥、健脑，红枣补气养血，常食能使皮肤皱纹舒展，光滑润泽。